P. Dominiak / Th. Unger ■ Angiotensin II AT_1-Rezeptorantagonisten
2., erweiterte und überarbeitete Auflage

P. Dominiak, Th. Unger
Herausgeber

Angiotensin II AT_1-Rezeptorantagonisten

2., erweiterte und überarbeitete Auflage

Mit Beiträgen von:
A. Dendorfer
P. Dominiak
H. Drexler
O. Edling
S. Gallinat
K. F. Hilgers
S. Lüders
J. Mann
J. K. Rockstroh
B. Schieffer
R. E. Schmieder
J. Schrader
Th. Unger
R. Veelken

STEINKOPFF
DARMSTADT

Anschriften der Herausgeber:

Prof. Dr. med. Peter Dominiak
Institut für experimentelle und klinische Pharmakologie und Toxikologie
Med. Universität zu Lübeck
Ratzeburger Allee 160
D-23538 Lübeck

Prof. Dr. med. Thomas Unger
Klinikum der Christian-Albrechts-Universität zu Kiel
Institut für Pharmakologie
Hospitalstraße 4
D-24105 Kiel

Die Deutsche Bibliothek – CIP-Einheitsaufnahme

Angiotensin II AT_1-Rezeptorantagonisten / P. Dominiak ; Th. Unger, Hrsg. Mit Beitr. von: A. Dendorfer ... – 2., erw. und überarb. Aufl. – Darmstadt : Steinkopff, 1999
Nebent.: AT_1-Rezeptorantagonisten Angiotensin II
ISBN-13:978-3-642-93706-4 e-ISBN-13:978-3-642-93705-7
DOI: 10.1007/978-3-642-93705-7

Softcover reprint of the hardcover 2nd edition 1999

Verlagsredaktion: Sabine Ibkendanz – Herstellung: Heinz J. Schäfer
Umschlaggestaltung: Erich Kirchner, Heidelberg

Satz: Typoservice, Griesheim

Gedruckt auf säurefreiem Papier

Vorwort zur 2., erweiterten und überarbeiteten Auflage

Das große Interesse an der neuen Antihypertensiva-Klasse der AT_1-Antagonisten und der rapide Fortschritt in Forschung und Therapie haben bereits zwei Jahre nach Erscheinen der ersten Auflage eine zweite notwendig gemacht, worüber sich Herausgeber und Autoren gleichermaßen besonders gefreut haben.

In der Zwischenzeit sind nach Losartan, Valsartan, Eprosartan und Irbesartan mit Candesartan und Telmisartan zwei neue Substanzen dieser Pharmakonklasse in Deutschland zugelassen worden, was für den therapeutischen Erfolg und die Akzeptanz der AT_1-Antagonisten bei Ärzten und Patienten spricht.

Unser Wissen über den AT_2-Rezeptor und seine Effekte bei AT_1-Rezeptorblockade erweiterte sich ebenso wie die Kenntnis der beiden neueren, aber auch der älteren Substanzen. Außerdem wurde eine große Zahl von Mortalitätsstudien für das bisherige Indikationsgebiet Hypertonie und die anderen möglichen Indikationen Herzinsuffizienz, Postmyokardinfarkt und Nephropathien begonnen, die in wenigen Monaten bis wenigen Jahren abgeschlossen sein werden. Ferner hat auch die Erfahrung mit Neben- und Wechselwirkungen zugenommen.

All diese Neuerungen veranlaßten uns dazu, unseren Lesern eine dem aktuellen Wissensstand entsprechend überbearbeitete und erweiterte Auflage an die Hand zu geben.

Wie bei der ersten Auflage sind wir auch diesmal für jeden kritischen Kommentar und nützliche Hinweise dankbar.

Lübeck und Kiel im Juni 1999 Peter Dominiak und Thomas Unger

Inhaltsverzeichnis

Kapitel 1

Das Renin-Angiotensin-System: Physiologie und Pathophysiologie

S. Gallinat, O. Edling, Th. Unger

1.1 Historischer Überblick

Das Renin-Angiotensin-System (RAS) mit seinem Effektorpeptid Angiotensin II (Ang II) als zirkulierendem Hormon wird seit langem als ein klassisches endokrines System angesehen. Die Entdeckung des Renins geht auf das Jahr 1898 zurück, als Tigerstedt und Bergmann die Beobachtung machten, daß durch Injektion eines Kaninchennierenextrakts eine Blutdrucksteigerung bei Kaninchen erzielt werden kann [283]. In den folgenden Jahrzehnten wurde die Existenz des Vasopressors Renin kontrovers diskutiert, und erst 1934 wurde die Bedeutung von Renin für die Blutdruckregulation von Goldblatt erneut erkannt [101]. Seiner Forschungsgruppe gelang es, einen Zusammenhang zwischen Renin-Freisetzung und renaler Ischämie nachzuweisen. Nur wenige Jahre später, 1937, diskutierten Blalock und Levy die Abhängigkeit der Renin-Freisetzung vom renalen Perfusionsdruck [20] und kamen zu dem Schluß, daß renale Barorezeptoren dabei eine Rolle spielen mußten [285]. Die physiologische und biochemische Charakterisierung von Renin wurde in den folgenden Jahren vervollständigt. Die enzymatischen Eigenschaften von Renin wurden von Page und Helmer [208] sowie von Braun-Menendez et al. [26] beschrieben. Zur selben Zeit identifizierten Page et al. [209] das Renin-Substrat Angiotensinogen als ein Plasmaprotein und deuteten damit das Renin-Angiotensin-System als eine funktionelle Einheit. In jenen Tagen herrschte die Meinung vor, daß das Spaltprodukt von Angiotensinogen, das Dekapeptid Angiotensin I (Ang I), für die Vasokonstriktion verantwortlich sei. Diese Ansicht wurde Mitte der Fünfziger Jahre von Skeggs et al. widerlegt, als von ihnen das Angiotensin-Konversionsenzym (ACE) in der Lunge identifiziert wurde [260]. ACE katalysiert die Umwandlung von Ang I in Ang II, das wiederum die Wirkungen des RAS vermittelt.

Im Jahre 1958 postulierte Gross einen physiologischen Zusammenhang zwischen dem RAS und der Aldosteron-Freisetzung in der Zona glomerulosa der Nebenniere, wo Ang II die Aldosteron-Freisetzung stimuliert und dadurch die Natrium-Retention verstärkt [108]. In jüngster Zeit wird von der Existenz lokaler RAS in verschiedenen Organen, u.a. auch den an der Blutdruckregulation beteiligten – wie Herz, Gefäßwand, Niere, Nebenniere und Gehirn – ausgegangen [40, 69, 297]. Diese Annahme beruht auf einem umfangreichen Schatz an Untersuchungsergebnissen, die durch biochemische, immunozytochemische und pharmakologische Methoden sowie in neuester Zeit durch molekularbiologische Verfahren erzielt wurden. Die Proteine des RAS – der hochmolekulare Ang-II-Vorläufer Angiotensinogen, die Enzyme Renin und ACE sowie die Angiotensin-Peptide und -Rezeptoren – konnten in den meisten dieser Gewebetypen nachgewiesen werden. Manche Autoren berichteten darüber hinaus, daß die Regulation der gewebeständigen RAS verschieden und unabhängig von der Regulation der zirkulierenden RAS ist.

1.2 Biochemie des Renin-Angiotensin-Systems

Die Ang-II-Biosynthese beginnt mit der enzymatischen Abspaltung des Dekapeptids Ang I von Angiotensinogen durch Renin. Nach Überführung von Ang I durch ACE in Ang II wirkt Ang II auf seine spezifischen Rezeptoren ein (Abb. 1.1).

Renin

Proteinstruktur

Renin gehört der Familie der Aspartylproteasen an und hat mit den anderen Mitgliedern dieser Familie strukturelle Homologien gemein, wie Gensequenzen, Aminosäurezusammensetzung und dreidimensionale Struktur [23, 61, 280]. Sein Molekulargewicht schwankt von Spezies zu Spezies zwischen 37 000 und 42 000 Dalton. Die aktive Form von Renin besteht aus zwei durch eine Disulfidbrücke so miteinander verbundene Polypeptidketten, daß dadurch eine bilobuläre Struktur mit einer aktiven Bindungsstelle entsteht [187]. Im Gegensatz zu anderen Aspartylproteasen ist Renin bei neutralem pH-Wert am aktivsten und weist eine extrem hohe Substratspezifität gegenüber Angiotensinogen, dem einzig

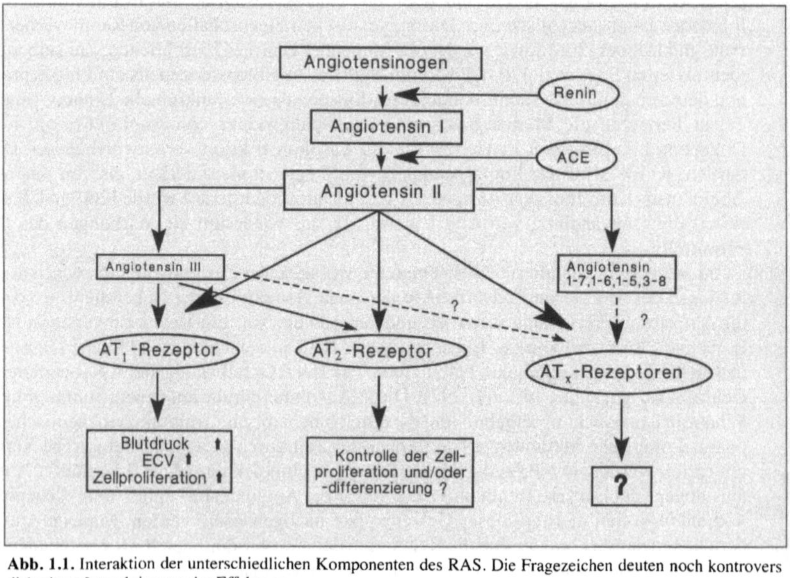

Abb. 1.1. Interaktion der unterschiedlichen Komponenten des RAS. Die Fragezeichen deuten noch kontrovers diskutierte Interaktionen oder Effekte an.

bekannten endogenen Substrat für Renin, auf. Diese Substratspezifität ist möglicherweise auf einen sogenannten „Überlappungsbereich" zurückzuführen, der die Spalte überdeckt. Der „Pro-Teil" des Renin-Moleküls bildet eine Art Stopfen in der Spalte zwischen den beiden Molekühllappen und verwehrt dadurch dem Renin-Substrat den Zugang zu dem Katalyseort [262].

Renin-Gene

Die Gene des menschlichen Renins [114, 184, 263], des Renins der Ratte [33, 85] und der Maus [34, 188, 237] wurden kloniert und sequenziert. Mensch und Ratte besitzen nur ein Renin-Gen. Bei Mäusen konnten zwei Renin-Gene, nämlich Ren-*1* und Ren-*2*, identifiziert werden. Ren-*1* und Ren-*2* sind das Produkt einer Genduplikation [122, 212, 220], und die Kodierungssequenzen dieser Gene weisen ein hohes Maß an Ähnlichkeit auf (bis zu 99 %). Signifikante Unterschiede finden sich in den regulatorisch bedeutsamen 5'-flankierenden Regionen und beruhen auf eingefügten Elementen. Beide Gene behalten eine im cis-Bereich wirksame Kernsequenz bei, die für die Vermittlung der Wirkung der Renin-Genexpression auf zyklisches 3', 5'-Adenosinmonophosphat (cAMP) verantwortlich ist. Ein Hauptunterschied zwischen den Proteinen Ren-*1* und Ren-*2* besteht im Vorkommen von Glykosylierungsorten auf dem Ren-*1*-Gen.

Biosynthese und Aktivierung von Renin

Renin wird in den Granula des juxtaglomerulären Apparats der Niere gebildet und gespeichert (Abb. 1.2). Die Translation des Renin-Gens ergibt ein aus 340 Aminosäuren bestehendes Präprorenin, das zu enzymatisch inaktivem Prorenin (Molekulargewicht 57 000 Dalton) umgewandelt wird. Prorenin kann durch Azidifikation [125] oder längere Kühlung [158] in aktives Renin überführt werden. Eine renale Ischämie fördert die Umsetzung von Prorenin in Renin [26]. Prorenin kann aber auch in vitro durch neutrale Serin-Proteasen, wie etwa Trypsin, glanduläres Kallikrein, Plasma-Kallikrein, und Plasmin, oder durch Säure-Proteasen, wie Pepsin und Kathepsin D, in aktives Renin überführt werden. Mehr als 80 % des insgesamt im Blutkreislauf zirkulierenden Renins kommt als Prorenin vor [251], und die Nieren sezernieren 10mal mehr Prorenin als Renin, während in extrarenalen Geweben ausschließlich Prorenin in sehr geringen Mengen freigesetzt wird [251].

Hohe Renin-Konzentrationen kommen hauptsächlich in den weiblichen Fortpflanzungsorganen vor. Außerdem unterliegt die Prorenin-Freisetzung in den Eierstöcken während des Menstruationszyklus und der Schwangerschaft starken Veränderungen. Die Freisetzung erfolgt während des Anstiegs des luteinisierenden Hormons (LH) und nach Auftreten des extrahypophysären Gonadotropins (HCG) im Blut während der Schwangerschaft. Nach der Gonadotropin-Stimulation finden sich in der Follikelflüssigkeit der Eierstöcke im Gegensatz zu den äußerst hohen Prorenin-Spiegeln nur sehr geringe Konzentrationen von aktivem Renin [251].

Kontrollmechanismen der Renin-Freisetzung

Ein genereller Überblick über die Kontrollmechanismen der Renin-Freisetzung läßt folgende Schlußfolgerungen zu (detaillierter Überblick siehe [111]):

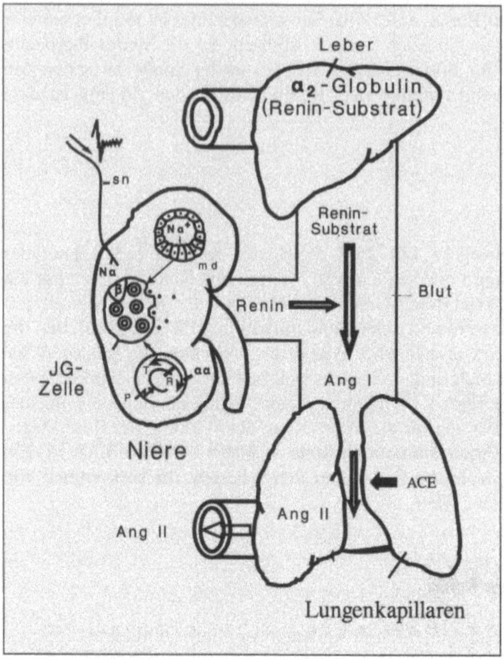

Abb. 1.2. Klassische enzymatische Kaskade der Angiotensin-II-Entstehung, aa – afferente Arteriole; sn – sympathischer Nerv; md – Macula densa; Na – Noradrenalin; P – Wanddruck; R – Radius; T – Tonus

- Renin wird zum Schutz des Volumens der Extrazellulärflüssigkeit oder des lokalen Blutflusses freigesetzt;
- Die Renin-Freisetzung wird durch Vasokonstriktoren und Volumenexpansion der Extrazellulärflüssigkeit gehemmt.

Die an der Regulation der Renin-Freisetzung beteiligten Mechanismen können wie folgt klassifiziert werden:

Intrarenale Mechanismen

Einer der wichtigsten Mechanismen der Renin-Freisetzung beruht auf der Blutdrucküberwachung in der afferenten Glomerulusarteriole. Dehnung der Gefäßwand, transmurale Druckgradienten, periphere Wandspannung oder Volumenüberlastung an dieser Stelle wirken sich im Sinne einer Stimulation der Renin-Freisetzung aus. Möglicherweise wird diese Renin-Freisetzung von Prostaglandinen vermittelt, die von den Gefäßzellen der afferenten Arteriole gebildet werden, da Cyclooxygenase-Hemmer diesen Mechanismus, zumindest im autoregulatorischen Bereich des Perfusionsdrucks, beeinträchtigen. Ein anderer Mechanismus der Renin-Freisetzung hängt mit der Macula densa zusammen. Die Macula densa besteht aus besonderen Zellgruppen am oberen Ende des dicken aufsteigenden Schenkels der Henle-Schleife und reagiert auf den aktiven Transport von luminalem Cl^-. Verstärkter Cl^--Transport zur Macula densa, wie etwa im Falle einer Salzüberlastung, hemmt die Renin-Freisetzung. Verminderte Cl^--Konzentrationen, wie etwa bei Natriumchlorid-Verarmung oder nach Verabreichung von Schleifen- und Thiaziddiuretika, stimulieren die Renin-Freisetzung.

Sympathische Mechanismen

Auch das sympathische Nervensystem und die Katecholamine spielen im Zusammenhang mit der Renin-Sekretion eine Rolle. Eine Stimulation der Nierennerven oder die direkte Infusion von β-adrenergen Agonisten hat durch Zunahme von intrazellulärem cAMP in den juxtaglomerulären Zellen die Freisetzung von Renin zur Folge. Hingegen hemmt eine α-adrenerge Stimulation die Renin-Freisetzung direkt. Ein Blutdruckabfall am Karotissinus wirkt sich ebenfalls in einer Renin-Sekretion aus.

Humorale Mechanismen

Ang II kann eine negative Feedback-Wirkung auf die Renin-Freisetzung ausüben, da es sogar in nicht pressorisch wirksamen Dosen die juxtaglomerulären Zellen direkt beeinflußt. Arginin-Vasopressin (AVP) hemmt die Renin-Freisetzung ebenfalls und zwar sowohl durch direkten Einfluß auf die juxtaglomerulären Zellen als auch indirekt durch Veränderungen des Plasmavolumens. Die Hemmwirkung von Ang II und anderen Vasokonstriktoren wird vorwiegend durch die rezeptorvermittelte Zunahme des zytosolischen Kalziums in den juxtaglomerulären Zellen entfaltet. Darüber hinaus inhibieren auch das atriale natriuretische Peptid (ANP) und Kalium in hohen Konzentrationen die Renin-Freisetzung, Kalium sogar im Zustand der Natrium-Verarmung.

Stimuliert wird die Renin-Freisetzung von Prostaglandinen, Histamin, Dopamin, β-Adrenozeptoragonisten und Forskolin, einem spezifischen Stimulator der Adenylatzyklase. Die Wirkung wird durch die Zunahme des intrazellulären „second messengers“ cAMP vermittelt. Tabelle 1.1 zeigt die Faktoren auf, die einen Einfluß auf die Plasma-Renin-Spiegel ausüben.

Unter physiologischen Bedingungen kommt es in nicht-juxtaglomerulären glatten Gefäßmuskelzellen adulter Nieren zu keiner Renin-mRNA-Expression, doch Langzeitbehandlung mit ACE-Hemmern kann die Gentranskription an diesen Stellen wiederherstellen [103].

Angiotensinogen

Proteinstruktur

Angiotensinogen ist ein glykosyliertes α_2-Plasmaglobulin mit einem Molekulargewicht von 54 000 – 60 000 Dalton und das einzig bekannte Substrat für Renin [177].

Tabelle 1.1. Den Plasma-Renin-Spiegel beeinflussende Faktoren

Erhöhte Plasma-Renin-Spiegel
▶ Aufrechte Stellung ▶ Natrium-Mangel, Dehydration, Hypovolämie ▶ Nebenniereninsuffizienz ▶ Renale arterielle Stenose ▶ Maligne Hypertonie ▶ Renin-sezernierende Tumore ▶ ACE-Hemmertherapie, Ang-II-Rezeptorantagonisten, Renin-Inhibitoren, Diuretika, Vasodilatoren ▶ Schwangerschaft ▶ Essensaufnahme ▶ Proteinreiche Diät
Reduzierte Plasma-Renin-Spiegel
▶ Liegende Stellung ▶ Erhöhte Natrium-Aufnahme ▶ Mineralokortikoid- oder Glukokortikoidüberschuß ▶ Hyporeninämischer Hypoaldosteronismus ▶ Einnahme von Lakritze, Carbenoxolon ▶ Therapie mit β-Blockern, α-Methyldopa

Angiotensinogen-Gene

Die Gene von Angiotensinogen wurden bei Ratten [204] und anderen Spezies [54, 88] isoliert und charakterisiert. Das Angiotensinogen-Gen der Ratte ist etwa 11,8 kb lang und enthält 5 Exons und 4 Introns. Die aus der Strukturanalyse der cDNA und des Gens von Angiotensinogen abgeleitete Primärstruktur weist auf einen Angiotensinogen-Vorläufer bestehend aus 453 Aminosäuren und ein Signalpeptid aus 24 Aminosäuren hin [140]. Bis zu vier verschiedene Angiotensinogen-mRNA-Gattungen konnten bislang nachgewiesen werden, die vermutlich durch alternatives „Splicing" erzeugt werden [37]. Im Gegensatz zur mRNA konnte nur eine Form von Angiotensinogen-Protein isoliert werden. Kürzlich veröffentlichte Berichte von u.a. Jeunemaitre et al. [136] liefern Hinweise auf einen Zusammenhang zwischen dem menschlichen Angiotensinogen-Gen und der Entwicklung von Bluthochdruck in hypertensiven Familien.

Biosynthese und Regulation von Angiotensinogen

Angiotensinogen wird hauptsächlich in der Leber synthetisiert, obwohl sich mRNA und Protein auch in anderen Organen wie Gehirn, Herz, Niere, Nebenniere, Eierstöcke und Hoden [38, 39, 44, 102] finden (siehe Abb. 1.2). Im Rattenplasma konnten zwei Formen von Angiotensinogen nachgewiesen werden [170], die sich durch ihren Glykosylierungsgrad unterscheiden. Angiotensinogen wird konstitutiv freigesetzt. Stimuliert wird seine Bildung und Freisetzung durch bilaterale Nephrektomie, Glukokortikoide, Östrogene, Schilddrüsenhormone und Ang II [38, 177].

Nebennierenentfernung und ACE-Hemmung gehen mit einem gesteigerten peripheren Verbrauch von Plasma-Angiotensinogen einher. An isolierten Leberzellen konnte gezeigt werden, daß der Freisetzungsantwort ein Anstieg der Angiotensinogen-mRNA vorausgeht [148]. Ang II scheint durch Stabilisierung der Angiotensinogen-mRNA eine Transaktionswirkung zu haben. Die Konzentrationen von zirkulierendem Angiotensinogen können bei Lebererkrankung [9], Nebenniereninsuffizienz [42], nephrotischem Syndrom und während der Behandlung mit ACE-Hemmern erniedrigt sein [227, 293, 294, 296]. Die Angiotensinogen-mRNA-Konzentration in der Niere, nicht jedoch in der Leber, reagiert empfindlich auf den Salzstatus: Bei hoher Kochsalzaufnahme kommt es zu einem Abfall der Angiotensinogen-mRNA-Konzentration, bei geringer Kochsalzaufnahme zu einem Anstieg [222]. In Tabelle 1.2 sind die Faktoren aufgelistet, die einen Einfluß auf die Plasma-Angiotensinogen-Spiegel ausüben.

Angiotensin-Konversionsenzym (ACE)

Proteinstruktur

ACE ist eine Dipeptidylcarboxypeptidase mit einem Molekulargewicht von 150 000 Dalton, die durch Abspaltung des Histidyl-Leucin-(His-Leu)-Dipeptids von Ang I für die Umwandlung von Ang I in Ang II verantwortlich ist. ACE ist ein relativ unspezifisches Enzym und kann auch Bradykinin, Enkephaline, Substanz P und das LH-freisetzende Hormon LHRH, sowie die β-Kette von Insulin abbauen.

Das ACE-Gen

Das ACE-Gen konnte aus Lunge und Hoden kloniert [5, 16, 240] und seine Nukleotidsequenz bestimmt werden [264]. Seiner DNA-Struktur zufolge weist ACE Ähnlichkeiten mit

Tabelle 1.2. Den Plasma-Angiotensinogen-Spiegel beeinflussende Faktoren

Erhöhte Plasma-Angiotensinogen-Spiegel	
▸ Schwangerschaft	
▸ Östrogentherapie, orale Kontrazeptiva	
▸ Glukokortikoidtherapie	
▸ Erhöhte Glukokortikoidsekretion der Nebennieren	
▸ Maligne oder essentielle Hypertonie	
▸ Nephrektomie	
Reduzierte Plasma-Angiotensinogen-Spiegel	
▸ Hohe Renin-Spiegel:	Nebenniereninsuffizienz
	ACE-Hemmung
	Herzinsuffizienz
▸ Leberzirrhose	
▸ Nephrotisches Syndrom	

Thermolysin, neutraler Endopeptidase und Kollagenase auf. Genetische Studien haben einen Zusammenhang zwischen einem Abschnitt auf dem Chromosom 10, das das ACE-Gen enthält, und Hypertonie bei spontan hypertensiven Ratten aufgezeigt [117]. Bei einer vergleichbaren klinischen Studie an Hypertonikern konnte dieser Zusammenhang zwischen dem ACE-Gen-enthaltenden Bereich und Hypertonie nicht nachgewiesen werden. Allerdings konnte eine Verbindung zwischen einer spezifischen Mutation des ACE-Gens innerhalb eines Untersuchungskollektivs und einem erhöhten Herzinfarktrisiko beobachtet werden [36].

Vorkommen im Organismus, Funktion und Regulation von ACE

ACE tritt hauptsächlich im Gefäßendothel auf [35, 99, 234, 241, 316]. Darüber hinaus wurde ACE auch in den Epithelzellen der Nieren, auf dem Bürstensaum der proximalen Tubuli [261], in der Mitral- und Trikuspidalklappe des Herzens der Ratte [311], in der Nebennierenrinde und dem Nebennierenmark sowie in verschiedenen anderen Bereichen des Organismus, wie etwa spezifischen Hirnregionen und den Fortpflanzungsorganen [45, 56, 106, 213, 232], nachgewiesen. Übersichten zu diesem Thema finden sich bei Unger et al. [297] und Erdös [80].

ACE ist ein Ektoenzym, das zwei aktive Katalysepunkte besitzt, und zwar einen beim carboxyterminalen Ende und einen in der Nähe des aminoterminalen Endes [75, 123]. Das in Hoden vorkommende ACE verfügt nur über einen Katalysepunkt, der dem carboxyterminalen Ende entspricht [17, 309]. Es liegen Hinweise aus Enzym- und Chloridaktivierungsstudien vor, daß die beiden Katalyseorte verschieden sind. Weiterhin konnten mit Ro 31-8472, einem kleinen ACE-Radioliganden, doppelt soviele Bindungsstellen in somatischem ACE wie in mit Jod markiertem 351A, einem Derivat des ACE-Hemmers Lisinopril, nachgewiesen werden, das aufgrund seiner Größe und seiner strukturellen Besonderheiten nur Zugang zu dem Carboxyterminus hat [123]. Das Vorkommen von zwei Katalysepunkten auf ein und demselben Proteinenzym ist möglicherweise von funktioneller und klinischer Bedeutung, da jeder Katalyseort spezifischen Substraten vorbehalten sein könnte. Die wichtigsten endogenen Substrate, Ang I und Bradykinin, scheinen an beiden Stellen gleichermaßen metabolisiert zu werden [139]. Es gibt jedoch eine ganze Reihe anderer Peptide, die als Substrate in vitro für die ACE-ähnliche Substanz P, Enkephaline, Neurotensin und einige der für die Fortpflanzung wichtigen Peptidhormone fungieren können [79, 299].

Das in den Hoden vorkommende ACE könnte bei der Regulation der Spermatogenese und der Spermienfunktion eine Rolle spielen, da es in hohen Konzentrationen sowohl in den Ovarialfollikeln als auch in den Spermien und den Keimzellen der Hoden vorkommt [157]. Die Plasma-ACE-Spiegel sind bei Patienten mit Sarkoidose [266] erhöht. Durch Glukokortikoide [179] und ACE-Hemmer-Behandlung kann ACE induziert werden [87, 292].

Synthese und Metabolismus der Angiotensin-Peptide

Der wichtigste Stoffwechselweg der Ang-II-Bildung läuft über die Wirkung von ACE. Ang II kann jedoch auch über andere Stoffwechselwege als die Umwandlung aus Ang I und von anderen Enzymen als ACE synthetisiert werden. So sind in Lysosomen neutrale und saure, nicht-Renin-abhängige Proteasen beschrieben worden, die Ang I aus Angiotensinogen umwandeln können [66]. In jüngster Zeit konnte eine hochspezifische Chymase im menschlichen Herz identifiziert und charakterisiert werden [303]. Diese Chymase kann durch Sojabohnen-Trypsin-Hemmer, PMSF und Chymostatin, nicht jedoch durch Aprotinin, gehemmt werden. Andere Chymasen von Säugetieren weisen eine weitaus breitere Substratspezifität auf [146]. Eine zweite Klasse von nicht mit Renin in Verbindung stehenden Angiotensinogenasen synthetisiert Ang II direkt aus dem Renin-Substrat. Bei Kathepsin G [310], Tonin und Gewebe-Plasminogen-aktivierendem Faktor (TPA) [281] konnte diese Wirkung in vitro nachgewiesen werden. Darüber hinaus wurde von einer Ang-II-Bildung im menschlichen Plasma durch Gewebe-Kallikrein berichtet, das aus der Bauchspeicheldrüse des Schweins stammt [154]. Okunishi et al. [205] haben zwei Typen von Ang-II-bildenden Enzymen in der Aortenwand beschrieben, ACE und Chymostatin-sensitives Ang-II-bildendes Enzym (CAGE). ACE wurde vorwiegend im Endothel gefunden, während CAGE hauptsächlich in der Adventitia vorkam. Dieses Enzym ist offensichtlich identisch mit der oben beschriebenen Chymase. Prolylendopeptidase (EC 3.4.21.26), eine saure Serin-Protease, erzeugt Ang (1–7) sowohl aus Ang I als auch aus Ang II. Dieses Enzym kann durch Z-Proprolinal, einen spezifischen Prolylendopeptidase-Hemmer [311], blockiert werden, nicht jedoch durch ACE-Hemmer. Bei Verabreichung von ACE-Hemmern erhöht sich die Ang-(1–7)-Konzentration im Blut um das Dreifache [151]. Dies zeigt also, daß eine Vielzahl von Aminopeptidasen, Carboxypeptidasen und Endopeptidasen auf dem Endothel und in den glatten Gefäßmuskelzellen am Metabolismus der Angiotensin-Peptide beteiligt sind [1, 99, 138, 242].

Früher wurde die Plasma-Halbwertszeit von Ang II bei der Ratte auf nur 10 s [135] geschätzt, doch vor kurzem bestimmten Admiraal et al. [3] die Halbwertszeiten von mit Jod^{125} markiertem Ang I und Ang II und unmarkiertem Ang I und Ang II im menschlichen Plasma, mit und ohne gleichzeitige Verabreichung des ACE-Hemmers Captopril, durch Zugabe einer bekannten Peptidmenge zu frischem Plasma. Ohne Captopril schwankte die Halbwertszeit von mit Jod^{125} markiertem Ang I zwischen 1,7 und 2,5 min und die Halbwertszeit von Ang II zwischen 2,8 und 3,2 min. Bei gleichzeitiger Captopril-Gabe bewegte sich die Halbwertszeit von mit Jod^{125} markiertem Ang I zwischen 11 und 16 min und von Ang I, das einer Plasmaprobe hinzugefügt wurde, zwischen 13 und 18 min. Die Halbwertszeiten von mit Jod^{125} markiertem Ang II und Ang II im Plasma schwankten zwischen 11 und 15 min.

1.3 Angiotensin-II-Rezeptoren

Subtypen der Angiotensin-II-Rezeptoren

Anhand von neu entwickelten peptidischen und nicht-peptidischen Antagonisten konnten zwei verschiedene Rezeptorsubtypen charakterisiert werden. Der gegenwärtigen Nomenklatur zufolge werden sie als AT_1- und AT_2-Rezeptor bezeichnet (Tabelle 1.3). Die Rezeptoren mit der höchsten Affinität für Losartan (K_I = 10–50 nM) und der geringsten Affinität für CPG 42112A (K_I > 0,5 μM) und PD 123177 (K_I > 10 μM) werden zu den AT_1-Rezeptoren gerechnet. Die Bindungsstellen, die die höchste Affinität für CGP 42112A (K_I < 1 nM)

Tabelle 1.3. Bislang identifizierte Angiotensin-II-Rezeptorsubtypen und deren Verbreitung

	AT_1-Rezeptor	AT_2-Rezeptor
Verteilung	Weitverbreitet in adulten Geweben wie z.B. Blutgefäßen, Niere, Nebenniere, Herz und Leber	Weitverbreitet in fetalen Geweben, auch exprimiert im adulten Gehirn, Nebenniere, Ovarien und Uterus, Gefäßendothel, Myokard
Funktion	Vasokonstriktion, Kardiale Kontraktilität, Aldosteron-Freisetzung, Einfluß auf glomeruläre Filtration, renalen Blutfluß, kardiale und vaskuläre Hypertrophie, zentrale Osmoregulation	Mögliche Rolle in Wachstum und Entwicklung (Antiproliferation, Hemmung der Neointimabildung, Zelldifferenzierung)
Struktur	7-Transmembran-Rezeptor, G-Protein-Kopplung	7-Transmembran-Rezeptor, G-Protein-Kopplung?
Liganden	Losartan, Valsartan, Irbesartan, Candesartan, Telmisartan, Eprosartan, Tasosartan	PD 123177, CGP 42112A, PD123319, L-161638, L-159686, ECP510
Isoformen	AT_{1a}, AT_{1b}	?

und PD 123177 (K_I = 10–100 nM) und die geringste Affinität für Losartan ($K_I > 1\ \mu$M) aufweisen, werden als AT_2-Rezeptoren bezeichnet [32]. Mehrere Autoren haben berichtet, daß CGP 42112A, besonders in höheren Konzentrationen, agonistische Wirkungen entfaltet, und es daher nicht als reiner AT_2-Rezeptorantagonist, sondern als AT_2-Rezeptoragonist mit hoher Rezeptoraffinität, aber geringer Potenz zu betrachten sei [27, 271].

Unterscheidung zwischen AT_{1a}-, AT_{1b}- und AT_2-Rezeptorsubtypen

Durch Klonierung und Bindungsstudien bei Mäusen [77] und Ratten [320] konnten zwei Subtypen des AT_1-Rezeptors identifiziert werden, die als AT_{1a}- und AT_{1b}-Subtyp bezeichnet werden. Beide Subtypen unterscheiden sich in bezug auf ihre Gewebeverteilung und ihre Regulation [321]. Der AT_{1a}-Rezeptor scheint mit dem „klassischen" AT_1-Rezeptor übereinzustimmen, während der AT_{1b}-Rezeptor zwar ebenfalls an G-Proteine gekoppelt ist, jedoch Unterschiede hinsichtlich der Bindungseigenschaften verschiedener spezifischer Liganden aufweist: PD 123319 > Losartan > CGP 42112A [81].

Biochemische Daten aus einer Studie von Siemens et al. lassen die Existenz eines weiteren AT_2-Rezeptors vermuten [257]. Es konnte gezeigt werden, daß die Neuroblastom-Zellinie N1E-115 der Maus zwei eindeutig verschiedene AT_2-Rezeptorsubtypen aufweist, die sich durch ihre Affinität zu PD 123319 deutlich unterscheiden.

Die molekularbiologischen Daten deuten hingegen auf die Existenz eines einzigen AT_2-Rezeptors hin, da das AT_2-Rezeptorgen innerhalb seiner kodierenden Sequenz auf seinem letzten Exon kein Intron aufweist, welches die Möglichkeit von mehrfachen AT_2-Rezeptorisoformen ausschließt.

„Untypische" Ang-II-Rezeptoren

Die Entwicklung spezifischer Ang-II-Rezeptorliganden, wie etwa der AT_1-Rezeptorantagonisten Losartan, Valsartan, Irbesartan, Candesartan, Telmisartan, Eprosartan, Tasosartan u.a., des AT_2-Rezeptoragonisten CGP 42112A und der AT_2-Rezeptorantagonisten PD 123177 und PD 123319, haben im selben Zuge zur Identifizierung von Bindungsstellen geführt, die nicht mit den Ligandenbindungseigenschaften der AT_1- und AT_2-Rezeptoren übereinstimmen. So findet sich auf den Nebennierenmembranen von Rindern beispielsweise eine Bindungsstelle, die sich durch eine hohe Affinität für das Hexapeptid Ang IV (3–8 Ang II) und eine niedrige Affinität für Ang II auszeichnet. Diese Ang-IV-Bindungsstelle wird AT_4-Rezeptor genannt, und weder Losartan und CGP 42112A noch PD 123177 sind in der Lage, im Rahmen vertretbarer pharmakologischer Konzentrationen eine kompetitive Bindung an dieser Stelle einzugehen [113, 277]. In Endothelzellen von Rinderaorten stimuliert Ang IV die Expression von Plasminogen-Aktivator-Hemmern, und in Herzfibroblasten von Kaninchen regt es die Nukleinsäuresynthese im 100-nM-Bereich an [308]. Der AT_4-Rezeptor wird auch im Gehirn von Meerschweinchen und Ratten exprimiert, wo eine fos-ähnliche Immunoreaktivität nach icv-Injektion von Ang IV festgestellt wurde. Dieser Effekt konnte durch Vorbehandlung mit Losartan oder PD 123177 nicht blockiert werden [233].

Eine atypische Ang-II-Bindungsstelle findet sich auch in Zellkulturen, die zu mehr als 95 % humane Herzfibroblasten enthalten [200]. Angiotensin (1–7) > Ang II > Ang IV gingen kompetitiv Bindungen mit dieser Bindungsstelle ein, während Losartan und PD 123319 nicht mit den Agonisten konkurrieren konnten. Ang II regt diese Zellen zur Proliferation an, die durch Losartan und PD 123319 nicht blockiert werden kann. Ein Rezeptor mit vergleichbaren Bindungseigenschaften wurde auch in der menschlichen Gebärmutter entdeckt [4]. Schließlich besteht noch die Möglichkeit, daß die Ang-II-Wirkungen über intrazellulär auftretende Rezeptoren vermittelt werden, da die Bindung von Ang II an Nuclei von Hepatozyten die RNA-Transkription insgesamt sowie die spezifische Renin- und Angiotensinogen-RNA-Synthese erhöht [72].

Gewebeverteilung der Angiotensin-Rezeptoren

Die unterschiedlichen Angiotensin-Rezeptorsubtypen wurden in einer Vielzahl von Gewebetypen nachgewiesen [50, 51, 95, 181, 202, 245, 269, 271, 287, 312, 322]. So werden bei Nagern die AT_{1a}- und AT_{1b}-Rezeptoren in der Milz, der Leber und den Nebennieren etwa gleich stark exprimiert. Während in glatten Gefäßmuskelzellen von Aorten, in den Ovarien, im Verdauungstrakt, im Herzen und im Hypothalamus der AT_{1a}-Rezeptor dominiert, ist der AT_{1b}-Rezeptor vorwiegend in Geweben exprimiert, die an der zentralen Osmoregulation beteiligt sind.

AT_1- und AT_2-Rezeptoren sind im Gewebe unterschiedlich verteilt. Während beide Rezeptorsubtypen in Nebenniere, Herz, Nierenarterien und Gebärmutter adulter Organismen gleichermaßen vorkommen [12, 46–49, 63, 64, 74, 78, 93, 97, 115, 116, 223, 258, 312], herrscht der AT_2-Rezeptor in der Bauchspeicheldrüse, im Nebennierenmark, im Uterus und in den Granulosazellen der Eierstöcke vor. Der AT_2-Rezeptor ist ferner weit verbreitet in fetalen Geweben [104, 288], weshalb ihm eine Beteiligung an Entwicklungs- und Differenzierungsprozessen zugeschrieben wird. Schon wenige Wochen nach der Geburt finden in den meisten Gewebearten jedoch bedeutende Veränderungen im Verhältnis von AT_1- zu AT_2-Rezeptoren statt, und im adulten Tier dominiert der AT_1-Rezeptor [287, 306].

Unter pathophysiologischen Bedingungen und gewebsregenerativen Prozessen wie der Wundheilung [145, 306], der Neointimabildung nach Gefäßverletzung [222] und dem „Remodeling“ nach Myokardinfarkt [201] wird eine vorübergehend verstärkte Expression des AT_2-Rezeptors beobachtet.

Neuere In-vitro-Studien an mikrovaskulären Endothelzellen der Ratte in unserem Labor haben ergeben, daß diese Zellen beide Ang-II-Rezeptorsubtypen, also sowohl den AT_1- als auch den AT_2-Subtyp, gleichzeitig exprimieren [271]. Diese Ergebnisse konnten wir in der Folge auch auf makrovaskuläre Endothelzellen aus Rinderaorten [270] sowie auf Zellen neuronalen Ursprungs [176] ausdehnen.

Signalübertragungsmechanismen des AT_1-Rezeptors

Der AT_1-Rezeptor, der aus cDNA von verschiedenen Spezies kloniert werden konnte [86, 192], gehört der großen Familie der G-Protein-gekoppelten Rezeptoren mit ihren sieben membranüberspannenden Domänen an. Mehrere Forschergruppen berichteten, daß der AT_1-Rezeptor mit verschiedenen G-Proteinen interagiert und an eines der beiden heterotrimeren G-Proteine $G_{q\alpha}$ oder $G_{i\alpha}$ gekoppelt ist. Die Bindung von Ang II an spezifische Bindungsstellen des AT_1-Rezeptors hat die Freisetzung der α-Untereinheit des G-Proteins und im Anschluß eine Stimulation der Phospholipase C (PLC) über die G_q-Familie oder aber eine Hemmung der Adenylatzyklase über die G_i-Familie zur Folge. Die Aktivierung von PLC führt zur Erzeugung von 1,4,5-Inositoltriphosphat (IP_3) und Diacylglycerol (DG). IP_3 setzt Kalzium aus den intrazellulären Speichern frei, während DG die Proteinkinase C (PKC) stimuliert und damit einen Influx extrazellären Kalziums über die Kalzium-Kanäle des L-Typs auslöst. Damit tragen beide Mechanismen zu einem Anstieg der intrazellulären Kalzium-Konzentrationen bei [284].

Es konnte gezeigt werden, daß Ang II über seine AT_1-Rezeptoren nicht nur Vasokonstriktion vermittelt, sondern auch das Zellwachstum einer Vielzahl von Zellen, z.B. der glatten Gefäßmuskelzellen, Endothelzellen, Fibroblasten und Kardiomyozyten, anregt [2, 96, 211, 271]. Proteinkinase C sowie die erhöhten intrazellulären Kalzium-Spiegel können die Expression wachstumsabhängiger induzierbarer Transkriptionsfaktoren (ITFs), wie c-fos, c-myc und c-jun, fördern [169, 194]. Die Proteine, für die diese Gene kodieren, fungieren als Transkriptionsfaktoren für verschiedene Zielgene, die im Zusammenhang mit der Stimulation der Mitogenese eine Rolle spielen könnten. Eine Stimulation der AT_1-Rezeptoren induziert außerdem die Transkription der A-Kette des Thrombozyten-Wachstumsfaktors (PDGF-AA) und des transformierenden Wachstumsfaktors β_1 (TGF-β_1) und ist über diesen Mechanismus direkt an die Expression von Wachstumsfaktoren gekoppelt [194, 271]. Vor kurzem berichteten Marrero et al. [172], daß die Stimulation von AT_1-Rezeptoren in glatten Gefäßmuskelzellen eine rasche Phosphorylierung von Tyrosin in den intrazellulären Kinasen Jak2 und Tyk2 induziert und diese Phosphorylierung mit einer gesteigerten Aktivität von Jak2 einhergeht. Es wird angenommen, daß der Jak-STAT-Stoffwechselweg als Signalübertragungsmechanismus fungiert, der von Zytokinen benutzt wird, die für die Transkriptionsaktivierung von Genen verantwortlich sind, die eine frühe Wachstumsantwort einleiten [59]. Möglicherweise kommt diesem Stoffwechselweg eine zusätzliche Rolle im AT_1-vermittelten Zellwachstum zu.

Signalübertragungsmechanismen des AT_2-Rezeptors

Über die strukturellen und funktionellen Eigenschaften des AT_2-Rezeptors ist weitaus weniger bekannt als über die des AT_1-Rezeptors. Dieser Rezeptorsubtyp konnte zwar von verschiedenen Spezies kloniert werden [127, 152, 174, 190, 198, 290], doch ist man von einem umfassenden Verständnis der Struktur seiner Signalübertragungswege noch weit entfernt.

Auch der AT_2-Rezeptor, der zum AT_1-Rezeptor lediglich eine Homologie von 33–34% aufweist, gehört der Rezeptorenfamilie mit den sieben transmembranen Domänen an, doch bestehen immer noch Unklarheiten darüber, ob er ebenfalls an G-Proteine gekoppelt ist und wie er seine Signale übermittelt. Kambayashi et al. [141] berichteten, daß der AT_2-Rezeptor eine Phosphotyrosin-Phosphatase in COS-7-Zellen hemmt, in denen der klonierte Rezeptor kontinuierlich exprimiert wird. Dieser Effekt war abhängig von einem Pertussistoxin-sensitiven, an G-Proteine gekoppelten Mechanismus. Weitere Erkenntnisse, die auf eine Kopplung von AT_2-Rezeptoren an G-Proteine hinweisen, wurden von Kang et al. [142] geliefert, die nachwiesen, daß das G-Protein G_i (nicht jedoch G_q) an der AT_2-Rezeptor-vermittelten Modulation der K^+-Kanäle in Primärkulturen neuronalen Ursprungs von Ratten beteiligt war. Im Gegensatz hierzu berichteten Mukoyama et al. [190], daß der AT_2-Rezeptor bei Ratten eine topographische Struktur von sieben transmembranären Abschnitten aufweist, die möglicherweise einer gesonderten Rezeptorklasse angehört, für die die Kopplung an G-Proteine noch nicht nachgewiesen wurde. In ihren Studien bewirkte der AT_2-Rezeptor keinen Anstieg von IP_3 oder intrazellulärem Kalzium, und es konnten keine offensichtlichen Wirkungen auf die cAMP- und cGMP-Konzentrationen, sowie auf die Aktivität der Phosphotyrosin-Phosphatase (PTPase) beobachtet werden. In NG-108-15 Zellen, in denen AT_2-Rezeptoren als wesentliche Bestandteile exprimiert werden, konnten Buisson et al. beobachten, daß die AT_2-Rezeptorstimulation eine Hemmung der Kalzium-Kanäle des T-Typs über einen bislang undefinierten Mechanismus [30] zur Folge hatte. Neuere Daten deuten in diesem Zusammenhang auf einen Einfluß der G-Proteine hin [31]. In PC12W-Zellen, einer aus dem Phäochromozytom der Ratte abgeleitete Zellinie, die AT_2-Rezeptoren, aber keine AT_1-Rezeptoren exprimiert, stimuliert Ang II eine membrangebundene PTPase und hemmt eine ANP-sensitive, aus verschiedenen Partikeln zusammengesetzte Guanylatzyklase über einen G-Protein-unabhängigen Stoffwechselweg [25, 28].

Die Beziehung zwischen AT_2-Rezeptor-vermittelter Signalübertragung und Tyrosin-Phosphorylierung [25, 141] sowie die Tatsache, daß der AT_2-Subtyp vorübergehend in hohem Maße im Gewebe von Föten exprimiert wird und nach der Geburt in den meisten Organen dramatisch abnimmt [104], legt die Vermutung nahe, daß dieser Rezeptor bei physiologischen Prozessen eine Rolle spielt, bei denen es um Zellwachstum, Zelldifferenzierung und Zelladhäsion geht.

1.4 Physiologie des Renin-Angiotensin-Systems

Das im Blutkreislauf zirkulierende endokrine Renin-Angiotensin-System mit seinem wichtigsten Effektorpeptid Ang II spielt im Zusammenhang mit der Aufrechterhaltung und Regulation der Natrium-, Volumen- und Herz-Kreislauf-Homöostase eine bedeutende Rolle.

Da es sich bei dieser Regulation um ein komplexes System handelt und viele Organe wie Herz, Gehirn, Nieren, Nebennieren und Blutgefäße daran beteiligt sind, wird davon ausgegangen, daß Ang II in diesen Organen parakrine, autokrine und intrakrine Funktionen innehat [69]. Eine kritische Diskussion dieser „Gewebe-RAS" findet sich u.a. bei Unger et al. [300].

Dzau et al. [69] stellten zunächst die Hypothese von zwei Renin-Angiotensin-Systemen auf: einem zirkulierenden RAS und einem gewebeständigen RAS, wobei dem zirkulierenden RAS die Regulation der kurzfristigen kardiorenalen Homöostase und dem gewebeständigen RAS die Kontrolle des Gefäßtonus und der Gewebefunktion zugeschrieben wurde. Aus dieser Sicht können die Ang-II-Wirkungen in kurzfristige Effekte, wie etwa Vasokonstriktion, Erhöhung des Blutdrucks und Aldosteron-Freisetzung aus der Zona glomerulosa der Nebennieren, und langfristige trophische Effekte, wie etwa Induktion von Gefäß- und Herzhypertrophie und Proliferation der glatten Gefäßmuskelzellen [41, 96, 106], sowie Induktion von „immediate early genes" (IEG) und Transkriptionsfaktoren unterschieden werden [143, 160, 282].

Ang-II-Wirkungen

Eine Übersicht über die Wirkungen von Ang II findet sich in Abb. 1.3.

Vasokonstriktion

Ang II bewirkt eine direkte arterielle Vasokonstriktion, die sich wiederum in einem erhöhten peripheren Gefäßwiderstand niederschlägt. Anhaltend hohe Dosen von Ang II führen zu Tachyphylaxie [24].

Die Verabreichung von niedrigen, nicht pressorisch wirksamen Dosen von Ang II über einen Zeitraum von mehreren Tagen führt zu einem allmählichen Blutdruckanstieg [6], der auf eine verminderte Gefäß-Compliance, Aktivierung des sympathischen Nervensystems, Barorezeptor-Resetting, erhöhte Aldosteron-Freisetzung und Natrium-Retention zurückgehen soll. Möglicherweise erleichtert Ang II durch einen vom sympathischen Nervensystem gesteuerten, präsynaptischen Mechanismus auch die reflexartige, neurogene Konstriktion von Venen [14]. Darüber hinaus kann Ang II die Katecholamin-Freisetzung aus dem Nebennierenmark stimulieren [215].

Natrium-Retention

Zirkulierendes Ang II führt entweder direkt über seine Wirkung auf die proximalen Tubuli oder indirekt durch Stimulation der Aldosteron-Freisetzung aus der Zona glomerulosa der Nebenniere zur Natrium-Retention. Die Aldosteron-Ausschüttung ist im Zustand der Natrium-Verarmung deutlicher ausgeprägt [203].

Wachstum

Ang II kann das Gefäßwachstum stimulieren. Es wurde die Hypothese aufgestellt, daß Ang II sowohl einen Einfluß auf die hypertrophische Reaktion der Gefäßwand bei Hypertonie als auch auf die hyperplastischen Reaktionen nach Ballonkatheter-Angioplastie ausübt.

In kultivierten glatten Gefäßmuskelzellen spontan hypertensiver Ratten (SHR), nicht jedoch an normotensiven Wistar-Kyoto-Ratten (WKY), konnte gezeigt werden, daß Ang II Hyperplasie erzeugt [210]. Ang II ist außerdem in der Lage, DNA, RNA und die Proteinsynthese in isoliertem Herzgewebe [144] sowie in kultivierten glatten Gefäßmuskelzellen [15] zu stimulieren, und es geht offensichtlich Bindungen mit spezifischen Chromatin-Rezeptoren ein, in denen es als Transkriptionsfaktor wirksam werden kann [231].

Ang II wirkt mitogen auf Fibroblasten-3T3-Zellen der Maus [91] und auf glatte Gefäßmuskelzellen des Menschen in vitro [41] und hypertrophisch auf quieszente kultivierte glatte Aortenmuskelzellen der Ratte [96, 271]. In glatten Gefäßmuskelzellen stimuliert das Peptid die Expression der A-Kette von PDGF, die im Zusammenhang mit der Mitogenese steht, induziert jedoch paradoxerweise Hypertrophie und nicht Hyperplasie [96]. Dies mag auf der Tatsache beruhen, daß den wachstumsfördernden Wirkungen von Ang II durch gleichzeitige Aktivierung eines antiproliferativen Mechanismus entgegengewirkt wird, der in der Stimulation des transformierenden Wachstumsfaktors β1 (TGF β1) besteht [70]. Endogenes PDGF ist als autokriner Vermittler von Ang-II-bedingter Gefäßhypertrophie beschrieben worden [278].

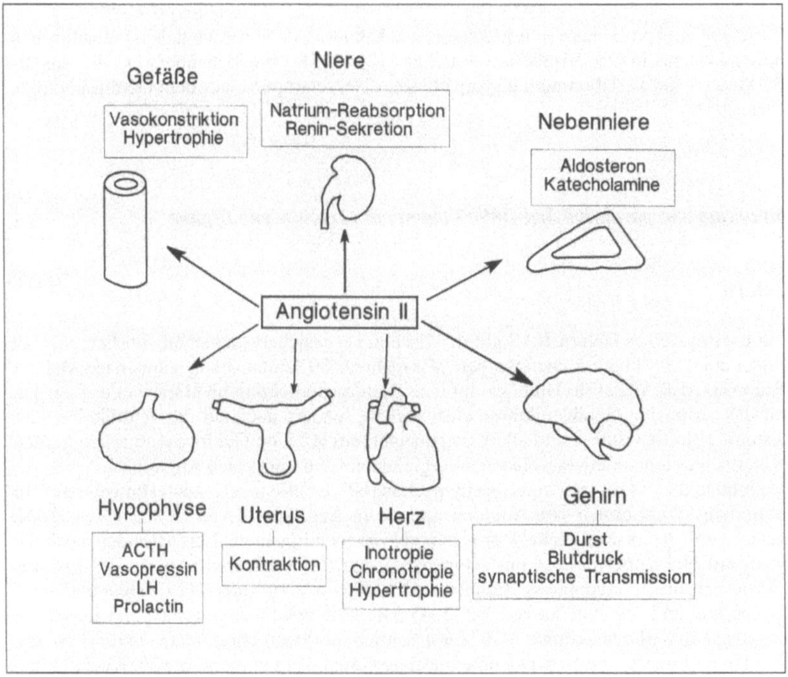

Abb. 1.3. Effekte von Angiotensin II auf die verschiedenen Organe

In unserem Labor an mikrovaskulären Endothelzellen der Ratte durchgeführte Untersuchungen haben gezeigt, daß Ang II in diesen Zellen, die sowohl den AT_1- als auch den AT_2-Subtyp exprimieren, entgegengesetzte Wirkungen auf die Endothelproliferation ausübt [180, 270, 271], je nachdem, welcher Rezeptorsubtyp stimuliert wird. In diesen Untersuchungen beeinflußte Ang II die Proliferation quieszenter Endothelzellen nicht, wenn beide Rezeptorsubtypen gleichzeitig stimuliert wurden. Wurde hingegen der AT_2-Rezeptor durch den AT_2-Antagonisten PD123177 blockiert oder durch den Phosphotyrosin-Phosphathase-Hemmer Orthovanadat inaktiviert, so stimulierte Ang II über seine AT_1-Rezeptoren die mitogene Aktivität im Endothel, wie anhand der Inkorporation von radioaktiv markiertem Thymidin und der Zellmenge nachgewiesen werden konnte.

Andererseits hemmt Ang II die im Vorfeld durch Wachstumsfaktoren induzierte Endothelproliferation dosisabhängig. Dieser Effekt konnte durch Vorbehandlung mit dem AT_2-Rezeptorantagonisten PD 123177, nicht jedoch mit dem AT_1-Rezeptorantagonisten Losartan, aufgehoben werden. Darüber hinaus potenzierte der partielle AT_2-Rezeptorantagonist CGP 42112A die Ang-II-induzierte antimitogene Wirkung, wenn er in geeigneten agonistischen Konzentrationen verabreicht wurde. Diese Befunde legen den Schluß nahe, daß der AT_2-Rezeptor antimitogene Wirkungen auf Endothelzellen ausübt, die den wachstumsfördernden Wirkungen der Wachstumsfaktoren oder des AT_1-Rezeptors entgegenstehen [180, 301].

Interferenz mit Neurotransmission

Durch prä- und postsynaptische Mechanismen kann Ang II die Aktivität des sympathischen Nervensystems in der Peripherie verstärken [171, 323]. Demgegenüber sind die Ang-II-Wirkungen auf die Übertragung sympathischer Nervenimpulse aus dem Gehirn komplex [291, 295].

Autokrine und parakrine Ang-II-Wirkungen auf verschiedene Organe

Gehirn

Die Existenz eines Gehirn-RAS gilt inzwischen als gesichert und ist ausführlich z.B. bei Unger et al. [298] beschrieben worden. Vor mehr als 30 Jahren gelang zum ersten Mal der Nachweis, daß Ang II im Hinblick auf eine Blutdruckerhöhung nicht nur in der Lage ist, auf die peripheren Gefäßstrukturen einzuwirken, sondern auch auf das zentrale Nervensystem [19]. Inzwischen sind alle Komponenten des RAS im Gehirn identifiziert worden [91], doch treten sie in verschiedenen Regionen auf. So findet sich Angiotensinogen vorwiegend in den Astrozyten und Ependymzellen [60]. Es gibt jedoch auch Hinweise auf ein neuronales Vorkommen von Angiotensinogen in Ang-II-positiven Gehirnnuclei [130]. Renin wurde hauptsächlich in Neuronen und Nervenendigungen [293] gefunden, doch die Renin-mRNA-Konzentration im Gehirn ist gering. Hohe Konzentrationen des Enzyms finden sich in der Hypophyse, Epiphyse, dem Plexus chorioideus [79], Hypothalamus, Zerebellum und dem Ncl. amygdalae [206]. Mit Hilfe von biochemischen und autoradiographischen Methoden konnte ACE hauptsächlich im Plexus chorioideus, in den periventrikulären Organen und Synaptosomen nachgewiesen werden, wo es neben Renin in den neurosekretorischen Vesikeln auftritt [213]. Ang II kommt hingegen vorwiegend in den synaptischen Vesikeln der Nervenendigungen der periventrikulären Organe vor, wo es wahrscheinlich als Neurotransmitter oder Neuromodulator wirkt, da es in sehr niedrigen Dosen mit hoher Spezifität Neuronen stimuliert [206].

Obwohl davon ausgegangen wird, daß Ang II die Blut-Hirn-Schranke nicht durchdringt, gibt es Hinweise darauf, daß Ang II durch Stimulation der Flüssigkeitsphasen-Endozytose in Endothelzellen, die die Mikrogefäße des Gehirns auskleiden, die Durchlässigkeit dieser Schranke erhöht. Es scheint sich dabei um einen Prostaglandin-vermittelten Effekt zu handeln [109]. Allerdings gibt es auch bestimmte Gehirnregionen, wie die Area postrema und die sog. periventrikulären Organe, in denen diese Schranke nicht vorhanden ist, so daß auch zirkulierendes Ang II seine Wirkung in diesen Bereichen entfalten könnte. Ang II findet sich auch im Liquor, und seine Konzentration scheint dort unabhängig von der Plasmakonzentration zu sein. In Untersuchungen von Schelling et al. wurden 17,6 ± 1,5 fmol/ml Ang I und 29,5 ± 5,9 fmol/mol Ang II im Liquor der Ratte gemessen [247]. Fünf Tage nach bilateraler Nephrektomie wurden erhöhte Ang-II-Werte im Gehirn beobachtet [280], ein Effekt, der von den Plasma-Kalium-Spiegeln abhängig sein könnte.

Wie in verschiedenen Autoradiographie- und Radioligandenbindungsstudien gezeigt werden konnte, ist die Verteilung der Angiotensin-Rezeptoren bei Mensch und Ratte ähnlich [94, 161, 202, 238, 287]. Die Strukturen im Rattenhirn, die mit den bekannten zentralen Wirkungen von Ang II in Verbindung stehen, verfügen vorwiegend oder ausschließlich über AT_1-Rezeptoren, was den Schluß nahelegt, daß dieser Rezeptorsubtyp für die Vermittlung der kardiovaskulären Effekte von intrazerebroventrikulärem (icv) Ang II verantwortlich zeichnet. AT_2-Rezeptoren wurden vornehmlich in folgenden Regionen gefunden: Zerebellum, Locus coeruleus, Ncl. geniculatus ventralis und untere Olive [202, 289]. Diese Bereiche stehen nicht direkt mit der Umsetzung der zentralen kardiovaskulären Wirkungen in Verbindung.

Die Injektion von Ang II in die Gehirnventrikel geht mit verschiedenen physiologischen Reaktionen wie Durst, Blutdruckerhöhung, Freisetzung von Vasopressin und anderen in der Hypophyse erzeugten Hormonen, wie Oxytocin [156], thyreotropem Hormon (TSH), follikelstimulierendem Hormon (FSH), luteinisierendem Hormon (LH), somatotropem Hormon (STH) und adrenokortikotropem Hormon (ACTH) [187, 245] einher. Eine Stimulation der Ang-II-Rezeptoren im Gehirn löst darüber hinaus eine blutdruckunabhängige Natriurese aus, die im Gegensatz zu der salzretinierenden Wirkung von zirkulierendem Ang II steht [297]. Zu den Mechanismen, die für die Vermittlung der zentralen Pressorantworten auf Ang II verantwortlich sind, gehören vor allem Vasopressin-Freisetzung, Modulation der aus dem zentralen Sympathikus übermittelten Nervenimpulse und Hemmung des Barorezeptorreflexes [297]. Die Pressorantwort auf über den icv-Weg verabreichtes Ang II wird durch den AT_1-Rezeptor vermittelt, da sie durch Vorbehandlung mit Losartan gehemmt werden kann [121].

In neueren Studien wurde ein Mechanismus für die Ang-II-induzierte AVP-Freisetzung beschrieben, bei dem Katecholamine eine wichtige Rolle spielen. Die Stimulation der periventrikulären AT_1-Rezeptoren führt zur Freisetzung von Ang II, die ihrerseits eine dosisabhängige Freisetzung von Noradrenalin zur Folge hat [265]. Es handelt sich dabei um einen AT_1-Rezeptor-vermittelten Effekt. Das freigesetzte Noradrenalin aktiviert α_1- und α_2-Adrenozeptoren im hypothalamischen Ncl. paraventricularis und Ncl. supraopticus, die ihrerseits eine AVP-Sekretion aus der Hypophyse in den Blutkreislauf auslösen [224, 305].

Die Trinkantwort auf icv verabreichtes Ang II wird durch icv-Behandlung mit Losartan aufgehoben [119], was wiederum auf einen Einfluß der AT_1-Rezeptoren schließen läßt. Auch die physiologische Trinkantwort nach 24-stündigem Durst wird durch Losartan, aber auch durch Atropin abgeschwächt, was daraufhin deutet, daß sowohl endogene angiotensinerge als auch cholinerge Mechanismen beteiligt sind [267].

Diese Befunde legen den Schluß nahe, daß Ang II höchstwahrscheinlich eine wichtige Rolle bei der zentralen Osmoregulation spielt. Die icv-Verabreichung von hyperosmotischer Kochsalzlösung leitet eine dosisabhängige Natriurese ein und induziert in höheren Konzentrationen einen Anstieg des Blutdrucks und des Harnvolumens. Der natriuretische Effekt der icv injizierten Kochsalzlösung in Konzentrationen unter 0,225 mol/l Natriumchlorid in 5 μl (Pressorschwelle) kann durch Vorbehandlung mit dem AT_1-Rezeptorantagonisten Losartan völlig aufgehoben werden, während der natriuretische Effekt der Kochsalzlösung in höheren Konzentrationen nur abgeschwächt werden kann [236]. Durch Injektion von Losartan in das Subfornikalorgan kann die durch icv-Gabe von Kochsalzlösung induzierte Natriurese vollständig inhibiert werden [235]. Darüber hinaus läßt sich durch lokale Verabreichung von Kochsalzlösung in den Ncl. paraventricularis unter Verwendung der Mikrodialysetechnik eine konzentrationsabhängige Freisetzung von Ang II und Ang III (Angiotensin 2–8) in das Perfusat erzeugen [225], was mit der Hypothese übereinstimmt, daß die Angiotensin-Peptide bei der zentralen Osmoregulation als Transmitter fungieren.

Neben den genannten Befunden gibt es weitere Hinweise darauf, daß die Ang-II-Peptide eine wichtige Rolle bei der zentralen Osmoregulation spielen [112, 225, 256]. Zentral verabreichte hyperosmolare Kochsalzlösung bewirkt dieselbe Verhaltensantwort (Trinken) und endokrine Antwort (AVP-Freisetzung), wie sie auch nach zentral verabreichtem Ang II zu beobachten ist. Weiterführende Studien haben ergeben, daß die durch icv-Injektion von hyperosmolarer Kochsalzlösung induzierte AVP-Freisetzung durch icv-Vorbehandlung mit Losartan abgeschwächt werden konnte. Höhle et al. berichteten, daß eine icv-Behandlung mit PD 123177 die icv-Kochsalz-induzierte AVP-Freisetzung steigerte [120], was auf eine tonische Inhibition dieses Effektes durch zentrale AT_2-Rezeptoren hindeutet.

Diese durch die Osmoregulation gesteuerte Freisetzung von AVP mit ihrer Verbindung zum Ang-II-System kann lokal im Hypothalamus untersucht werden. Die Vorbehandlung des Ncl. paraventricularis (PVN) mit Losartan führte zu einer signifikanten Abnahme der AVP-Freisetzung, welche durch die icv-Verabreichung der hyperosmolaren Lösung induziert worden war [307]. Unserer Forschungsgruppe gelang außerdem der Nachweis, daß die Blockade der AT_2-Rezeptoren im PVN durch PD 123177 eine erhöhte AVP-Freisetzung und Wasseraufnahme nach icvinjiziertem Ang II auslöste. Allerdings blieben höhere Dosen von PD 123177 wirkungslos oder senkten sogar die AVP-Spiegel, als Reaktion auf Ang II [119]. Diese Untersuchungsergebnisse deuten darauf hin, daß PD 123177, wenn es in hohen Dosen verabreicht wird, möglicherweise auch mit den AT_1-Rezeptoren interagiert.

Über diese Untersuchungsergebnisse hinaus konnten Meng et al. zeigen, daß eine icv-Injektion von AT_1-Antisense-Oligodesoxynukleotiden zu einer signifikanten Abnahme der AT_1-Bindungen und einer Verminderung der systemischen AVP-Spiegel führt [178]. Der Antisense-Ansatz wird noch interessanter, wenn man die Ergebnisse von Gyurko et al. betrachtet, die den Bluthochdruck bei spontan hypertensiven Ratten (SHR) über einen langen Zeitraum durch icv-Injektion von AT_1- und Angiotensinogen-Antisense-Oligodesoxynukleotiden senken konnten [110].

In diesem Zusammenhang sei noch erwähnt, daß Ang II im Gehirn wahrscheinlich die AVP-Gen-Transkription beeinflußt. Lu et al. konnten zeigen, daß die AVP-mRNA-Konzentration im Hypothalamus nach Salzbelastung und Dehydration erhöht ist. Bei Beschränkung der täglichen Wasseraufnahme erzeugte die icv-Infusion von Ang II einen vergleichbaren Effekt [58, 166].

Ang II und Expression der induzierbaren Transkriptionsfaktoren im Gehirn: Die altersbedingten, insbesondere perinatalen, Veränderungen der Lokalisation und Expression der Ang-II-Rezeptoren im Gehirn haben zu der Hypothese geführt, daß Ang II bei der Entwicklung und Differenzierung des zentralen Nervensystems eine wichtige Rolle zukommt, obwohl das Gehirn nicht der einzige Bereich des Körpers ist, in dem die AT_2-Rezeptorfunktion möglicherweise mit Differenzierungsprozessen in Zusammenhang steht.

In der Vergangenheit konnte gezeigt werden, daß Ang II ein Stimulans für die Expression der ITF ist, und die Vermutung liegt deshalb nahe, daß seine trophischen Effekte zumindest teilweise durch die Aktivierung der ITF vermittelt sein könnten. Wie in unserer Forschungsgruppe nachgewiesen werden konnte, erhöht icvverabreichtes Ang II im Rattenhirn die Aktivität der ITF auf der Ebene der mRNA-Expression und der Proteine [159, 160]. Die Expression von c-fos, fos B, c-jun, jun B und krox-24 wurde selektiv und dosisabhängig im Subfornikalorgan (SFO), in der mittleren präoptischen Region (MnPO) und in den paraventrikulären und supraoptischen Nuclei des Hypothalamus stimuliert. Diese Regionen stehen bekanntlich mit den osmoregulatorischen und neuroendokrinen Wirkungen von Ang II in Verbindung. Der Beginn und der Ort der Expression waren für jedes Protein verschieden, woraus ein sowohl zeitlich als auch räumlich fein abgestimmtes ITF-Expressionsmuster in jedem der Gehirnnuclei erkennbar wurde [160]. Diese Effekte wurden durch den AT_1-Rezeptor vermittelt, wie anhand ihrer Hemmung durch icvinjiziertes Losartan vor der Stimulation nachgewiesen werden konnte. Obwohl die Zielgene dieser Transkriptionsfaktoren bislang noch nicht identifiziert werden konnten, deuten diese Ergebnisse in hohem Maße darauf hin, daß Ang II durch Induktion der Transkriptionsfaktoren an neuroplastischen Prozessen beteiligt ist.

Darüber hinaus haben Raizada et al. gezeigt, daß Ang II in aus dem Gehirn stammenden Astroglia-Zellkulturen einen Anstieg der c-fos-mRNA-Konzentrationen bewirkte. Dieser Effekt konnte durch Losartan vollständig gehemmt werden [226]. Die Tatsache, daß die ITF-Expression durch den AT_1-Rezeptor vermittelt wird, befindet sich in Übereinstimmung mit Studien von Lu et al., die sich zur Untersuchung der Ang-II-induzierten c-fos-Expression einer Gentransfer-Methode bedienten [165]. Bei diesem Ansatz wurde ein AT_1-Rezeptor-Antisense-RNA-enthaltender Retrovirusvektor in die Astroglia-Zellinie PA317 transfiziert, was zu einer signifikanten Abnahme von AT_1-Rezeptoren und der Ang-II-stimulierten c-fos-mRNA-Expression führte. Ähnliche Effekte konnten bei der Ratte auch durch Transfektion eines besonderen Retrovirusvektors in primäre neuronale, aus dem Hypothalamus und Hirnstamm isolierte Kulturen erreicht werden. Im Vergleich zu neuronalen Zellen, die aus normotensiven Wistar-Kyoto-Ratten (WKY) isoliert wurden, wurde eine stärkere Hemmung der c-fos-mRNA-Expression beobachtet, wenn diese Zellen aus spontan hypertensiven Ratten (SHR) gewonnen wurden. Interessanterweise berichteten Rowland et al., daß die c-fos-Expression im Hypothalamus nach peripherer Ang-II-Verabreichung bei SHR höher ist als bei WKY und daß die meisten der c-fos-exprimierenden Neuronen außerdem mit einem AT_1-Rezeptor-Antikörper immungefärbt waren [239]. Diese Daten bestätigen, daß die Ang-II-induzierte c-fos-Expression durch den AT_1-Rezeptor vermittelt wird und daß das zentrale angiotensinerge System bei SHR empfindlicher auf Manipulation reagiert als bei WKY. Neuere Untersuchungen in unserem Labor erhärten diese Erkenntnisse durch Nachweis einer signifikant höheren Expression von mehreren ITF in periventrikulären Hirnregionen und im Hypothalamus von SHR im Vergleich zu normotensiven Kontrollratten und Kontrollratten mit einer renal bedingten Hypertonie [22].

Herz

Alle Komponenten des RAS sind im Herzen gefunden worden, obwohl das Vorkommen von Renin-mRNA im Herzen immer noch umstritten ist. Die Renin- und Angiotensinogen-mRNA wurden im Herzgewebe mit Hilfe von Northern-Blot-Analysen, „S1-Nuclease-Protection-Assay“ und In-situ-Hybridisierung nachgewiesen. Im Herz von neugeborenen

Ratten hat die In-situ-Hybridisierung ergeben, daß die Renin- und Angiotensinogen-mRNA gleichmäßig in den vier Herzkammern verteilt sind [62], während sie bei adulten Ratten zwar ebenfalls in allen vier Herzkammern nachweisbar sind, jedoch eine deutlich höhere Konzentration im rechten Atrium aufweisen [163]. Sowohl Renin- als auch Angiotensinogen-mRNA fanden sich in atrialen und ventrikulären Myozyten [68]. Die Renin-mRNA- und Angiotensinogen-mRNA-Konzentration in Herzhomogenaten von adulten Ratten wurden auf etwa 2 % der Nieren-Renin-mRNA-Konzentration und etwa 5 % der Leber-Angiotensinogen-mRNA-Konzentration geschätzt [67]. Während verschiedene Forschergruppen eine spezifische Renin-mRNA-Expression in Mäuse- und Rattenherzen nachweisen konnten [214, 276], gelang es anderen Autoren nicht, diesen Nachweis zu erbringen [76, 133]. Natrium-Verarmung verursacht einen parallelen Anstieg der Renin-Aktivität und der Renin-mRNA im Herzen. Die Angiotensinogen-mRNA-Konzentration in den Vorhöfen und Ventrikeln erhöht sich durch Stimulation von Glukokortikoiden, Östrogen und Schilddrüsenhormonen [162].

ACE kommt im Herzendothel von Ratten vor und ist besonders stark um die Mitral- und Trikuspidalklappe konzentriert [82]. In Herzen von Rhesusaffen wurden Angiotensine entdeckt [137]. Ihre Konzentration war im rechten Vorhof am größten, gefolgt vom rechten Ventrikel, linken Vorhof, Septum und linken Ventrikel. Ähnliche Befunde für das Rattenherz sind von Phillips et al. erhoben worden [218].

Angiotensin-Rezeptoren sind im Herzgewebe von vielen Säugetieren, u.a. auch beim Menschen, gefunden worden [302]. Die Konzentration wurde in einer Studie als etwa 50 fmol Rezeptor pro Milligramm Myokardgewebe ermittelt [107]. Diese Bindungsstellen erfüllen die Kriterien von Hormonrezeptoren, da die Bindung von mit Jod^{125} markiertem Ang II spezifisch, saturierbar, umkehrbar und durch Guaninnukleotide moduliert ist und mit den physiologischen Wirkungen in Bioassayverfahren übereinstimmt. Darüber hinaus wurde ein lösliches, hochaffines Bindungsprotein für Ang II mit einem Molekulargewicht von 78 000 Dalton im Zytosol der Herzmyozyten von neugeborenen Ratten beschrieben [254]. Die Funktion dieses Proteins ist zum gegenwärtigen Zeitpunkt noch nicht geklärt, es wird jedoch angenommen, daß es als Transportprotein auftritt.

Urata et al. fanden Angiotensin-Rezeptoren auf Myokardmembranen und adrenergen Nervenfasern [302]. Dies ist deshalb von besonderem Interesse, weil die Ang-II-Wirkungen auf das Herz zum Teil von einer Modulation der sympathischen Neurotransmission abhängen.

Physiologische Wirkungen von Ang II im Herzen: Ang II übt sowohl direkte Wirkungen auf das Herz aus, durch die Herzfrequenz, Kontraktilität und Zellwachstum [11] beeinflußt werden, als auch indirekte Wirkungen, zu denen die Beeinflussung des zentralen Nervensystems zählt [268]. Weiterhin werden durch Ang II positiv-inotrope und positiv-chronotrope Wirkungen auf das Herz vermittelt [84, 149], doch aufgrund der gleichzeitig auftretenden systemischen Vasokonstriktion und der sich daraus ergebenden Barorezeptorstimulation können diese Wirkungen an intakten Organismen nicht beobachtet werden. Die inotrope Wirkung wird möglicherweise durch Aktivierung eines spannungsempfindlichen, langsamen Kalzium-Kanals verursacht, der unabhängig vom β-adrenergen System und der zyklischen Adenosinmonophosphat-Akkumulation ist [216]. Auf die Herzfrequenz übt Ang II gegensätzliche Wirkungen aus. Zum einen verursacht es eine Reflexverlangsamung des Herzens aufgrund der Barorezeptorstimulation durch die Blutdruckerhöhung, zum anderen einen direkten oder von verschiedenen Mechanismen ausgelösten Anstieg der Herzfrequenz, der über das sympathische Nervensystem und die Nebennieren ausgelöst wird. Möglicherweise ist Ang II durch direkten Einfluß auf die Herzmyozyten auch an der Entstehung von Arrhythmie beteiligt [216].

Niere

Lokalisation der RAS-Komponenten: Die mRNA für Renin, Angiotensinogen und ACE konnte in mehreren Nierenregionen mit Hilfe verschiedener Nachweismethoden wie dem Northern-Blot-Verfahren oder der In-situ-Hybridisierungshistochemie lokalisiert werden. Ingelfinger et al. [131] fanden die Renin-mRNA vorwiegend am vaskulären Pol des Glomerulus und geringere Mengen im distalen Tubulus und im Nervenbündel des Glomerulus, während die Angiotensinogen-mRNA hauptsächlich am proximalen Tubulus vorkam [132]. Die Autoren fanden keine Renin-mRNA im proximalen Tubulus, obwohl an diesem Ort bereits immunoreaktives Renin beobachtet wurde. Möglicherweise wird das immunoreaktive Renin am proximalen Tubulus vom Interstitium aufgenommen oder stammt aus dem Tubulusfiltrat. Sowohl ACE-mRNA als auch ACE selbst kommen im tubulären Bürstensaum des proximalen Tubulus vor [29, 128, 129]. Ang II konnte im Glomerulusfiltrat bei der Bowman-Kapsel und im oberen, mittleren und unteren proximalen Tubulus gemessen werden [253]. Die Ang-II-Konzentration in diesen Nierenregionen ist tausendmal höher als im zirkulierenden Blutkreislauf, was auf eine lokale Synthese im proximalen Tubulus hinweist [253].

Ang-II-Wirkungen auf die Niere: Es ist bekannt, daß Ang II die glomeruläre Hämodynamik und tubuläre Reabsorption beeinflußt. Darüber hinaus besitzt Ang II wachstumsfördernde Eigenschaften auf die Mesangium- [7, 229] und Tubuluszellen [317]. Ang II induziert dosisabhängige Kontraktionen der isolierten Glomeruli und kultivierten Mesangiumzellen [229] und führt hauptsächlich in den efferenten Arteriolen zu einer Vasokonstriktion. Infolge dieser Wirkungen kommt es zur Induktion signifikanter Veränderungen des glomerulären Plasmaflusses und der glomerulären Filtrationsrate in den einzelnen Nephronen, des intraglomerulären Kapillardrucks und des Ultrafiltrationskoeffizienten [183]. In den proximalen Tubuli verstärkt Ang II direkt die Natrium- und Wasser-Reabsorption [55, 186]. Weiterhin konnte gezeigt werden, daß Ang II zu einer gesteigerten Empfindlichkeit der vaskulären Elemente führt, die für die Vermittlung der tubuloglomerulären Feedback-induzierten Veränderungen in der Hämodynamik der einzelnen Nephronen verantwortlich sind [182]. Damit besteht also eine funktionelle Synergie zwischen den tubulären und vaskulären Effekten von Ang II, die in einer konzertierten Aktion im Sinne einer erhöhten renalen Konservierung von Elektrolyten und Wasser wirken. Über diese Wirkungen spielt Ang II möglicherweise bei den verschiedenen physiologischen Funktionen der Niere, beispielsweise bei der renalen Reizantwort auf Veränderungen der Salzaufnahme mit der Nahrung und des intrazellulären Flüssigkeitsvolumens, sowie bei pathophysiologischen Prozessen wie Hypertonie eine entscheidende Rolle.

Renale Ang-II-Rezeptoren: Die Ang-II-Rezeptoren in der Niere weisen ein charakteristisches Verteilungsmuster auf. Eine hohe Dichte von Ang-II-Bindungen ist in den Glomeruli und in dem inneren Bereich des äußeren Nierenmarks zu beobachten, der den Faserbündeln der Vasa recta entspricht. Eine weniger stark ausgeprägte Dichte von Ang-II-Bindungen findet sich in der äußeren Nierenrinde, die den proximalen gewundenen Nierenkanälchen entspricht und im gesamten inneren Bereich des äußeren Nierenmarks in den Zwischenräumen zwischen den Nervenfaserbündeln [322]. Die Dichte der glomerulären Ang-II-Bindungsstellen ist in den Glomeruli an der Oberfläche und in der mittleren Schicht der Nierenrinde am höchsten und am niedrigsten in den juxtamedullären Glomeruli. Eine ähnliche Verteilung wurde auch für Renin in der Niere beobachtet. Die Ang-II-Rezeptoren in den Glomeruli können durch verschiedene Faktoren moduliert werden. So wirken sich zum Beispiel eine hohe Salzaufnahme mit der Nahrung [13], renale Denervierung [314] und das Alter [315] in einer hohen Dichte von Ang-II-Rezeptoren in den Glomeruli aus, während eine geringe Salzaufnahme mit der Nahrung [228] oder ein experimentell herbeigeführter Diabetes mellitus [313] mit einer geringen Dichte von Ang-II-Rezeptoren in den Glomeruli verbunden sind.

Autoradiographiestudien jüngeren Datums, bei denen Rezeptorsubtyp-spezifische Liganden benutzt wurden [13, 228, 252, 313–315], haben ergeben, daß renale Ang-II-Rezeptoren hauptsächlich dem AT_1-Subtyp angehören. Die Verteilung der renalen Ang-II-Rezeptoren befindet sich in guter Übereinstimmung mit den intrarenalen Regionen, in denen Ang II seine wichtigsten physiologischen Wirkungen entfaltet.

Pathophysiologie und Niere – Pathophysiologische Auswirkungen der Herzinsuffizienz auf die Niere: Bei experimentell bedingter Herzinsuffizienz kann die Salz- und Wasserausscheidungsfunktion der Nieren eingeschränkt sein. Ichikawa et al. [126] untersuchten die Rolle von Ang II im Hinblick auf die veränderte Nierenfunktion bei Herzinsuffizienz. Tiere, die einen Herzinfarkt hatten, zeichneten sich im Vergleich zu Kontrolltieren durch eine um 50 % verminderte glomeruläre Plasmaflußrate, einen um das Dreifache erhöhten efferenten Arteriolenwiderstand und eine erhöhte Filtrationsfraktion in den einzelnen Nephronen aus. Die intravenöse Infusion von Teprotid, einem ACE-Hemmer, führte zu einem Rückgang der glomerulären Plasmaflußrate und des efferenten Gefäßwiderstands in den Arteriolen auf oder in Richtung der bei den Kontrolltieren vorherrschenden Werte.

Hodsman et al. untersuchten die neurohormonalen Antworten auf einen chronischen Myokardinfarkt bei Ratten [118]. Sie berichteten im Vergleich zu den Kontrolltieren über eine ausgeprägte Erhöhung des atrialen natriuretischen Peptids im Plasma um das Fünffache. Da die Autoren keine Natrium-Retention und keine oder nur eine geringe RAS-Stimulation beobachten konnten, die anhand der unveränderten Plasma-Renin-Aktivität in den infarktgeschädigten Tieren dokumentiert wurde, kamen sie zu dem Schluß, daß die hohen Konzentrationen an zirkulierendem atrialem natriuretischem Peptid die Salz- und Wasser-Retention direkt oder indirekt durch Hemmung des RAS verhindern oder zumindest einschränken könnten.

Die renalen Angiotensinogen-mRNA-Spiegel von Ratten mit kompensierter Herzinsuffizienz sind im Vergleich zu den Kontrolltieren um 150 % erhöht [249], während die renale Renin-mRNA, die Plasma-Renin-Aktivität und die Plasma-Ang-II-Spiegel bei diesen Tieren unverändert bleiben. Die Langzeitbehandlung dieser Tiere mit einem ACE-Hemmer normalisiert die erhöhten Angiotensinogen-mRNA-Spiegel in der Niere möglicherweise durch Hemmung des positiven Feedback-Mechanismus von Ang II auf die renale Angiotensinogen-mRNA.

Genetisch bedingte Hypertonie: Die spontan hypertensive Ratte (SHR) ist ein Modell genetisch bedingter Hypertonie. In einer neueren Studie wurden SHR und normotensive Wistar-Kyoto-Ratten (WKY) mit normalem und kochsalzarmem Futter gefüttert und ihre renalen Renin- und Angiotensinogen-mRNA-Konzentrationen bestimmt. In dieser Studie waren die Angiotensinogen-mRNA-Werte unter normalen Bedingungen bei SHR niedriger als bei WKY. Eine leichte Natrium-Verarmung führte zu einer Zunahme der Angiotensinogen-mRNA-Spiegel bei WKY, nicht jedoch bei SHR, während die Renin-mRNA-Spiegel in beiden Rattenstämmen unverändert blieben [222].

Eine durch kochsalzarme Diät und Furosemid-Behandlung eingeleitete starke Natrium-Verarmung führte bei SHR zu einem höheren Anstieg der renalen Renin-mRNA-Werte als bei WKY, obwohl keine Unterschiede in der Plasma-Renin-Aktiviät zwischen den beiden Rattenstämmen zu beobachten waren [147]. Die pathophysiologische Rolle dieser differenzierten Regulation ist noch nicht geklärt, doch es wird angenommen, daß die verminderten renalen Angiotensinogen-mRNA-Konzentrationen bei SHR im Vergleich zu WKY möglicherweise durch eine verstärkte Renin-Expression bei starker Salzverarmung kompensiert wird. Kost und Jackson [153] berichteten über verstärkte renale Antworten auf Ang II bei SHR, die durch einen AT_1-Rezeptor vermittelt wurden. Sie stellten außerdem eine signifikant größere Abnahme im renalen Blutfluß und in der glomerulären Filtrationsrate und einen signifikant erhöhten renalen Gefäßwiderstand als Antwort auf intrarenale Ang-II-Infusionen bei anästhesierten SHR im Vergleich zu WKY fest.

Transgene mRen-2-Ratten (TGR): Die TGR, ein neues Tiermodell genetisch bedingter Hypertonie, das ein zusätzliches Maus-Renin-Gen enthält, wurden zum ersten Mal im Jahre 1990 von Mullins et al. beschrieben [189]. Ab der vierten Lebenswoche entwickeln diese Tiere Hypertonie, und in der neunten Lebenswoche erreichen die männlichen Tiere systolische Blutdruck-Höchstwerte von 180–210 mmHg. Obwohl die Pathogenese der Hypertonie bei TGR noch weiterer Abklärung bedarf, deuten mehrere Studien auf einen Einfluß des Renin-Angiotensin-Aldosteron-Systems, des sympathischen Nervensystems und der Geschlechtshormone bei diesem Hypertoniemodell hin [52, 217].

Sowohl der ACE-Hemmer Ramipril als auch der AT_1-Rezeptorantagonist Losartan riefen eine gesteigerte Reaktion im Hinblick auf den Blutdruck und die Herzfrequenz bei TGR im Vergleich zu Sprague-Dawley-Ratten (SD) hervor [52, 53, 217]. Auch die Plasma-Katecholamin-Ausgangswerte waren gegenüber den normotensiven SD-Ratten bei TGR erhöht. Mit zunehmendem Alter entwickeln die TGR Endorganschäden; mit acht Monaten weisen sie schwere glomeruläre und tubuläre Läsionen auf, wie mit Hilfe von morphometrischen Studien nachgewiesen werden konnte [10].

Renale Arterienstenose und renovaskuläre Hypertonie: In experimentellen Modellen renovaskulärer Hypertonie konnte beobachtet werden, daß unmittelbar nach Abklemmen einer Nierenarterie die Renin-mRNA der ischämischen Niere zunahm und die Renin-mRNA der gegenüberliegenden Niere abnahm [185, 244]. In einer Untersuchung an männlichen Sprague-Dawley-Ratten, bei denen durch Aortenverengung zwischen den Nierenarterien oder durch Abklemmen der linken Nierenarterie Hypertonie erzeugt wurde, konnte in der ischämischen Niere nur eine vorübergehende Erhöhung des Renin-mRNA-Spiegels beobachtet werden [185], während in einer anderen Studie an weiblichen „2-Kidney-1-Clip"-(2K1C)-Wistar-Ratten noch 20 Wochen nach Abklemmen ein um das Vierfache erhöhter Renin-mRNA-Spiegel in der ischämischen Niere nachweisbar war [244].

Gefäßwand

Das Endothel spielt bei der Aufrechterhaltung der normalen Gefäßhomöostase eine entscheidende Rolle. Es produziert gefäßerweiternde Substanzen, wie Prostazyklin (PGI_2) und „endothelium-derived relaxing factor" (EDRF), der identisch mit Stickstoffmonoxid (NO) ist, sowie gefäßverengende Substanzen, wie Ang II und Endothelin. Eine Störung der Endothelfunktion, die das Gleichgewicht der Bildung endothelialer Vasodilatatoren und Vasokonstriktoren, darunter auch Ang II [150], in Gefahr bringt, trägt möglicherweise zur Pathogenese der Hypertonie bei [168, 173, 255].

Mehrere Autoren haben das Vorkommen der Proteinkomponenten des RAS in den verschiedenen Schichten der arteriellen Gefäßwand aufgezeigt: Angiotensinogen und Renin wurden im Endothel sowie in der Media und Adventitia gefunden [43, 71, 195, 230, 243], während ACE auf das Endothel und zu einem sehr geringen Maße auf die Adventitia beschränkt ist [35, 234, 241, 316]. Eine Lokalisierung von ACE in der Media ist noch umstritten. Laut einer Studie von Velletri und Bean [304], bei der ein radioenzymatisches Nachweisverfahren verwendet wurde, verteilt sich die ACE-Aktivität auf die Media (42 %) und Adventitia (58 %). Eine entscheidende Einschränkung dieser Studie besteht jedoch in der fehlenden ACE-Aktivität in der Intima. Pipili et al. [221] maßen die ACE-Aktivität in intakten und vom Endothel befreiten Aortenringen. Obwohl diese Studie auf ein Vorkommen von ACE in Schichten außerhalb des Endothels hinweist, bleibt die genaue Lokalisierung, ob Media oder Adventitia oder beide, ungeklärt. Indirekte Hinweise auf eine außerhalb der Endothelschicht stattfindende Umwandlung von Ang I in Ang II in der Gefäßwand ergaben sich aus Studien, bei denen die Kontraktion von endotheldenudierten Aortenringen nach Zugabe von Ang I in der Kaninchenaorta [246] und Rattenaorta [8, 73] gemessen wurde. Es besteht die Möglichkeit, daß die Umwandlung von Ang I in Ang II vorwiegend in der Adventitia, beispielsweise in den Vasa vasorum, stattfindet [234].

Zwei neuere Untersuchungen aus unserem Labor deuten darauf hin, daß das meiste ACE auf der luminalen Seite des Gefäßendothels lokalisiert ist. Die Umwandlung von Ang I in Ang II konnte im Lumen von isolierten Brustaorten des Kaninchens nachgewiesen werden. Dieser Effekt konnte durch Ablösung des Endothels oder gleichzeitige Gabe des ACE-Hemmers Ramipril vollständig gehemmt werden [99]. Darüber hinaus wurde in der Endothelschicht von isolierten Kaninchenaorten eine Akkumulation von 3H-Ramiprilat beobachtet [98].

Theoretisch können auch andere Ang-II-bildende Enzyme als ACE an der Ang-II-Synthese in der Gefäßwand beteiligt sein. So wurde ein Chymostatin-sensitives Ang-II-bildendes Enzym (CAGE), das vorwiegend in der Adventitia verteilt ist, entdeckt [241]. Dieses Enzym ist identisch mit der Chymase des Herzens (s.o.). Weiterhin spielen möglicherweise auch noch andere alternative Stoffwechselwege der Überführung von Ang I in Ang II im Zusammenhang mit der Ang-II-Bildung in den Gefäßen eine Rolle, wie z.B. die Ang-II-Bildung als Folgewirkung der Carboxypeptidasen.

Zu den Ang-II-Wirkungen im Gefäßbett zählen die Regulation des Gefäßtonus und des Blutflusses. Darüber hinaus kann Ang II, das eines der stärksten bekannten endogenen Vasokonstriktoren darstellt, an der Entwicklung von Gefäßhypertrophie und den Gefäßreaktionen auf Entzündungen und Verletzungen beteiligt sein [69]. Die durch ACE auf der luminalen Seite des Endothels gebildeten Ang-II-Moleküle können entweder mit dem Blutkreislauf zirkulieren und damit eine endokrine Wirkung entfalten, oder aber Rezeptoren auf Nachbarzellen beeinflussen und damit eine parakrine Wirkung ausüben. Manche Ang-II-Moleküle können aber auch auf die Endothelzelle einwirken, in der sie entstanden sind. In diesem Falle spricht man von einer autokrinen Wirkung [300]. Zwischen der endokrinen, parakrinen und autokrinen Wirkung der Angiotensin-Peptide besteht eine enge Wechselbeziehung.

Der AT_2-Rezeptor

Seit Beginn der Charakterisierung der verschiedenen Ang-II-Rezeptorsubtypen waren der AT_2-Rezeptor und seine Funktion stets Gegenstand intensiver Diskussionen. Er wurde als nicht-funktionelle Bindungsstelle angesehen, da zunächst keine Kopplung an G-Proteine und keine Wechselwirkung mit anderen allgemein bekannten Signalübertragungswegen bekannt waren [108]. Im Jahre 1991 konnte schließlich von Sumners et al. [275] nachgewiesen werden, daß Ang II über den AT_2-Rezeptor eine Abnahme von zyklischem GMP in Zellen neuronaler Zellkulturen vermittelt, wodurch die Frage nach der Verbindung des Rezeptorsubtyps mit einer biologischen Antwort wenigstens zum Teil gelöst war.

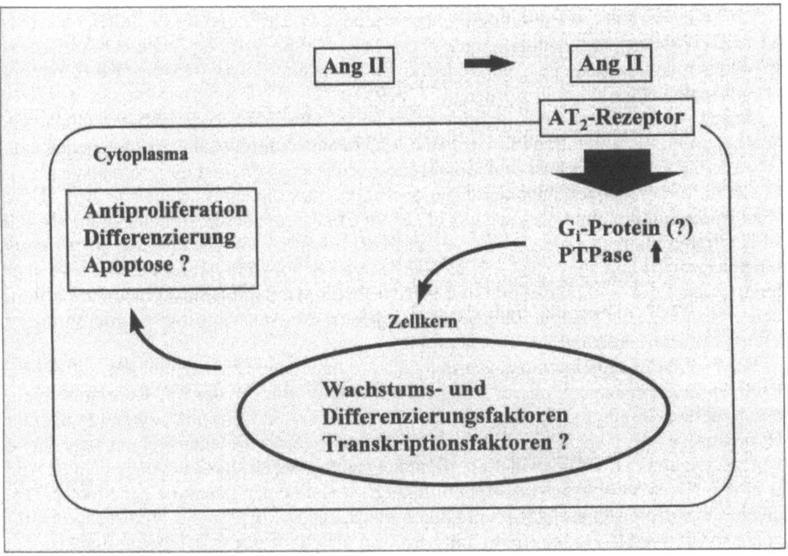

Abb. 1.4. AT_2-Rezeptor-vermittelte Effekte

Da sich mit der zunehmenden, jedoch noch bei weitem nicht endgültig abgeschlossenen, Aufklärung der Funktion des AT_2-Rezeptors völlig neue Gesichtspunkte bezüglich der physiologischen Rolle des RAS ergeben haben (Abb. 1.4), soll abschließend noch einmal näher auf einige Eigenschaften dieses Angiotensin-Rezeptors eingegangen werden.

Der AT_2-Rezeptor und Wachstumshemmung

Neuere Studien deuten darauf hin, daß der AT_2-Rezeptor im Gegensatz zur proliferationsfördernden Wirkung des AT_1-Rezeptors eine Hemmung der Wachstumsfaktor-induzierten Proliferation vermittelt [176, 191, 199, 271]. Die Zellwachstumshemmung kann im Extremfall so aussehen, daß die Zellen zum programmierten Zelltod (Apoptose) angeregt werden. Der AT_2-Rezeptor ist mit apoptotischen Veränderungen in den Eierstock-Granulosazellen von Ratten in Verbindung gebracht worden [69]. Auf diesen Zellen sind die AT_2-Bindungsstellen unter apoptotischen Bedingungen verstärkt exprimiert, da das Fehlen des follikelstimulierenden Hormons (FSH) in diesen Zellen eine für die Apoptose charakteristische internukleosomale Fragmentation auslöste und die AT_2-Bindungsaktivität induzierte. Die Zugabe von Ang II unter FSH-freien Versuchsbedingungen erhöhte die verstärkte Expression des Rezeptors, die durch PD 123319 blockiert werden konnte. Daß Ang II in der Lage ist, seine eigene Bindungsstelle zu einer höheren Expression anzuregen, ist auch auf R3T3-Zellen beobachtet worden. Interessanterweise sind in diesem Fall die AT_2-Rezeptorantagonisten ebenfalls zu einer „Up-regulation" der AT_2-Bindungsstellen in der Lage [65].

Eine AT_2-Rezeptor-vermittelte Apoptose wurde in PC12W- und R3T3-Zellen beobachtet. Diese Wirkung konnte durch Transfektion der MAP-Kinase-Phosphatase 1-Antisense-Oligodesoxynukleotide und durch Gabe des Phosphotyrosin-Phosphatase-Hemmers Orthovanadat abgeschwächt werden [124, 319].

Neben der Induktion der Apoptose kann der AT_2-Rezeptor auch mitogen induziertes Wachstum in den Koronarendothelzellen (CEC) hemmen. Stoll et al. berichteten, daß eine AT_2-Blockade in Gegenwart von Ang II diese Zellen zur Proliferation veranlaßt [271]. Losartan-Vorbehandlung blockierte diesen Effekt. Des weiteren schwächte Ang II die wachstumsstimulierende Wirkung von bFGF auf CEC ab, die durch Vorbehandlung mit PD 123177 unterbunden werden konnte, während die Losartan-Vorbehandlung ohne Wirkung blieb. Kürzlich konnten wir an CEC der Ratte zeigen, daß sowohl AT_1- als auch AT_2-Rezeptoren in der Lage sind, die Expression verschiedener Matrixproteine zu modulieren [83]. Diese Resultate implizieren, daß beide Rezeptoren die Adhäsion und Migration dieser Zellen verändern können.

Die Proliferationshemmung durch den AT_2-Rezeptor deutet auch darauf hin, daß er eine Rolle im Zusammenhang mit der Kompensation der Wirkungen des AT_1-Rezeptors spielt, der in glatten Gefäßmuskelzellen [96, 207, 211, 271] und in Kardiomyozyten [2] zu einer Hypertrophie oder Hyperplasie führt [272]. Zusätzlich weisen die Untersuchungsergebnisse von Munzenmaier und Green in diese Richtung [191]. In ihren Untersuchungen wurde Ang II in den Kremastermuskel von Ratten injiziert, was zu einer Zunahme der Mikrogefäßdichte führte. Die Gefäßdichte wurde durch gleichzeitige Infusion des AT_2-Rezeptorantagonisten PD 123319 weiter erhöht und nahm bei gleichzeitiger Infusion von Losartan ab. Diese Ergebnisse lassen den Schluß zu, daß die Angiogenese durch den AT_1-Rezeptor vermittelt wird, während der AT_2-Rezeptor für die Vermittlung der Anti-Angiogenese verantwortlich ist.

Der AT_2-vermittelte wachstumshemmende Effekt spiegelt sich auch in den Signalübermittlungsstudien wieder, in denen berichtet wurde, daß der AT_2-Rezeptor eine Hemmung der mitogen-aktivierten MAP-Kinase-Aktivität in N1E115-Zellen vermittelt. Diese Wirkung ist nicht empfindlich gegenüber Pertussistoxin und hängt mit einem Orthovanadat-sensitiven PTP zusammen, der nicht der Familie der MAP-Kinase-Phosphatasen angehört [197].

Gohlke et al. [100] konnten an SHRSP-Ratten (spontaneously hypertensive rats – stroke prone) zeigen, daß eine AT_1-Rezeptorblockade über eine Erhöhung der Ang-II-Plasmaspiegel und der damit verbundenen verstärkten Stimulation der AT_2-Rezeptoren zu der Zunahme der cGMP-Spiegel führt und daß diese Effekte über Bradykinin-Rezeptoren vermittelt wird. Wie von Siragy et al. [259] berichtet wurde, ist diese AT_2-Rezeptor-vermittelte NO-Synthese nicht auf Gefäße beschränkt, sondern findet auch in der Niere statt.

AT_2-vermittelte Differenzierung der PC12W-Zellen

Die Phäochromozytom-Zellinie PC12W hat sich als nützliches Modell zur Untersuchung der AT_2-Rezeptorfunktion herausgestellt. Diese Zellinie ist aus dem PC12-Stamm abgeleitet, der zum ersten Mal im Jahre 1976 von Green und Tischler beschrieben wurde [105]. Die PC12W-Zellen exprimieren in niedrigen Passagen AT_2-Rezeptoren, aber keine AT_1-Rezeptoren. Die Stimulation von PC12-Zellen durch den Nervenwachstumsfaktor (NGF), einem Polypeptidhormon, das an der Entwicklung und Aufrechterhaltung des sensorischen und zentralen sympathischen Nervensystems beteiligt ist, wird in breitem Umfang als Modellsystem für die neuronale Differenzierung benutzt. In diesen Zellen wurden kurz- und langfristige Antworten auf NGF beobachtet. Die langfristigen Antworten können unter einer morphologischen Differenzierung der Zellen von unreifen Neuroblasten zu einer Zellform zusammengefaßt werden, in der sie reifen Neuronen des sympathischen Nervensystems gleichen.

Unsere Forschungsgruppe konnte morphologische Veränderungen der PC12W-Zellen nach Ang-II-Behandlung aufzeigen, und zwar insbesondere ein gesteigertes Auswachsen der Neuriten im Vergleich zu unbehandelten Kontrollen. Darüber hinaus wurde die NGF-induzierte Differenzierung durch Ang II deutlich erhöht [176]. Diese morphologischen Veränderungen waren bei Vorbehandlung mit dem AT_2-Rezeptorantagonisten PD 123177 vollständig unterdrückt. Weiterhin war die Serum-induzierte [^{3}H]-Thymidin-Aufnahme durch Ang II dosisabhängig herabgesetzt. Diese Erkenntnisse deuten darauf hin, daß Ang II durch Vermittlung des AT_2-Rezeptors zum einen die Proliferation von PC12W-Zellen hemmt, zum anderen ihre Differenzierung fördert. Unsere Beobachtung, daß AT_2-Rezeptoren eine morphologische Differenzierung neuronaler Zellen induzieren, konnte kürzlich von der Arbeitsgruppe um Laflamme [155] an NG108-15-Zellen bestätigt werden.

Vor kurzem konnten wir an PC12W-Zellen beobachten, daß der AT_2-Rezeptor, obwohl er vergleichbare morphologische Veränderungen wie der Nervenwachstumsfaktor NGF hervorruft, ein unterschiedliches Expressionsmuster verschiedener Differenzierungsmarker bewirkt [90, 274]. So wurde beispielsweise die durch NGF verursachte erhöhte Protein- und mRNA-Expression des Neurofilamentes M nach dreitägiger Behandlung deutlich reduziert. Diese Befunde, die auf eine Rolle des AT_2-Rezeptors bei neuroregenerativen, aber auch apoptotischen Prozessen hindeuteten, konnten kürzlich bestätigt werden. So wurde erstmals sowohl nach Axotomie des Ischiasnerven [90] als auch nach Verletzung des Sehnerven bei adulten Ratten eine Beteiligung des AT_2-Rezeptors an regenerativen Vorgängen gezeigt. Eine AT_2-Rezeptorstimulation förderte dabei die Regeneration retinaler Ganglienzellen in vitro und in vivo [167] und bestätigte damit die Hypothese, daß eine Aktivierung des AT_2-Rezeptors, je nach (patho-)physiologischer Situation, das Zellüberleben, aber auch den Zelltod fördern kann.

Eingehende In-vivo-Untersuchungen werden jedoch noch nötig sein, um die Funktion des AT_2-Rezeptors unter physiologischen und pathophysiologischen Bedingungen in den verschiedenen Geweben aufzuklären und die Relevanz der über diesen Rezeptor in zellbiologischen und tierexperimentellen Studien gewonnenen Informationen für den Menschen festzustellen.

Literatur

1. Abhold RH, Sullivan MJ, Wright JM, Harding JW (1987) Binding, degradation and pressor activity of angiotensin II and III after amino peptidase inhibition with amastatin and bestatin. J Pharmacol Exp Ther 242: 957–962
2. Aceto JF, Baker KM (1990) [Sar1] angiotensin II receptor-mediated stimulation of protein synthesis in chick heart cells. Am J Physiol 258: H806–H813
3. Admiraal PJJ, Danser AHJ, Sjoukje-Jong M, Pieterman H, Derkx FHM, Schalekamp MADH (1993) Regional angiotensin II production in essential hypertension and renal artery stenosis. Hypertension 21: 173–184
4. Ahmed A, Li XF, Shams M, Gregory J, Rollason T, Barnes NM, Newton JR (1995) Localization of the angiotensin II and its receptor subtype expression in human endometrium and identification of a novel high-affinity angiotensin II binding site. J Clin Invest 96: 848–857
5. Alhenc-Gelas F, Soubrier F, Hubert C, Allegrini J, Corvol P (1989) The peculiar characteristics of the amino acid sequence of angiotensin I converting enzyme, as determined by cDNA cloning of the human endothelial enzyme. J Cardiovasc Pharmacol 14 [suppl 4]: S6–S9

6. Ames RP, Borkowski AJP, Sicinski ALMM, Laragh JH (1965) Prolonged infusions of angiotensin II and norepinephrine on blood pressure, electrolyte balance, aldosterone and cortisole secretion in normal man in cirrhosis with ascites. J Clin Invest 44: 1171–1186
7. Anderson PW, Do YS, Hsueh WA (1993) Angiotensin II causes mesanglial cell hypertrophy. Hypertension 21: 29–35
8. Andre P, Schott C, Nehlig H, Stoclet JC (1990) Aortic smooth muscle cells are able to convert angiotensin I to angiotensin II. Biochem Biophys Res Commun 173: 1137–1142
9. Ayers CR (1967) Plasma renin activity and renin substrate concentration in patients with liver disease. Circ Res 20: 594–598
10. Bachmann S, Peters J, Engler E, Ganten D, Mullins JJ (1992) Transgenic rats carrying the mouse renin gene. Morphological characterization of a low-renin hypertension model. Kidney Int 41: 24–36
11. Baker KM, Booz GW, Dostal DE (1992) Cardiac actions of angiotensin II: role of an intracardiac renin-angiotensin system. Ann Rev Physiol 54: 227–241
12. Bauer PH, Chiu AT, Garrison JC (1991) DuP 753 can antagonize the effects of angiotensin II in rat liver. Mol Pharmacol 39: 579–585
13. Bellucci A, Wilkes BM (1984) Mechanism of sodium modulation of glomerular angiotensin receptors in the rat. J Clin Invest 74: 1593–1600
14. Benjamin N, Collier JG, Webb DJ (1988) Angiotensin II augments sympathetically induced venoconstriction in man. Clin Sci 5 [suppl 4]: 337–340
15. Berk BC, Vekshtein V, Gordon HM, Tsuda T (1989) Angiotensin II-stimulated protein synthesis in cultured vascular smooth muscle cells. Hypertension 13: 305–314
16. Bernstein KE, Martin BM, Bernstein EA, Linton J, Striker L, Striker G (1988) The isolation of angiotensin converting enzyme cDNA. J Biol Chem 263: 11021–11024
17. Bernstein KE, Martin BM, Edwards AS, Berstein EA (1989) Mouse angiotensin converting enzyme is a protein composed of two homologous domains. J Biol Chem 264: 11945–11951
18. Beyer C, Rohmeiss P, Qadri F, Strauch M, Unger Th (1992) Characterization and localization of the central osmoreceptor. FASEB J 7: A406
19. Bickerton RK, Buckley JP (1961) Evidence for a central mechanism in angiotensin-induced hypertension. Proc Soc Exp Biol Med 106: 834
20. Blalock A, Levy SE (1937) Studies of the ethiology of hypertension. Ann Surg 106: 826–847
21. Blume A, Lebrun C, Herdegen Th, Unger Th (1993) Angiotensin II induces receptor-mediated expression of immediate-early genes in the rat central nervous system (abstract). FASEB J 7 (3): 1427
22. Blume A, Lebrun CJ, Herdegen T, Linz W, Bravo R, Möllenhoff E, Unger Th (1997) Angiotensin II induces an increased expression of inducible transcription factors in the brain of spontaneously hypertensive rats. Hypertension, in press
23. Blundell T, Sibanda BL, Pearl L (1983) Three dimensional structure, specificity and catalytic mechanism of renin. Nature 304: 273–275
24. Bock KD, Gross F (1961) Renin and angiotensin tachyphylaxis. Circ Res 9: 1044–1055
25. Bottari SP, King IN, Reichlin IS, Dahlstroem I, Lyden N, deGasparo M (1992) The angiotensin AT_2 receptor stimulates protein tyrosine phosphatase activity and mediates inhibition of particulate guanylate cyclase. Biochem Biophys Res Commun 183: 206–211
26. Braun-Menendez E, Fasciolo JC, Leloir JF, Munoz JM. The substance causing renal hypertension. J Physiol 98: 283–298
27. Brechler V, Jones PW, Levens NR, deGasparo M, Bottari SP (1993) Agonistic and antagonistic properties of angiotensin analogs at the AT_2 receptor in PC12W cells. Regul Pept 44: 207–213
28. Brechler V, Reichlin S, deGasparo M, Bottari SP (1994) Angiotensin II stimulates protein phosphatase activity through a G-protein independent mechanism. Receptors and Channels 2: 89–97
29. Bruneval P, Hinglais N, Alhenc-Gelas F (1986) Angiotensin I converting enzyme in human intestine and kidney. Ultrastructural immunohistochemical localization. Histochem 85: 73–80
30. Buisson B, Bottari SP, deGasparo M, Gallo-Payet N, Payet MD (1992) The angiotensin AT_2 receptor modulates T-type calcium current in non-differentiated NG 108-15 cells. FEBS Lett 309: 161–164
31. Buisson B, Laflamme L, Bottari SP, deGasparo M, Gallo-Payet N, Payet MD (1995) A G-protein is involved in the angiotensin AT_2 receptor inhibition of the T-type Ca^{2+} current in non-differentiated NG 108-15 cells. J Biol Chem 270: 1670–1674
32. Bumpus FM, Catt KJ, Chiu AT (1991) Nomenclature for angiotensin receptors. A report of the nomenclature committee of the Council for High Blood Pressure Research. Hypertension 17: 720–722
33. Burnham CE, Hawel-Johnson CL, Frank BM, Lynch KR (1987) Molecular cloning of rta renin cDNA and its gene. Proc Natl Acad Sci USA 84: 5605–5609
34. Burt DW, Beecroft LJ, Mullind JJ (1985) Mouse renin gene structure, evolution and function. In: Kosta V (ed) Aspartic proteinases and their inhibitors. Walter de Gruyter & Co, Berlin, 355–377
35. Caldwell PRB, Seegal BC, Hsu KC, Das M, Soffer RL (1976) Angiotensin converting enzyme: vascular endothelial localization. Science 191: 1050–1051

36. Cambien F, Poirier O, Lecerf L (1992) Deletion polymorphism in the gene for angiotensin converting enzyme is a potent risk factor for myocardial infarction. Nature 359: 641–644
37. Campbell DJ, Bouhnik J, Menard J, Corvol P (1984) Identity of angiotensinogen precursors in rat brain and liver. Nature 308: 206–208
38. Campell DJ, Habener FJ (1986) Angiotensinogen gene is expressed and differentially regulated in multiple tissues of the rat. J Clin Invest 78: 31–39
39. Campbell DJ, Habener DF (1987) Cellular localization of angiotensinogen gene expression in brown adipose tissue and mesentery: quantification of messenger ribonucleic acid abundance using hybridization in situ. Endocrinology 121: 1616–1626
40. Campbell DJ (1987) Circulating and tissue angiotensin systems. J Clin Invest 79: 1–6
41. Campbell-Boswell M, Robertson AL (1981) Effects of angiotensin II and vasopressin on human smooth muscle cells in vitro. Exp Mol Pathol 35: 265
42. Carretero O, Gross F (1967) Renin substrate in plasma under various experimental conditions in the rat. Am J Physiol 213: 695–700
43. Cassis LA, Lynch KR, Peach MJ (1988) Localization of angiotensinogen messenger RNA in rat aorta. Circ Res 62: 1259–1262
44. Cassis LA, Saye JA, Peach MJ (1988) Location and regulation of rat angiotensinogen messenger RNA. Hypertension 11: 591–596
45. Chai SY, McKinley MJ, Mendelsohn FAO (1987) Distribution of angiotensin converting enzyme in sheep hypothalamus and medulla oblongata visualized by in vitro autoradiography. Clin Exper Theory and Practice A9 (2&3): 449–460
46. Chang RSL, Lotti VJ (1989) Selective ligands reveal subtypes of angiotensin receptors in rat vasculature and brain. Pharmacologist 31: 150
47. Chang SL, Lotti VL (1990) Two distinct angiotensin II receptor binding sites in rat adrenal revealed by new selective nonpeptide ligands. Mol Pharmacol 29: 347–351
48. Chang RSL, Lotti VJ (1991) Angiotensin receptor subtypes in rat, rabbit and monkey tissues: relative distribution and species dependency. Life Sci 49: 1485–1490
49. Chappell MC, Diz DI, Jacobson DW (1992) Pharmacological characterization of angiotensin II binding sites in the canine pancreas. Peptides 13: 313–318
50. Chiu AT, Herblin WF, McCall DE (1989) Identification of angiotensin II receptor subtypes. Biochem Biophys Res Commun 165: 196–203
51. Chiu AT, Duncia JV, McCall DE (1989) Nonpeptide angiotensin II receptor antagonists. III. Structure function studies. J Pharmacol Exp Ther 250: 867–874
52. Chung O, Rohmeiss P, Gretz N, Unger Th (1993) The transgenic mRen2rat. In: Gretz N, Strauch M (eds) Experimental and genetic rat models of chronic renal failure. Karger, Basel, 124–128
53. Chung O, Schips T, Qadri F, Ganten D, Mullins JJ, Unger Th (1991) Cardiovascular characterization of a new hypertensive animal model. J Hypertens 9 [suppl 6]: S340
54. Clouston WM, Evans BA, Haralambidis J, Richards RI (1988) Molecular cloning of the mouse angiotensinogen gene. Genomics 2: 240–248
55. Cogan MG (1990) Angiotensin II: a powerful controller of sodium transport in the early proximal tubule. Hypertension 13: 451–458
56. Correa FMA, Plunkett LM, Saavedra JM, Hichens M (1985) Quantitative autoradiographic determination of angiotensin converting enzyme (kinase II) binding and individual rat brain nuclei with 125I-351A, a specific enzyme inhibitor. Brain Res 347: 192–195
57. Culman J, Höhle S, Qadri F, Edling O, Blume A, Lebrun C, Unger Th (1995) Angiotensin as neuromodulator/neurotransmitter in central control of body fluid and electrolyte homeostasis. Clin and Exp Hypertens 17: 281–293
58. Dai WJ, Yao T (1995) Effects of dehydration and salt-loading on hypothalamic vasopressin mRNA level in male and female rats. Brain Res 676: 178–182
59. Darnell JE, Kerr IA, Stark GR (1994) Jak/STAT pathways and transcriptional activation in response to IFNs and other extracellular signaling proteins. Science 264: 1415–1421
60. Deschepper CF, Bouhnik J, Ganong WF (1986) Colocalization of angiotensinogen and glial fibrillary acidic protein in astrocytes in rat brain. Brain Res 355: 195
61. Dhanaraj V, Dealwis CG, Frazao C (1992) X-ray analysis of peptide-inhibitor complexes define the structural basis of specificity for human and mouse renins. Nature 357: 466–472
62. Dostal DE, Rothblum KN, Chernin MI, Cooper GR, Baker KM (1992) Intracardiac detection of angiotensinogen and renin: a localized renin-angiotensin system in neonatal rat heart. Am J Physiol 263: C838–C850
63. Dudley DT, Panek RL, Major TC (1990) Subclasses of angiotensin II binding sites and their functional significance. Mol Pharmacol 38: 370–377
64. Dudley DT, Hubbel SE, Summerfelt RM (1991) Characterization of angiotensin II (AT_2) binding sites in R3T3 cells. Mol Pharmacol 40: 360–367

65. Dudley DT, Summerfelt RM (1993) Regulated expression of angiotensin II (AT_2) binding sites in R3T3 cells. Reg Pept 44: 199–206
66. Dzau VJ (1984) Vascular renin angiotensin: a possible autocrine or paracrine system in control of vascular function. J Cardiovasc Pharmacol 6: S377–S382
67. Dzau VJ, Ellison KE, Brody T, Ingelfinger JR, Pratt RE (1987) A comparative study of the distribution of renin and angiotensinogen messenger ribonucleic acids in rat and mouse tissues. Endocrinology 120: 2334–2338
68. Dzau VJ (1988) Cardiac renin-angiotensin system: molecular and functional aspects. Am J Med 84 [suppl 3A]: 22–27
69. Dzau VJ (1988) Circulating versus local renin angiotensin systems in cardiovascular homeostasis. Circulation 77 [suppl I]: I4–I13
70. Dzau VJ, Gibbons GH, Pratt RE (1991) Molecular mechanisms of vascular renin-angiotensin system in myointimal hyperplasia. Hypertension 18 [suppl II]: II100–II105
71. Eggena P, Krall F, Egena MP, Clegg K, Fittingoff M, Barrett JD (1990) Production of angiotensinogen by cultured rat aortic smooth muscle cells. Clin Exper Hyper Theory and Practice A12 (7): 1175–1189
72. Eggena P, Zhu JH, Clegg K, Barrett JD (1993) Nuclear angiotensin receptors transduce transcription of renin and angiotensin mRNA. Hypertension 22: 496–501
73. Egleme C, Cressier F, Wood JM (1990) Local formation of angiotensin II in the rat aorta: effect of endothelium. Br J Pharmacol 100: 237–240
74. Eglen RM, Rapp JM, Leung E (1991) Characterization of angiotensin II receptors in guinea pig gastrointestinal tract. FASEB J 5: A869
75. Ehlers MRW, Riordan JF (1989) Angiotensin converting enzyme: new concepts concerning its biological role. Biochemistry 28: 5311–5318
76. Ekker M, Tronik D, Rougeon F (1989) Extra-renal transcription of the renin genes in multiple tissues of mice and rat. Proc Natl Acad Sci USA 86: 155–158
77. Elton TS, Stephan TC, Taylor GR (1992) Isolation of two distinct type 1 angiotensin II receptor genes. Biochem Biophys Res Commun 184: 1067–1073
78. Entzeroth M, Hadamovsky S (1991) Angiotensin II receptors in the rat lung are of the AII-1 subtype. Eur J Pharmacol 206: 237–241
79. Erdös EG (1975) Angiotensin I converting enzyme. Circ Res 36: 247–253
80. Erdös EG (1990) Angiotensin I converting enzyme and the changes in our concepts through the year. Hypertension 16: 363–370
81. Ernsberger P, Zhou J, Damon TH, Douglas JG (1992) Angiotensin II receptor subtypes in cultured rat renal mesangial cells. Am J Physiol 263: F411–F416
82. Falkenhahn M, Franke F, Bohle RM, Zhu YZ, Stauss HM, Bachmann S, Danilov S, Unger Th (1994) Cellular distribution of angiotensin-converting enzyme after myocardial infarction. Hypertension 25: 219–226
83. Fischer J, Stoll M, Unger Th (1996) Thrombospondin mRNA expression in increased in endothelial cells following stimulation of AT_2 receptors (abstract). J Vasc Res 33 (S1): 26
84. Freer RJ, Pappano AJ, Peach MJ (1976) Mechanisms for the positive inotropic effect of angiotensin II on isolated cardiac muscle. Circ Res 39: 178
85. Fukamizu A, Nishi K, Cho T (1988) Structure of the rat renin gene. J Mol Biol 201: 443–450
86. Furuta H, Guo DF, Inagami T (1992) Molecular cloning and sequencing of the gene encoding human angiotensin II type 1 receptor. Biochem Biophys Res Commun 183: 8–13
87. Fyhrquist FY, Forslund T, Tikkanen I, Grönhagen-Riska C (1980) Induction of angiotensin-I-converting enzyme in rat lung with captopril (SQ 14225). Eur J Pharmacol 67: 473–475
88. Gaillard I, Clauser E, Corvol P (1989) Structure of human angiotensinogen gene. DNA 8: 87–99
89. Gallinat S, Csikos T, Meffert S, Herdegen T, Stoll M, Unger Th (1997) The angiotensin II AT_2 receptor mediates down-regulation of neurofilament M in PC12W cells. Neurosci Lett 227: 29–32
90. Gallinat S, Yu MH, Dorst A, Unger Th, Herdegen T (1998) Sciatic nerve transection evokes lasting up-regulation of angiotensin AT_2- and AT_1-receptor mRNA in adult rat dorsal root ganglia neurons and sciatic nerves. Brain Res Mol Brain Res 57: 111–121
91. Ganten D, Schelling P, Flugel RM, Ganten U (1975) Effect of angiotensin and an angiotensin antagonist on iso-renin and cell-growth in 3T3 mouse cells. Int Res Commun Med Sci 3: 327
92. Ganten D, Lang RE, Lehmann E, Unger Th (1984) Brain angiotensin: on the way to becoming a well-studied neuropeptide system. Biochem Pharmacol 33: 3523–3528
93. deGasparo M, Whitebread S, Mele M (1990) Biochemical characterization of two angiotensin II receptor subtypes in the rat. J Cardiovasc Pharmacol 16 [suppl 4]: S31–S35
94. Gehlert DR, Gackenheimer SL, Reel JK, Lin HS, Steinberg MI (1990) Non-peptide angiotensin II receptor antagonists discriminate subtypes of 125I-angiotensin II binding sites in the rat brain. Eur J Pharmacol 187: 123–126
95. Gehlert DR, Gackenheimer SL, Schober DA (1991) Autoradiographic localization of subtypes of angiotensin II antagonist binding in the rat brain. Neurosci 44: 501–514

96. Geisterfer AAT, Peach MJ, Owens GK (1988) Angiotensin II induces hypertrophy, not hyperplasia of cultured rat aortic smooth muscle cells. Circ Res 62: 749–756
97. Gibson RE, Thorpe HH, Cartwright ME (1991) Angiotensin II receptor subtypes in renal cortex of rats and rhesus monkeys. Am J Physiol 261: F512–F518
98. Gohlke P, Unger Th, Bünning P (1992) Distribution of the angiotensin converting enzyme inhibitor ramiprilat in the blood vessel wall. Pharm Pharmacol Lett 2: 66–69
99. Gohlke P, Bünning P, Unger Th (1992) Distribution and metabolism of angiotensin I and II in the blood vessel wall. Hypertension 20: 151–157
100. Gohlke P, Pees C, Unger Th (1998) AT_2 receptor stimulation increases aortic cyclic GMP in SHRSP by a kinin-dependent mechanism. Hypertension 31: 349–355
101. Goldblatt H, Lynch J, Hanzal RF, Summervill WW (1934) The production of persistent elevation of systolic blood pressure by mean of renal ischemia. J Exp Med 59: 347–379
102. Gomez RA, Lynch KR, Chevalier RL (1988) Renin and angiotensinogen gene expression in maturing rat kidney. Am J Physiol 254: F582–F587
103. Gomez RA, Lynch KR, Chevalier RL (1988) Renin and angiotensinogen expression and intrarenal renin distribution during ACE inhibition. Am J Physiol 254: F900–F906
104. Grady EF, Sechi LA, Griffin CA, Schambelan M, Kalinyak JE (1991) Expression of AT_2 receptors in the developing rat fetus. J Clin Invest 88: 921–933
105. Greene LA, Tischler AS (1982) PC12 pheochromocytoma cultures in neurobiological research. Adv Cell Neurobiol 3: 373–414
106. Griffin SA, Brown WCB, MacPherson F (1991) Angiotensin II causes vascular hypertrophy in part by a non-pressor mechanism. Hypertension 17: 626–635
107. Grinstead WC, Young JB (1992) The myocardial renin-angiotensin system: existence, importance and clinical implications. Am Heart J 123: 1039–1045
108. Gross F (1958) Renin and hypertension, physiologische und pathophysiologische Wirkstoffe. Klin Wochenschr 36: 693–705
109. Guillot FL, Augus KL (1990) Angiotensin peptide regulation of fluid-phase endocytosis in brain microvessel endothelial cell monolayers. J Cereb Blood Flow Metab 10: 827–834
110. Gyurko R, Wielbo D, Phillips MI (1993) Antisense inhibition of AT_1 receptor mRNA in the brain of spontaneously hypertensive rats reduces hypertension of neurogenic origin. Reg Pept 49: 167–174
111. Hackenthal E, Paul M, Ganten D, Taugner R (1990) Morphology, physiology and molecular biology of renin secretion. Physiol Rev 70: 1067–1116
112. Harding JW, Jenses LL, Hanesworth JM, Roberts KA, Page TA, Wright JW (1992) Release of angiotensin in paraventricular nucleus of rat in response to physiological and chemical stimuli. Am J Physiol 262: F17–F23
113. Harding JW, Wright JW, Swanson GN, Hanesworth JM, Krebs LT (1994) AT4 receptors: specificity and distribution. Kid Int 46: 1510–1512
114. Hardman JA, Hort YJ, Carazaro DF (1984) Primary structure of the human renin gene. DNA 3: 457–467
115. Herblin WF, Diamond SM, Timmermans PBMWM (1991) Localization of angiotensin II receptor subtypes in the rabbit adrenal and kidney. Peptides 12: 581–584
116. Herblin WF, Chiu AT, McCall DE (1991) Angiotensin II receptor heterogeinity. Am J Hypertens 4: 299S–302S
117. Hilbert P, Lindpaintner K, Beckmann JS (1991) Chromosomal mapping of two genetic loci associated with blood-pressure regulation in hereditary hypertensive rats. Nature 353: 521–529
118. Hodsman GP, Kohzuki M, Howes LG, Sumithran E, Tsunoda K, Johnston CI (1988) Neurohumoral responses to chronic myocardial infarction in rats. Circulation 78: 376–381
119. Höhle S, Spitznagel H, Rascher W, Culman J, Unger Th (1995) Angiotensin AT_1 receptor-mediated vasopressin release and drinking are potentiated by an AT_2 receptor antagonist. Eur J Pharmacol 275: 277–282
120. Höhle S, Culman J, Boser M, Qadri F, Unger Th (1996) Effect of angiotensin AT_2 and muscarinic receptor blockade on osmotically induced vasopressin release. Eur J Pharmacol 300: 119–123
121. Hogarty DC, Speakman EA, Puig V, Philips MI (1992) The role of angiotensin AT_1 and AT_2 receptors in the pressor, drinking and vasopressin responses to central angiotensin. Brain Res 586: 289–294
122. Holm I, Ollo R, Panthier JJ, Rougeon F (1984) Evolution of aspartyl proteases by gene duplication: the mouse renin gene is organized in two homologous clusters of four exons. EMBO J 3: 557–562
123. Hooper NM (1991) Angiotensin converting enzyme: implications from molecular biology for its physiological functions. Int J Biochem 23: 641–647
124. Horiuchi M, Hayashida W, Kambe T, Yamada T, Dzau VJ (1997) Angiotensin type 2 receptor dephosphorylates Bcl-2 by activating mitogen-activated protein kinase phosphatase-1 and induces apoptosis. J Biol Chem 272: 19022–19026
125. Hsueh WA, Carlson EJ, Israel-Hagman M (1981) Mechanism of acid activation of renin: role of kallikrein in kinin activation. Hypertension 3 [suppl I]: I22–I29

126. Ichikawa I, Pfeffer JM, Pfeffer MA, Hostetter TH, Brenner BM (1984) Role of angiotensin II in the altered renal function of congestive heart failure. Circ Res 55: 669–675
127. Ichiki T, Herold CL, Kambayashi Y, Bardhan S, Inagami T (1994) Cloning of the cDNA and the genomic structure of the mouse angiotensin II type 2 receptor. Biochim Biophy Acta 1189: 247–250
128. Ikemoto F, Song GB, Tominaga M, Kanayama Y, Yamamoto K (1987) Angiotensin converting enzyme predominates in the inner cortex and medulla of the rat kidney. Biochem Biophys Res Commun 144: 915–921
129. Ikemoto F, Song GB, Tominaga M, Kanayama Y, Yamamoto K (1990) Angiotensin converting enzyme in the rat kidney. Activity, distribution and response to angiotensin converting enzyme inhibitors. Nephron 55 [suppl 1]: 3–9
130. Imboden H, Harding JW, Hilgenfeldt U, Celio MR, Felix D (1987) Localization of angiotensinogen in multiple cells types of rat brain. Brain Res 410: 74–77
131. Ingelfinger JR, Fon EA, Ellison KE, Dzau VJ (1988) Localization of the intrarenal renin angiotensin system (RAS) by in situ hybridization of renin and angiotensinogen mRNAs. [abstract]. Kidney Int 33: 269A
132. Ingelfinger JR, Zuo WM, Fon EA, Ellison KE, Dzau VJ (1990) In situ hybridization evidence for angiotensinogen messenger RNA in the rat proximal tubule. An hypothesis for the intrarenal angiotensin system. J Clin Invest 85: 417–423
133. Iwai N, Inagami T (1992) Quantitative analysis of renin gene expression in extrarenal tissues by polymerase chain reaction method. J Hypertens 10: 717–724
134. Jackson B, Cubela RB, Sakaguchi K, Johnston CI (1988) Characterization of angiotensin converting enzyme (ACE) in the restis and assesment of in the in vitro effects of the ACE inhibitor perindopril. Endocrinology 123: 50–55
135. Jacobsen J, Poulsen K (1990) In vivo generation and elimination of angiotensin in the rat. Clin Exp Pharmacol Physiol 17: 445–451
136. Jeunemaitre X, Soubrier F, Koteletsev YV (1992) Molecular basis of human hypertension: role of angiotensinogen. Cell 71: 169–180
137. Jin M, Wilhelm MJ, Lang RE, Unger Th, Lindpaintner K, Ganten D (1988) Endogenous tissue renin-angiotensin systems: from molecular biology to therapy. Am J Med 84 [suppl 3A]: 28–36
138. Johnson H, Drummer OH (1988) Hydrolysis of angiotensin I by peptidase in homogenates of rat lung and aorta. Biochem Pharmacol 37: 1131–1136
139. Johnson CI, Burrell LM, Perich R, Jandeleit K, Jackson B (1992) The tissue renin-angiotensin system and its functional role. Clin Exp Pharmacol Physiol 19 [suppl 19]: 1–5
140. Kageyama R, Ohkubo H, Nakanishi S (1984) Primary structure of human preangiotensinogen deduced from the cloned cDNA sequence. Biochemistry 23: 3603–3609
141. Kambayashi Y, Bardhan S, Tahahashi K, Tsuzuki S, Inui H, Hamakobu T, Inagami T (1993) Molecular cloning of a novel angiotensin II receptor isoform involved in phosphotyrosine phosphatase inhibition. J Biol Chem 268: 24543–24546
142. Kang J, Posner P, Sumners C (1994) Angiotensin type II receptors stimulation of neuronal K^+ currents involves an inhibitory G-protein. Am J Physiol 267: C1289–C1297
143. Kawahara Y, Sunako M, Tsuda T, Fukuzaki H, Fukumoto Y, Takai Y (1988) Angiotensin II induces expression of the c-fos gene through protein kinase C activation and calcium ion mobilization in cultured vascular smooth muscle cells. Biochem Biophys Res Commun 150: 52–59
144. Khairallah PA, Robertson AL, Davila D (1972) Effects of angiotensin II on DNA, RNA and protein synthesis. In: Genest J, Kolw E (eds) Hypertension. Springer Verlag, New York, 212–220
145. Kimura B, Sumners C, Phillips MI (1992) Changes in skin angiotensin II receptors in rats during wound healing. Biochem Biophys Res Commun 187: 1083–1090
146. Kinoshita A, Urata H, Bumpus FM, Husain A (1991) Multipe determinates for the high substrate specificity of an angiotensin II forming chymase from the human heart. J Biol Chem 266 (29): 19192–19197
147. Kitami Y, Hiwada K, Kokubu T (1989) Kidney renin gene expression in spontaneously hypertensive rats. J Hypertens 7: 727–731
148. Klett C, Hellman W, Suzuki F (1988) Induction of angiotensinogen mRNA in hepatocytes by angiotensin II and glucocorticoids. Clin Exp Hypertens A10: 1009–1022
149. Kobayashi M, Furkawa Y, Chiba S (1978) Positive chronotropic and inotropic effects of angiotensin II in the dog heart. Eur J Pharmacol 50: 17
150. Kofir I, Dzau VJ (1987) Endothelial renin-angiotensin pathway: evidence for intracellular synthesis and secretion of angiotensins. Circ Res 60: 422–428
151. Kohara K, Brosnihan KB, Chappell MC, Khosla MC, Ferrario CM (1991) Angiotensin (1–7): a member of circulating angiotensin peptides. Hypertension 17: 131–138
152. Koike G, Winer ES, Horiuchi M, Brown DM, Szpires C, Dzau VJ, Jacob HJ (1995) Cloning, characterization and genetic mapping of the rat type 2 angiotensin II receptor gene. Hypertension 26 (6): 998–1002
153. Kost CK Jr, Jackson EK (1993) Enhanced renin angiotensin II subtype 1 receptor responses in the spontaneously hypertensive rat. Hypertension 21: 420–431

154. Krivoy N, Schlüter H, Karas M, Zidek W (1992) Generation of angiotensin II from human plasma by kallikrein. Clin Sci 83: 477–482
155. Laflamme L, deGasparo M, Gallo JM, Payet MD, Gallo-Payet N (1996) Angiotensin II induction of neurite outgrowth by AT_2 receptors in NG108-15 cells. J Biol Chem 271: 22729–22735
156. Lang RE, Rascher W, Heil J, Unger Th, Wiedemann G, Ganten D (1981) Angiotensin stimulates oxytoxin release. Life Sci 29: 1425–1428
157. Langford KG, Shai SY, Howard TE, Kovac MJ, Overbeek PA, Bernstein KE (1991) Transgenic mice demonstrate a testis specific promoter for angiotensin converting enzyme. J Biol Chem 266: 15559–15562
158. Lecki BJ, McGhee NK (1980) Reversible activation-inactivation of renin in human plasma. Nature 288: 702–704
159. Lebrun CJ, Bao G, Möllenhoff E, Culman J, Unger Th (1995) Angiotensin II induces the expression of c-fos mRNA in the central nervous system of the rat. Clin Exp Hyper 17: 877–893
160. Lebrun C, Blume A, Herdegen T, Seifert K, Bravo R, Unger Th (1995) Angiotensin II induces a complex activation of transcription factors in the rat brain: expression of Fos, Jun and Krox proteins. Neurosci 65: 93–99
161. Leung KH, Smith RD, Timmermans PBMWM, Chiu AT (1991) Regional distribution of the two subtypes of angiotensin II receptor in rat brain using selective non-peptide antagonists. Neurosci Lett 123: 95–98
162. Lindpaintner K, Wilhelm MJ, Manwen J (1987) Tissue renin-angiotensin systems: focus on the heart. J Hypertens 5 [suppl 2]: S33–S38
163. Lindpaintner K, Jin M, Niedermeyer N, Wilhelm MJ, Ganten D (1990) Cardiac angiotensinogen and its local activation in the isolated perfused beating heart. Circ Res 67: 564–573
164. Lu D, Yu K, Raizada MK (1995) Retrovirus-mediated transfer on an angiotensin type I receptor (AT_1-R) antisense sequence decreases AT_1-Rs and angiotensin II action in astrologial and neuronal cells in primary cultures from brain. Proc Natl Acad Sci USA 92: 1162–1166
165. Lu D, Raizada MK (1995) Delivery of angiotensin II type 1 receptor antisense inhibits angiotensin action in neurons from hypertensive rat brain. Proc Natl Acad Sci USA 92: 2914–2918
166. Lu LM, Song HY, Tao T (1995) Effect of angiotensin II on vasopressin gene transcription in the hypothalamus of rats. Sheng Li Hsueh Pao 47: 378–380
167. Lucius R, Galliant S, Rosenstiel P, Herdegen T, Sievers J, Unger Th (1998) The angiotensin AT_2 receptor promotes axonal regeneration of rat retinal ganglion cells. J Exp Med 188: 661–670
168. Lüscher TF, Boulanger CM, Dohi Y, Yang Z (1992) Endothelium-derived contacting factors. Hypertension 19: 117–130
169. Lyall F, Dornan ES, McQueen J, Bosewell F, Kelly M (1992) Angiotensin II increases protooncogene expression and phosphoinositide turnover in vascular smooth muscle cells via angiotensin AT_1 receptor. J Hypertens 10: 1463–1469
170. Lynch KR, Peach MJ (1991) Molecular biology of angiotensinogen. Hypertension 17: 263–269
171. Malik KU, Nasjletti A (1976) Facilitation of adrenergic transmission by locally generated angiotensin II in rat mesenteric arteries. Circ Res 38: 26–30
172. Marrero MB, Schieffer B, Paxton WG, Heerdt L, Berk BC, Deleafontaine P, Bernstein KE (1995) Direct stimulation of Jak/STAT pathway by the angiotensin II AT_1 receptor. Nature 375: 247–250
173. Marshall JJ, Konros HA (1990) Endothelium-derived relaxing factors. A perspective from in vivo data. Hypertension 16: 371–386
174. Martin MM, Su B, Elton TS (1994) Molecular cloning of the human angiotensin II type 2 receptor cDNA. Biochem Biophys Res Commun 205 (1): 645–651
175. Mebazzaa A, Chevalier B, Mercadier JJ, Echter E, Rappaport L, Swynghedouw B (1989) A review of the renin-angiotensin system in the normal heart. J Cardiovasc Pharmacol 14 [suppl 4]: 16–20
176. Meffert S, Stoll M, Steckelings UM, Bottari SP, Unger Th (1996) The angiotensin II AT_2 receptor inhibits proliferation and promotes differentiation in PC12W cells. Mol Cell Endocrinol 122: 59–67
177. Menard J, Bouhnik J, Clauser E, Richoux JP, Corvol P (1983) Biochemistry and regulation of angiotensinogen. Clin Exp Hypertens A5 [7&8]: 1005–1019
178. Meng H, Wielbo D, Gyurko R, Phillips MI (1994) Antisense oligodeoxynucleotide to AT_1 receptor mRNA inhibits central angiotensin induced thirst and vasopressin. Rep Pept 54: 543–551
179. Mendelsohn FAO, Lloyd CJ, Kachel C, Funder JW (1982) Induction by glucocorticoids of angiotensin converting enzyme production from bovine endothelial cells in culture and rat lung in vivo. J Clin Invest 70: 684–692
180. Metsärinne KP, Stoll M, Gohlke P, Paul M, Unger Th (1992) Angiotensin II is antimitogenic in vitro for heart capillary endothelial cells. Pharm Pharmacol Lett 2: 150–152
181. Millan MA, Jacobowitz DM, Aguilera G, Catt KJ (1991) Differential distribution of AT_1 and AT_2 angiotensin II receptor subtypes in the rat brain during development. Proc Natl Acad Sci USA 88: 11440–11444
182. Mitchell KD, Navar LG (1990) Interactive effects of angiotensin II on renal hemodynamics and tubular reabsorptive function. Kidney Int 38: S69–S73

183. Mitchell KD, Navar LG (1991) Influence of intrarenally generated angiotensin II on renal hemodynamics and tubular absorption. Renal Physiol Biochem 14: 155–163
184. Miyazaki H, Fukamizu A, Hirose S (1984) Structure of the human renin gene. Proc Natl Acad Sci USA 81: 5999–6003
185. Moffert RB, McGowan RA, Gross KW (1986) Modulation of kidney renin messenger RNA levels during experimentally induced hypertension. Hypertension 8: 874–882
186. Morduchowicz GA, Sheikh-Hamad D, Dwyer BE, Stern N, Jo OD, Yanagawa N (1991) Angiotensin II directly increases rabbit renal brush-border membrane sodium transport: presence of local signal transduction system. J Membrane Biol 122: 43–53
187. Morris BJ (1989) Human renin protein and gene structures: present and future targets for a renin blockade in treatment of hypertension. J Hypertens 7 (2): S9–S14
188. Mullins JJ, Burt DW, Windass JD, McTurk P, George H, Brammar WJ (1982) Molecular cloning of two distinct renin genes from the DBA/2 mouse. EMBO J 1: 1461–1466
189. Mullins JJ, Peters J, Ganten D (1990) Fulminant hypertension in transgenic rat harbouring the mouse mRen-2 gene. Nature 344: 541–544
190. Mukoyama M, Nakajama M, Horiuchi M, Sasamura H, Pratt RE, Dzau VJ (1993) Expression cloning of type 2 angiotensin II receptor reveals a unique class of seventransmembrane receptors. J Biol Chem 268: 24539–24542
191. Munzenmaier DH, Greene AS (1996) Opposing actions of angiotensin II on microvascular growth and arterial blood pressure. Hypertension 27: 760–765
192. Murphy TJ, Alexander RW, Griendling KK, Runge MS, Bernstein KE (1991) Isolation of a cDNA encoding the vascular type 1 angiotensin II receptor. Nature 351: 233–236
193. Naftilan AJ, Pratt RE, Dzau VJ (1989) Induction of platelet-derived growth factor A-chain and c-myc gene expression by angiotensin II in cultured rat vascular smooth muscle cells. J Clin Invest 83: 1419–1424
194. Naftilan AJ, Pratt RE, Eldridge CS, Dzau VJ (1989) Angiotensin II induces c-fos expression in smooth muscle cells via transcriptional contron. Hypertension 13: 706–711
195. Naftilan AJ, Zuo WM, Ingelfinger JR, Ryan T, Pratt T, Dzau VJ (1991) Localization and differential regulation of angiotensinogen mRNA expression in the vessel wall. J Clin Invest 87: 1300–1311
196. Nahmias C, Strosberg DA (1995) The angiotensin AT_2 receptor: searching for signal transduction pathways and physiological function. TIPS 16: 223–225
197. Nahmias C, Strosberg AD (1996) Structure and function of human and murine AT_2 receptors (abstract). Scientific meeting in New York, May 11
198. Nakajima M, Mukoyama M, Pratt RE, Horiuchi M, Dzau VJ (1993) Cloning of cDNA and analysis of the gene for the mouse angiotensin II type 2 receptor. Biochem Biophys Res Commun 197 (2): 393–399
199. Nakajima M, Hutchinson HG, Fujinaga M, Hayashida W, Morishita R, Zhang L, Horiuchi M, Pratt RE, Dzau VJ (1995) The angiotensin II type 2 (AT_2) receptor antagonizes the growth effects of the AT_1 receptor: gain-of-function study using gene transfer. Proc Natl Acad Sci USA 92 (23): 10663–10667
200. Neuß M, Regitz-Zagrosek V, Fleck E (1994) Human cardiac fibroblasts express an angiotensin receptor with unusal binding characteristics. Biochem Biophys Res Commun 204: 1334–1339
201. Nio Y, Matsubara H, Murasawa S, Kanasaki M, Inada M (1995) Regulation of gene transcription of angiotensin II receptor subtypes in myocardial infarction. J Clin Invest 95: 46–54
202. Obermüller N, Unger Th, Culman J, Gohlke P, deGasparo M, Bottari SP (1991) Distribution of angiotensin II receptor subtypes in rat brain nuclei. Neurosci Lett 132: 11–15
203. Oelkers W, Brown JJ, Fraser R (1974) Sensitization of the adrenal cortex to angiotensin II in sodiumdeplete man. Circ Res 34: 69
204. Ohkubo H, Kageyama R, Ujihara M, Hirose T, Inayama S (1983) Cloning and sequence analysis of cDNA of rat angiotensinogen. Proc Natl Acad Sci USA 80: 2196–2200
205. Okunishi H, Miyazaki M, Okamura T, Toda N (1987) Different distribution of two types of angiotensin II-generating enzymes in the aortic wall. Biochem Biophys Res Commun 149: 1186–1192
206. Oldfield BJ, Ganten D, McKinley MJ (1989) An ultrastructural analysis of the distribution of angiotensin II in the rat brain. J Neuroendocrinol 1: 121–128
207. Owens GK, Rabinowitch PS, Schwartz SM (1981) Smooth muscle cell hypertrophy versus hyperplasia in hypertension. Proc Natl Acad Sci USA 78: 7759–7763
208. Page IH, Helmer OM (1940) Angiotensin activator, renin, and angiotonin inhibitor and the mechanism of angiotonin tachyphylaxis in normal, hypertensive and nephrectomized animals. J Exp Med 71: 485–519
209. Page JH, McSwain B, Knapp GM, Andrus WD (1941) Origin of renin activator. Am J Physiol 135: 214–235
210. Paguet JL, Baudouin-Legros M, Marchel P, Meyer P (1989) Enhanced proliferation activity of cultured smooth muscle cells from spontaneously hypertensive rats. Am J Hypertens 13: 295–304
211. Paquet JC, Bandomin-Legros M, Brunelle G, Meyer P (1990) Angiotensin II-induced proliferation of aortic myocytes in spontaneously hypertensive rats. J Hypertens 8: 565–572
212. Panthier JJ, Holm I, Rougeon F (1982) The mouse Rn locus: S allele of the renin regulator gene results from a single structural gene duplication. EMBO J 1: 1417–1421

213. Paul M, Printz M, Harms E, Unger Th, Lang RE, Ganten D (1985) Localization of renin and converting enzyme in nerve endings of rat brain. Brain Res 334: 315–324
214. Paul M, Wagner D, Metzger R (1988) Quantification of renin mRNA in various mouse tissues by a novel solution hybridization assay. J Hypertens 6: 247–252
215. Peach MJ, Cline WH, Watts DT (1966) Release of adrenal catecholamines by angiotensin II. Circ Res 19: 571–575
216. Peach MJ (1981) Molecular actions of angiotensins. Biochem Pharmacol 30: 2745–2751
217. Peters J, Münter K, Bader M, Hackental E, Mullins JJ, Ganten D (1993) Increased adrenal renin in transgenic hypertensive rats, TGR(mRen2)27, and its regulation by cAMP, angiotensin II, and calcium. J Clin Invest 91: 742–747
218. Phillips MJ, Speakman EA, Kimura B (1993) Levels of angiotensin and molecular biology of the tissue renin-angiotensin systems. Reg Pept 43: 1–20
219. Phillips MI, Speakman EA, Kimura B (1993) Levels of angiotensin and molecular biology of the tissue renin angiotensin system. Regul Pept 43: 1–20
220. Piccini N, Knopf JL, Gross KW (1982) A DNA polymorphism, consistent with gene duplication, correlated with high renin levels in the mouse submaxillary gland. Cell 30: 205–213
221. Pipili E, Manolopoulos V, Carravas J (1989) Angiotensin converting enzyme activity is present in the endothelium denuded aorta. Br J Pharmacol 98: 333–335
222. Pratt RE, Zou WM, Naftilan AJ, Ingelfinger JR, Dzau VJ (1989) Altered sodium regulation of renal angiotensinogen mRNA in the spontaneously hypertensive rat. Am J Physiol 256: 469–474
223. Pucell AG, Hodges JC, Sen I, Bumpus FM, Husain A (1991) Biochemical properties of the ovarian granulosa cell type 2 angiotensin II receptor. Endocrinology 128: 1947–1959
224. Quadri F, Culman J, Veltmar A, Maas K, Rascher W, Unger Th (1993) The angiotensin II-induced vasopressin release is mediated through alpha-adrenoreceptors and angiotensin II AT_1 receptors in the supraoptic nucleus. J Pharmacol Exp Ther 267 (2): 567–574
225. Quadri F, Edling O, Wolf A, Gohlke P, Culman J, Unger Th (1994) Release of angiotensin in the paraventricular nucleus in response to hyperosmotic stimulation in conscious rats: a microdialysis study. Brain Res 637: 45–49
226. Raizada MK, Rydzewski B, Lu D, Sumners C (1993) Angiotensin II type 1 receptor-mediated stimulation of c-fos gene expression in astrologial cultures. Am J Physiol 265: C1046–1049
227. Rasmussen S, Nielson MD, Giese J (1981) Captopril combined with thiazide-lowers renin substrate concentration: implications for methodology in renin assays. Clin Sci 60: 591–593
228. Ray PE, Castren E, Ruley EJ, Saveedra JM (1990) Different effects of sodium or chloride depletion on angiotensin II receptors in rats. Am J Physiol 258: R1008–R1015
229. Ray PE, Aguilera G, Kopp JB, Horikoshi S, Klotman PE (1991) Angiotensin II receptor-mediated proliferation of cultured human fetal mesangial cells. Kidney Int 40: 764–771
230. Re R, Fallon JT, Dzau VJ, Quay SC, Haber S (1982) Renin synthesis by canine aortic smooth muscle cells in culture. Life Sci 30: 99–106
231. Re RN (1989) The cellular biology of angiotensin: paracrine, autocrine and intracrine actions in cardiovascular tissues. J Mol Cell Cardiol 21 [suppl V]: 63–69
232. Rix E, Ganten D, Schüll B, Unger Th, Taugner R (1981) Converting enzyme in the choroid plexus, brain and kidney: immunocytochemistry and biochemical studies in rats. Neurosci Lett 22: 125–130
233. Roberts KA, Krebs LT, Kramar EA, Shaffer MJ, Harding JW, Wright JW (1995) Autoradiographic identification of brain angiotensin IV binding sites and differential c-fos expression following intracerebroventricular injection of angiotensin II and IV in rats. Brain Res 682: 13–21
234. Rogerson FM, Chai SY, Schlawe I, Murray KW, Marley PD, Mendelsohn FAO (1992) Presence of angiotensin converting enzyme in the adventitia of large blood vessels. J Hypertens 10: 615–620
235. Rohmeiss P, Beyer C, Hocher B, Quadri F, Gretz N, Strauch M, Unger Th (1995) Osmotically induced natriuresis and blood pressure involves angiotensin AT_1 receptors in the subfornical organ. J Hypertens 13: 1399–1404
236. Rohmeiss P, Beyer C, Nagy E, Tschöpe C, Höhle S, Strauch M, Unger Th (1995) NaCl injections in brain induce natriuresis and blood pressure responses sensitive to Ang II AT_1 receptors. Am J Physiol 269: F282–F288
237. Rougeon F, Chambraud B, Foote S, Panthier JJ, Nageotte R (1981) Molecular cloning of a mouse-submaxillary gland renin cDNA fragment. Proc Natl Acad Sci USA 78: 6367–6371
238. Rowe BP, Grove KL, Saylor DL, Speth RC (1991) Discrimination of angiotensin II receptor subtype distribution in the rat brain using non-peptide receptor antagonists. Regul Pept 33: 45–53
239. Rowland NE, Li BH, Fregly MJ, Smith GC (1995) Fos induced in brain of spontaneously hypertensive rats by angiotensin II and colocalization with AT_1 receptors. Brain Res 675: 127–134
240. Roy SN, Kusari J, Soffer RL, Lai CY, Sen GC (1988) Isolation of cDNA clones of rabbit angiotensin converting enzyme: identification of two distinct mRNAs for the pulmonary and the testicular isoenzymes. Biochem Biophys Res Commun 155: 678–684

241. Ryan US, Tyan JW, Whitaker C, Chiu A (1976) Localization of angiotensin converting enzyme (kininase II). II. Immunocytochemistry and immunofluorescence. Tissue Cell 8 (1): 125–146
242. Ryan JW (1989) Peptidase enzymes of the pulmonary vascular surface. Am J Physiol 257: L53–L60
243. Samani NJ, Swales JD, Brammar WJ (1988) Expression of renin gene in extra-renal tissues of the rat. Biochem J 253: 907–910
244. Samani NJ, Godfrey NP, Major JS, Brammar WJ, Swales JD (1989) Kidney renin mRNA levels in the early and chronic phases of two kidney, one clip hypertension in the rat. J Hypertens 7: 105–112
245. Saveedra JM (1992) Brain and pituitary angiotensin. Endocr Rev 13: 329–380
246. Saye JA, Singer HA, Peach MJ (1984) Role of endothelium in conversion of angiotensin II to angiotensin II in rabbit aorta. Hypertension 6: 216–221
247. Schelling P, Ganten U, Sponer G, Unger Th, Ganten D (1980) Components of the renin-angiotensin system in the cerebospinal fluid of rats and dogs with special consideration of the origin and the fate of angiotensin II. Neuroendocrinol 31: 297–308
248. Schinke M, Doods HN, Ganten D, Wienen W, Entzeroth M (1991) Characterization of rat intestinal angiotensin II receptors. Eur J Pharmacol 204: 165–170
249. Schunkert H, Hirsch AT, Mankodi S, Talsness C, Dzau VJ, Ingelfinger JR (1989) Renal angiotensinogen gene expression in experimental heart failure: effect of angiotensin converting enzyme inhibition (abstract). Clin Res 37: 584A
250. Schwartz ML, Shneidman PS, Bruce J, Schlaepfer WW (1992) Actinomycin prevents the destabilization of neurofilament mRNA in primary sensory neurons. J Biol Chem 267: 24596–24600
251. Sealey JE, Atlas SA, Laragh JH (1980) Prorenin and other large molecular weight forms of renin. Endocr Rev 1: 365–392
252. Sechi LA, Grady EF, Griffin CA, Kalinyak JE, Schambelan M (1992) Distribution of angiotensin II receptor subtypes in rat and human kidney. Am J Physiol 262: F236–F240
253. Seikaly MG, Arant BS Jr, Seney FD (1990) Endogenous angiotensin concentrations in specific intrarenal fluid compartments of the rat. J Clin Invest 86: 1352–1357
254. Sen I, Rajasekaran AK (1991) Angiotensin II-binding protein in adult and neonatal rat heart. J Mol Cardiol 23: 563–572
255. Shepherd JT, Katusic ZS (1991) Endothelium-derived relaxing factors: endothelium dependent relaxation. Hypertension 18 [suppl III]: III-76–III85
256. Shimizu K, Share L, Claybaugh JR (1973) Potentiation by angiotensin II of the vasopressin response to an increasing plasma osmolality. Endocrinology 93: 42–50
257. Siemens IR, Reagan LP, Yee DK, Fluharty SJ (1994) Biochemical characterization of two distinct angiotensin AT_2 receptor populations in murine neuroblastoma N1E-115 cells. J Neurochem 62: 2106–2115
258. Simon M, Flügge A, Fuchs E, Gröne HJ (1991) Evidence for two angiotensin II receptor subtypes in human fetal and adult kidney demonstrated by the AII receptor antagonist losartan and PD123177. FASEB J 5: A870
259. Siragy HM, Carey RM (1997) The subtype (AT_2) angiotensin receptor mediates renal production of nitric oxide in conscious rats. J Clin Invest 100 (2): 264–269
260. Skeggs LT, Kahn JR, Shumway NP (1956) The preparation and function of the hypertensive converting enzyme. J Exp Med 103: 295–299
261. Skidgel RA, Schulz WW, Tam LT, Erdös EG (1987) Human renal angiotensin converting enzyme and neutral endopeptidase. Kidney Int 31 [suppl 20]: S45–S48
262. Skott O, Jensen BL (1993) Cellular and intrarenal control of renin secretion. Clin Sci 84: 1–10
263. Soubrier F, Panthier JJ, Corvol P, Rougeon F (1983) Molecular cloning and nucleotide sequence of a human renin cDNA. Nucleic Acid Res 11: 7181–7190
264. Soubrier F, Alhenc-Gelas F, Hubert C (1988) Two putative active centers in human angiotensin I converting enzyme revealed by molecular cloning. Proc Natl Acad Sci USA 85: 386–390
265. Stadler T, Veltmar A, Quadri F, Unger Th (1992) Angiotensin II evokes noradrenaline release from the paraventricular nucleus in conscious rats. Brain Res 569: 117–122
266. Stanislas-Leguern G, Mordeler Dambrine M, Dusser D, Huesca M, Chretien J, Huchon GJ (1986) In vitro synthesis of angiotensin converting enzyme by alveolar macrophages is increased in disseminated sarcoidosis. Lung 164: 269–277
267. Stauss H, Unger Th (1991) Role of angiotensin II in thirst-induced drinking. FASEB J 5 (4): A658
268. Stauss H, Busch O, Unger Th (1992) Positiv inotroper Effekt von zentralem Angiotensin II. Nieren und Hochdruckkrankheiten 11: 634–636
269. Steckelings U, Obermüller N, Bottari SP, Quadri F, Veltmar A, Unger Th (1992) Brain angiotensin: receptors, actions and possible role in hypertension. Pharmacol Toxicol 70 [suppl II]: 23–27
270. Stoll M, Steckelings UM, Bottari SP, Unger Th (1993) Regulation of endothelial cell growth: role of the angiotensin II AT_2 receptor. Circulation 88 [suppl 4, part 2]: I-469
271. Stoll M, Steckelings UM, Paul M, Bottari SP, Metzger R, Unger Th (1995) The angiotensin AT_2-receptor mediates inhibition of cell proliferation in coronary endothelial cells. J Clin Invest 95: 651–657

272. Stoll M, Meffert S, Stroth U, Unger Th (1995) Growth or antigrowth: angiotensin and the endothelium. J Hypertens 13: 1529–1534
273. Stouffer GA, Owens GK (1992) Angiotensin II-induced mitogenesis of spontaneously hypertensive rat derived cultured smooth muscle cells is dependent on autocrine production of transforming growth factor β1. Circ Res 70: 820–828
274. Stroth U, Meffert S, Galliant S, Unger Th (1998) Angiotensin II and NGF differentially influence microtubule proteins in PC12W cells: role of the AT_2 receptor. Mol Brain Res 53: 187–195
275. Sumners C, Tang W, Zelezna B, Raizada MK (1991) Angiotensin II receptor subtypes are coupled with distinct signal-transduction mechanisms in neurons and astrocytes from rat brain. Proc Natl Acad Sci USA 88: 7567–7571
276. Suzuki F, Ludwig G, Hellmann W (1988) Renin gene expression in rat tissues: a new quantitative assay method for rat renin mRNA using synthetic cDNA. Clin Exp Hypertens A10: 345–359
277. Swanson GN, Hannesworth JN, Sardinia MF (1992) Discovery of a distinct binding site for angiotensin (3–8) a putative angiotensin IV receptor. Regul Pept 40: 409–419
278. Takeuchi K, Nakamura N, Cook NS, Pratt RE, Dzau VJ (1990) Angiotensin II can regulate gene expression by the AP-1 binding sequence via a protein kinase C-dependent pathway. Biochem Biophys Res Commun 172 (3): 1189–1194
279. Tanaka M, Ohnishi J, Ozawa Y, Sugimoto M, Usuki S, Naruse M (1995) Characterization of angiotensin II receptor type 2 during differentiation and apoptosis of rat ovarian cultured granulosa cells. Biochem Biophys Res Comm 207 (2): 593–598
280. Tang J, James MNG, Hsu IN, Jenkins A, Blundell TL (1978) Structural evidence for gene duplication in the evolution of acid proteases. Nature 271: 618–622
281. Tang SS, Loscalzo J, Dzau VJ (1989) Tissue plasminogen activator activates renin-angiotensin in vitro. J Vasc Med Biol 1: 67–74
282. Taubman MB, Berk BC, Izumo S, Tsuda T, Alexander RW, Nadal-Ginard B (1989) Angiotensin II induces c-fos mRNA in aortic smooth muscle. J Biol Chem 264: 526–530
283. Tigerstedt R, Bergmann PG (1898) Niere und Kreislauf. Scand Arch Physiol 8: 223–271
284. Timmermans PBMWM, Wong PC, Chiu AT, Herblin WF, Benfield P, Carini DJ, Lee RJ, Wexler RR, Saye JAM, Smith RD (1993) Angiotensin II receptors and angiotensin II receptor antagonists. Pharmacol Rev 45: 205–251
285. Tobian L (1960) Interrelationship of electrolytes, juxtaglomerular cells and hypertension. Physiol Rev 40: 280–312
286. Trolliet MR, Phillips MP (1992) The effect of chronic bilateral nephrectomy on plasma and brain angiotensin. J Hypertens 10: 29–36
287. Tsutsumi K, Saveedra JM (1991) Characterization and development of angiotensin II receptor subtypes (AT_1 and AT_2) in rat brain. Am J Physiol 261: R209–R216
288. Tsutsumi K, Strömberg C, Viswanathan M, Saveedra JM (1991) Angiotensin II receptor subtypes in fetal tissue of the rat: autoradiography, guanine nucleotide sensitivity, and association with phosphoinoside hydrolysis. Endocrinology 129: 1075–1082
289. Tsutsumi K, Saveedra JM (1992) Heterogeneity of angiotensin II AT_2 receptors in the rat brain. Mol Pharmacol 41: 290–297
290. Tsuzuki S, Ichiki T, Nakakubo H, Kitami Y, Guo DF, Shirai H, Inagami T (1994) Molecular cloning and expression of the gene encoding human angiotensin II type 2 receptor. Biochem Biophys Res Commun 20 (3): 1449–1454
291. Unger Th, Rascher W, Schuster C (1981) Central blood pressure effects of substance P and angiotensin II: Role of the sympathetic nervous system and vasopressin. Eur J Pharmacol 71: 33–42
292. Unger Th, Schüll B, Hübner D (1981) Plasma converting enzyme activity does not reflect effectiveness of oral treatment with captopril. Eur J Pharmacol 72: 255–259
293. Unger Th, Yukimura T, Martin-Grez M, Lang RE, Rascher W, Ganten D (1982) SA446, a new orally active converting enzyme inhibitor: antihypertensive action and comparison with captopril in stroke-prone spontaneously hypertensive rats. Eur J Pharmacol 78: 411–420
294. Unger Th, Ganten D, Lang RE, Schölkens BA (1984) Is tissue converting enzyme inhibition a determinant of the antihypertensive efficacy of converting enzyme inhibitors? Studies with two different compounds, HOE498 and MK421, in spontaneously hypertensive rats. J Cardiovasc Pharmacol 6: 872–880
295. Unger Th, Becker H, Petty M (1985) Differential effects of central angiotensin II and substance P on sympathetic nerve activity in conscious rats. Circ Res 56: 563–575
296. Unger Th, Moursi M, Ganten D, Hermann K, Lang RE (1986) Antihypertensive action of the converting enzyme inhibitor perindopril (S9490-3) in spontaneously hypertensive rats: comparison with enalapril (MK421) and ramipril (HOE498). J Cardiovasc Pharmacol 8: 276–285
297. Unger Th, Badoer E, Ganten D, Lang RE, Rettig R (1988) Brain angiotensin: pathways and pharmacology. Circulation 77 [suppl I]: I40–I54

298. Unger Th, Horst PJ, Bauer M, Demmert G, Rettig R, Rohmeiss P (1989) Natriuretic action of central angiotensin II in conscious rats. Brain Res 486: 33–38
299. Unger Th, Gohlke P, Gruber MG (1990) Converting enzyme inhibitors. In: Ganten D, Mulrow PJ (eds) Handbook of experimental pharmacology, vol 93. Springer-Verlag, Berlin, Heidelberg; 377–481
300. Unger Th, Gohlke P, Paul M, Rettig R (1991) Tissue renin angiotensin system: fact or fiction? J Cardiovasc Pharmacol 19 [suppl 2]: S20–S25
301. Unger Th, Chung O, Csikos T, Culman J, Gallinat S, Gohlke P, Höhle S, Meffert S, Stoll M, Stroht U, Zhu YZ (1996) Angiotensin receptors. J Hypertens 14 (suppl 5): S95–S103
302. Urata H, Healy B, Stewart RW, Bumpus FM, Husain A (1989) Angiotensin II receptors in normal and failing human hearts. J Clin Endocrinol Metab 69: 54–66
303. Urata H, Konoshita A, Misono KS, Bumpus FM, Husain A (1990) Identification of a highly specific chymase as the major angiotensin II forming enzyme in the human heart. J Biol Chem 265 (36): 22348–22357
304. Velletri P, Bean BL (1982) The effects of captopril on rat aortic angiotensin-converting enzyme. J Cardiovasc Pharmacol 4: 315–325
305. Veltmar A, Culman J, Quadri F, Rascher W, Unger Th (1992) Involvement of adrenergic and angiotensinergic receptors in the paraventricular nucleus in the angiotensin II-induced vasopressin release. J Pharmacol Exp Ther 263: 1253–1260
306. Viswanathan M, Tsutsumi K, Correa FMA, Saveedra JM (1991) Changes in expression of angiotensin receptor subtypes in the rat aorta during development. Biochem Biophys Res Commun 179: 1361–1367
307. Waldmann T, Qadri F, Rascher W, Culman J, Unger Th (1994) Differential contribution of angiotensinergic and cholinergic receptors in the paraventricular nucleus and supraoptic nucleus to osmotically induced vasopressin release. J Hypertens 12 [suppl 3]: 1069
308. Wang L, Eberhard M, Erne P (1995) Stimulation of cDNA and RNA synthesis of cultured rabbit cardiac fibroblasts by angiotensin IV. Eur Heart J 16 [suppl]: 451
309. Wei L, Alhenc-Gelas F, Corvol P, Clauser E (1992) The two homologous domains of human angiotensin-I converting enzyme are both catalytically active. J Biol Chem 266: 9002–9008
310. Weintroub B, Klickstein LB, Dzau VJ, Watt KWK (1984) Granulocyte-angiotensin system. Identification of angiotensinogen as substrate of leukocyte cathepsin G. Biochemistry 23: 227–232
311. Welches WR, Santos RAS, Chappell MC, Brosnihan KB, Green LJ, Ferrario CM (1991) Evidence that prolyl endopeptidase participates in the processing of brain angiotensin. J Hypertens 9: 631–638
312. Whitebread S, Mele M, Kamber B, deGasparo M (1989) Preliminary biochemical characterization of two angiotensin II receptor subtypes. Biochem Biophys Res Commun 163 (1): 284–291
313. Wilkes BM (1987) Reduced glomerular angiotensin II receptor density in diabetes mellitus in the rat: time course and mechanism. Endocrinology 120: 1291–1298
314. Wilkes BM, Pion I, Sollott S, Michaels S, Kiesel G (1988) Intrarenal renin-angiotensin system modulates glomerular angiotensin receptors in the rat. Am J Physiol 254: F345–F350
315. Wilkes BM (1988) Increased angiotensin II receptor binding with age in isolated rat glomeruli. Kidney Int 34: 241–247
316. Wilson SK, Lynch DR, Snyder SH (1987) Angiotensin converting enzyme labelled with [3H]captopril. Tissue localizations and changes in different models of hypertension in the rat. J Clin Invest 80: 841–851
317. Wolf G, Neilson EC (1990) Angiotensin II induces hypertrophy in cultured murine proximal tubular cells. Am J Physiol 259: F768–F777
318. Yamada H, Fabris B, Allen AM, Jackson B, Johnston CI, Mendelsohn FAO (1991) Localization of angiotensin converting enzyme in rat heart. Circ Res 68: 141–149
319. Yamada T, Horiuchi M, Dzau VJ (1996) Angiotensin II type 2 receptor mediates programmed cell death. Proc Natl Acad Sci USA 93: 156–160
320. Ye MQ, Healy DP (1992) Characterization of an angiotensin type-1 receptor partial cDNA from rat kidney: evidence for a novel AT_{1b} receptor subtype. Biochem Biophys Res Commun 186: 1042–1049
321. Yoshida H, Kakuchi J, Guo DF (1992) Analysis of the evolution of angiotensin II type 1 receptor gene in mammals (mouse, rat, bovine, human). Biochem Biophys Res Commun 186: 1042–1049
322. Zhuo J, Song K, Harris PJ, Mendelsohn FAO (1992) In vitro autoradiography reveals predominantly AT_1 angiotensin II receptors in rat kidney. Renal Physiol Biochem 15: 231–239
323. Zimmerman BG (1981) Adrenergic facilitation by angiotensin: does it serve a physiological function. Clin Sci 60: 343–348

Für die Verfasser:
Prof. Dr. med. Thomas Unger
Klinikum der Christian-Albrechts-Univ. Kiel
Institut für Pharmakologie
Hospitalstraße 4
24105 Kiel

KAPITEL 2 Pharmakologie und klinische Pharmakologie der AT_1-Rezeptorantagonisten

P. DOMINIAK, A. DENDORFER

2.1 Einleitung

Historische Übersicht

Seit 1980 standen mit den ACE-Hemmern (damals Captopril) erstmals Substanzen für die antihypertensive Therapie in Deutschland zur Verfügung, die ihre Angriffspunkte am Renin-Angiotensin-Aldosteron-System (RAAS) hatten und nicht, wie die bis zu diesem Zeitpunkt verfügbaren Antihypertensiva, die auf das sympathische System (zentral oder peripher), an der Niere oder auf die glatte Muskulatur wirkten. Auch β-Adrenozeptorantagonisten beeinflussen das RAAS, indem sie die β_1-Adrenozeptoren am juxtaglomerulären Apparat der Niere blockieren und so zu einer verminderten Bildung und Freisetzung des Schlüsselenzyms für die Angiotensin (Ang)-II-Biosynthese, des Renins, beitragen, aber dies ist nicht ihre Hauptwirkung.

Bereits 1971 wurde mit Saralasin [112] (Abb. 2.1) der erste Ang-II-Rezeptorantagonist eingeführt. Die blutdrucksenkende Eigenschaft von Saralasin wurde 1979 erstmals an Patienten beschrieben [1, 19]. Als Peptid ist Saralasin aber oral nicht bioverfügbar. Es besitzt außerdem eine partiell agonistische Aktivität und kann darüber hinaus nicht zwischen beiden Ang-II-Rezeptorsubtypen AT_1 und AT_2 diskriminieren.

Danach trat eine fast 10jährige therapeutische Durststrecke bezüglich RAAS ein, bis zur Einführung der bereits erwähnten ACE-Hemmer. Im Oktober 1995 wurde mit Losartan der erste synthetische, spezifische und hochselektive AT_1-Rezeptorantagonist in Deutschland eingeführt, es folgte im Juli 1996 Valsartan. Im Jahr 1997 wurden mit Candesartan, Eprosartan und Irbesartan drei weitere Vertreter dieser Substanzklasse zugelassen, 1999 folgte Telmisartan.

Angiotensin II:	Asp-Arg-Val-Tyr-Ile-His-Pro-Phe
Saralasin:	Sar-Arg-Val-Tyr-Val-His-Pro-Ala

Abb. 2.1. Strukturformeln von Angiotensin II und Saralasin

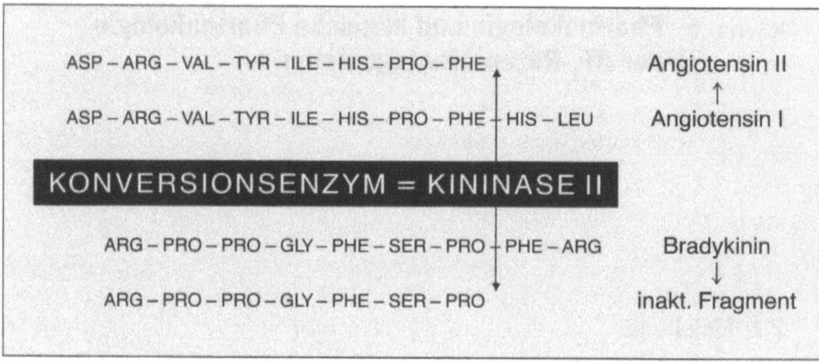

Abb. 2.2. Effekte des Konversionsenzyms bzw. der Kininase II auf die Peptide Angiotensin I und Bradykinin

Definition

Ang II, ein Oktapeptid, entsteht aus Ang I, einem Dekapeptid, durch Abspaltung zweier Aminosäuren am C-terminalen Ende mit Hilfe des Angiotensin-I-Konversionsenzyms (ACE), das ubiquitär am Endothel lokalisiert ist (Abb. 2.2). Ang II entfaltet seine spezifischen Wirkungen (Tabelle 2.1) über spezifische Rezeptoren, die, wie in der Rezeptorpharmakologie üblich, numerisch unterschieden werden. So wie wir die β-Adrenozeptoren mittlerweile in 4 Subtypen, nämlich β_1, β_2, β_3 und β_4 differenzieren, unterscheiden wir bei den Ang-II-Rezeptoren am Menschen zwischen AT_1, AT_2 und AT_4, wobei der AT_1-Rezeptor weiter in AT_{1a} und AT_{1b} differenziert wird [61,150]. Der AT_4-Rezeptor ist bisher noch nicht kloniert und sequenziert, er zeigt aber pharmakologische Wirkungen und kommt auch beim Menschen vor [61, 176]. Die internationale Nomenklaturkommission hat den Ang II-Rezeptor offiziell mit AT abgekürzt und numerisch unterschieden in AT_1, AT_2 und AT_4 [69]. Hier können unter Umständen logische Probleme entstehen, da AT_1 (Rezeptor) nichts mit Ang I (Peptid) zu tun hat. Ang I ist lediglich die biologisch inaktive Vorstufe von Ang II.

Gemäß der allgemein üblichen Nomenklatur wird daher im folgenden der Begriff AT_1-Rezeptorantagonist für die entsprechenden blockierenden Substanzen verwendet. Zulässig sind auch die Bezeichnungen AT_1-Antagonisten oder AT_1-Blocker.

Tabelle 2.1. AT_1-Rezeptor-vermittelte Wirkungen von Ang II

Spezifische Wirkungen	
Blutdruckanstieg	Katecholamin-Freisetzung (adrenal, neuronal)
Aldosteron-Ausschüttung	Kardiovaskuläre Hypertrophie
Renin-Ausschüttung (negatives Feedback)	Durst
Vasopressin-Ausschüttung	

2.2 Rationale Therapie mit AT_1-Rezeptorantagonisten

Wenn neue Substanzklassen auf den Arzneimittelmarkt drängen, ist die Frage nach der Innovation adäquat, besonders wenn wie bei den AT_1-Rezeptorantagonisten bereits eine Substanzklasse, die am RAAS angreift, vorhanden ist, nämlich die ACE-Hemmer.

Die Bildung von Ang II aus Ang I wird nicht nur durch *ACE* katalysiert, sondern auch durch die *H-Chymase*, die am menschlichen Herzen für ca. 80 % der Ang-II-Bildung relevant ist [154, 155], durch das *CAGE*, ein Chymostatin-sensitives Enzym, das hauptsächlich in der Adventitia der Gefäße lokalisiert ist – etwa an der Stelle, wo die Varikositäten des Sympathikus liegen [111] –, und durch *Cathepsin G*, das aus neutrophilen Granulozyten durch chemotaktische Reize freigesetzt wird [50, 168] (Abb. 2.3). Außerdem spielt auch die *Elastase* eine ähnliche Rolle wie Cathepsin G. Beide, Elastase und Cathepsin G, können bei Entzündungen durch die lokale Bildung von Ang II die lokale Durchblutung, den Gefäßtonus und die Gefäßpermeabilität regulieren [51]. Die beschriebenen Enzyme werden durch ACE-Hemmer nicht beeinflußt. Daneben existieren Enzyme, die direkt aus Angiotensinogen Ang II generieren können. Zu ihnen zählt z.B. *tPA*, der bei Gefäßverletzungen und thrombotischen Prozessen für den lokalen Vasospasmus mitverantwortlich sein kann [142], das bereits erwähnte Enzym *Cathepsin G* und *Tonin*, ein Enzym, das sich ebenfalls

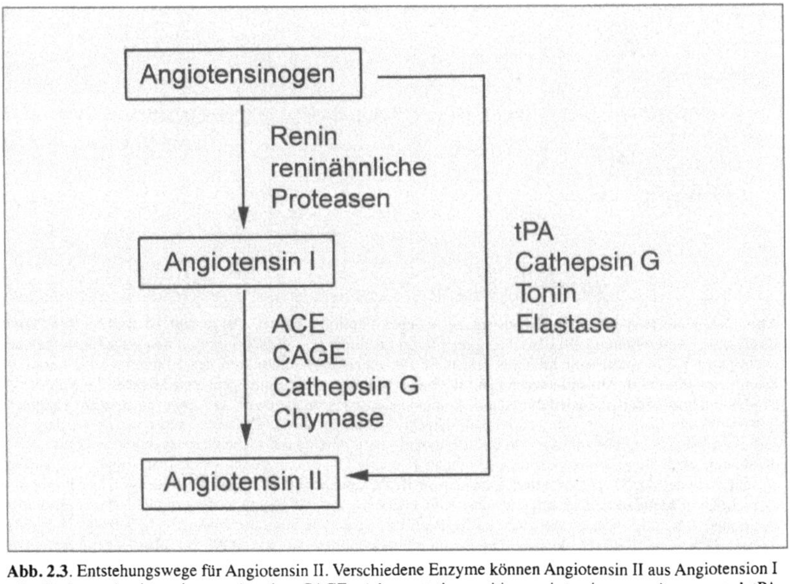

Abb. 2.3. Entstehungswege für Angiotensin II. Verschiedene Enzyme können Angiotensin II aus Angiotension I oder direkt aus Angiotensinogen abspalten.CAGE = 'chymostatin-sensitive angiotensin generating enzyme', tPA = Gewebe-Plasminaktivator

an der glatten Gefäßmuskulatur befindet [5], sowie die bereits erwähnte *Elastase*. Auch die letztgenannten Enzyme werden nicht von ACE-Inhibitoren gehemmt. Die multiplen Möglichkeiten der Ang-II-Bildung, auch außerhalb des ACE-Systems, suggerieren die Frage nach der Wirksamkeit der ACE-Inhibitoren. Zum einen ist die pure Aufzählung der Ang-II-bildenden Enzyme rein qualitativ und vernachlässigt, daß ACE ubiquitär am Endothel vorkommt, die hier dargestellten Enzyme dagegen lediglich eine lokal begrenzte Rolle spielen. Andererseits ist die Wirkung der ACE-Hemmer ohne die Mitbeteiligung von Bradykinin nicht vorstellbar [41]. Um die Quantität näher zu erläutern, genügt der Hinweis auf die gesamte Endothelmasse eines Menschen – ca. 1,5 kg! – was ziemlich genau dem Lebergewicht entspricht. Eine ungeheure Aktivität an ACE!

Trotzdem müssen wir erkennen, daß Ang II auch ohne Mitwirkung des ACE entstehen kann, und seine Effekte können dann nur durch Blockade des AT_1-Rezeptors effektiv

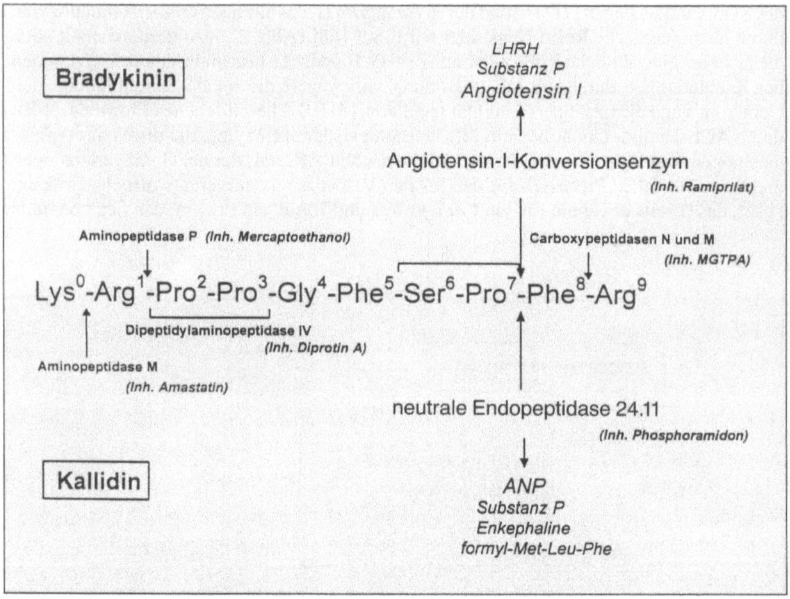

Abb. 2.4. Kininasen und ihre Beziehung zu anderen Peptidhormonen. Dargestellt ist das Neuner-Peptid Bradykinin (Aminosäuren 1–9) bzw. das Zehner-Peptid Kallidin (Lys-Bradykinin) mit den Angriffspunkten der wichtigsten Kinin-spaltenden Enzyme. Beispiele für spezifische Inhibitoren der Kininasen sind kursiv in Klammern aufgeführt. Am aminoterminalen Ende von Kallidin ist die Aminopeptidase M aktiv, die Kallidin zu Bradykinin umwandelt, das wiederum durch Aminopeptidase P gespalten wird. Das dabei entstehende Fragment 2-9-Bradykinin kann durch eine endotheliale Dipeptidylaminopeptidase IV weiter metabolisiert werden. Das carboxyterminale Arginin von Kallidin und Bradykinin wird durch die lösliche Carboxypeptidase N und durch die membranständige Carboxypeptidase M, die als Kininase I zusammengefaßt werden, abgespalten. Die dabei entstehenden des-Arg^9-Fragmente sind Agonisten am B_1-Rezeptorsubtyp und damit die beiden einzigen biologisch aktiven Kinin-Metabolite. Das Angiotensin-I-Konversionsenzym (ACE) spaltet Bradykinin sequentiell an den Positionen 7–8 und 5–6 und kann auch andere Peptidhormone, wie Substanz P oder das hypothalamische LH-releasing-hormone (LHRH), abbauen. Die neutrale Endopeptidase ist, wie ACE, eine überwiegend membrangebundene Kininase, die Bradykinin an der Position 7–8 spaltet und auch Enkephaline und Substanz P abbauen kann. Neutrale Endopeptidase wird u.a. von Leukozyten gebildet und kann das chemotaktisch wirkende N-formyl-Met-Leu-Phe inaktivieren.

gehemmt werden. Eine weitere Begründung für den Einsatz von AT_1-Rezeptorantagonisten erhält man, wenn man sich vor Augen führt, welch große Zahl von weiteren körpereigenen Peptiden durch das unspezifische ACE metabolisiert werden (Abb. 2.4). Es sind die Peptide Ang I, Bradykinin, Enkephalin, LHRH und Substanz P, um nur einige zu nennen [95]. Die Hemmung des Abbaus dieser Substanzen führt nicht nur zu günstigen, sondern auch zu unerwünschten Wirkungen, die ob der Fülle der Peptide nicht genau prognostizierbar sind. Das bedeutet, der spezifische Antagonismus am AT_1-Rezeptor sollte weniger unerwünschte Wirkungen nach sich ziehen als die Hemmung eines sehr unspezifischen Enzyms.

2.3. Differenzierung gegenüber anderen Antihypertensiva und speziell ACE-Hemmern

Worin unterscheiden sich nun AT_1-Rezeptorantagonisten von anderen Antihypertensiva und speziell von ACE-Hemmern? Die moderne antihypertensive Pharmakotherapie ist vor allem bestrebt, neben der Blutdrucksenkung auch Begleiterkrankungen günstig zu beeinflussen. Hierzu zählen u.a. Herzinsuffizienz, koronare Herzkrankheit, Herzhypertrophie, zerebrale Insulte, metabolisches Syndrom und Nephropathien. Jede neue antihypertensive Substanz bzw. Substanzklasse wird daher nach ihrem Spektrum beurteilt, auch Begleiterkrankungen mitzubehandeln.

ACE-Hemmer

ACE-Inhibitoren hemmen den Abbau von Ang I zu Ang II und damit auch die physiologischen und pathophysiologischen Effekte von Ang II an seinen Rezeptoren (Tabelle 2.1) [45]. Die Wirkungen der ACE-Inhibitoren sind dabei ohne Bradykinin-Beteiligung nicht denkbar [41]. Bradykinin stimuliert u.a. die Bildung des EDRF „NO“ und trägt damit ent-

Tabelle 2.2. Physiologische Kinin-Wirkungen und ihre Zuordnung zu den Kinin-Rezeptorsubtypen B_1 und B_2

Bradykin, Kallidin (B_2-Rezeptor)	
• Vasodilatation (NO, Prostacyclin, EDHF) • Erhöhung der Gefäßpermeabilität • Stimulation von Schmerzfasern • Aktivierung von Leukozyten (?)	} Entzündungssymptomatik
• Kontraktion glatter Muskulatur (auch an Gefäßen) • Steigerung der Nierendurchblutung • Diurese, Natriurese • Steigerung des muskulären Glukosestoffwechsels • Stimulation der Katecholamin-Freisetzung • Anregung der Spermienmotilität	
desArg^{10}-Kallidin, desArg^{9}-Bradykinin (B_1-Rezeptor)	
• Endothelabhängige und -unabhängige Vasokonstriktion oder -dilatation	

scheidend zur Blutdrucksenkung wie auch zu den organprotektiven Eigenschaften der ACE-Inhibitoren bei (Tabelle 2.2), aber auch zu den unerwünschten Wirkungen, die allerdings nicht alle schlüssig als Bradykinin-Effekte nachgewiesen wurden [41,45]. Da die Bildung von Renin einem negativen Rückkopplungsmechanismus unterliegt, steigt während der ACE-Hemmung die Renin-Bildung und -Freisetzung an [153]. Renin wird als eigenständiger, unabhängiger proliferativer Faktor angesehen. Da die Ang-II-Bildung auch ACE-unabhängig möglich ist (s.o.), kann sowohl eine lokal begrenzte als auch eine systemische Ang-II-Generierung erfolgen. Möglicherweise kann vermindert abgebautes Bradykinin diese Ang-II-Neubildung pharmakologisch wirksam kompensieren [41, 75]. AT_1-Rezeptorantagonisten blockieren spezifisch und selektiv den AT_1-Rezeptor und damit die physiologischen und pathophysiologischen Wirkungen von Ang II (s. Tabelle 2.1, Abb. 2.5). Selbstverständlich greift auch hier der negative Rückkopplungsmechanismus, aber das neu gebildete Ang II kann am blockierten AT_1-Rezeptor nicht mehr wirksam werden (s. Abschn. 2.2). Der Vorteil der AT_1-Rezeptorantagonisten ist damit vor allem in ihrer Nebenwirkungsarmut zu sehen: Wenn diese Substanzen nicht mit unspezifischen unerwünschten Wirkungen behaftet sind, kann lediglich das spezifische Nebenwirkungsspektrum durch die selektive Blockade des AT_1-Rezeptors bedingt sein (s. Kapitel 6).

Vom klinisch-pharmakologischen Einsatz her betrachtet sind daher beide Substanzklassen als ähnlich zu beurteilen. Prinzipiell sind beide bei allen essentiellen Hypertonieformen einsetzbar. Zu berücksichtigen ist trotzdem bis zum gegenwärtigen Zeitpunkt, daß ACE-Hemmer seit 19 Jahren verwendet werden, so daß der Kenntnisstand über ihre Wirkungen,

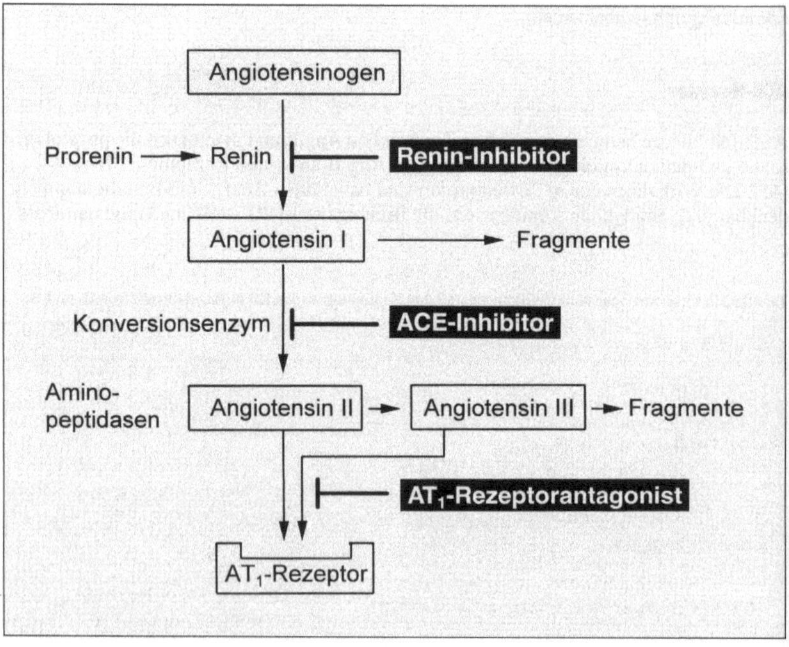

Abb. 2.5. Unterschiedliche pharmakologische Angriffspunkte am Renin-Angiotensin-System

Nebenwirkungen und unerwünschten Wirkungen sehr breit ist und somit auch eine hohe Arzneimittelsicherheit gegeben ist. Außerdem liegen Langzeitstudien zur Morbiditäts- und Mortalitätsreduktion bei Herzinsuffizienz, Postmyokardinfarkt, diabetischer Nephropathie und auch zur Hypertonie vor [18, 60b, 74, 146–148].

Aus dem Abschnitt „Pharmakologische Wirkungen" und aus den übrigen Kapiteln dieses Buches wird hervorgehen, daß zumindest von den experimentellen Studien her von den AT_1-Rezeptorantagonisten ähnliche Effekte zu erwarten sind.

Andere Antihypertensiva (Tabelle 2.3)

Derzeit werden von der Deutschen Liga zur Bekämpfung des hohen Blutdrucks 5 Substanzklassen zur Monotherapie der essentiellen Hypertonie empfohlen: neben den ACE-Inhibitoren die β-Blocker, Diuretika, Kalziumantagonisten und α_1-Blocker [42]. Während β-Blocker und Diuretika bezüglich ihres Wirkungsmechanismus eher als komplex bezeichnet werden können – erstere vermindern das HMV und die Renin-Freisetzung über eine spezifische β_1-Adrenozeptorenblockade, darüber hinaus stimulieren sie die Prostazyklin-Bildung und wirken möglicherweise zentral, letztere senken den Blutdruck zunächst über eine Volumenverminderung und bei Dauertherapie über periphere Vasodilatation – greifen α_1-Blocker und Kalziumantagonisten vorwiegend an der glatten Gefäßmuskulatur an. Über den Baroreflex kann nach α_1-Blockade, Gabe von Kalziumantagonisten und Diuretika der Sympathikotonus stimuliert werden. β-Blocker können, je nach Wirkprofil, Plasmakatecholamine erhöhen, vermindern oder unbeeinflußt lassen [57]. Nach Gabe von AT_1-Rezeptorantagonisten erschlafft aufgrund der selektiven AT_1-Blockade die glatte Gefäßmuskulatur, die exozytotische Noradrenalin- und Adrenalin-Freisetzung sinkt, und die Aldosteron-antagonistische Wirkung kann das Volumen beeinflussen [150]. Für Diuretika und β-Blocker, Kalziumantagonisten (Dihydropyridine, Felodipin und Nitrendipin) und ACE-Hemmer (Captopril) wurden in der Langzeittherapie der essentiellen Hypertonie eine Mortalitäts- und Morbiditätsreduktion nachgewiesen [126, 165].

Für α_1-Blocker stehen solche Untersuchungen noch aus, wenngleich für einige Begleiterkrankungen günstige Effekte berichtet wurden.

Tabelle 2.3. Stufenschema der Hypertonietherapie nach den Empfehlungen der Deutschen Liga zur Bekämpfung des hohen Blutdrucks

Monotherapie				
β-Blocker	Diuretikum	Kalziumantagonist	ACE-Hemmer	α_1-Blocker
Zweier-Kombination	Diuretikum			
	plus			
	β-Blocker	Kalziumantagonist	ACE-Hemmer	α_1-Blocker
	oder			
	Kalziumantagonist			
	plus			
	β-Blocker		ACE-Hemmer	

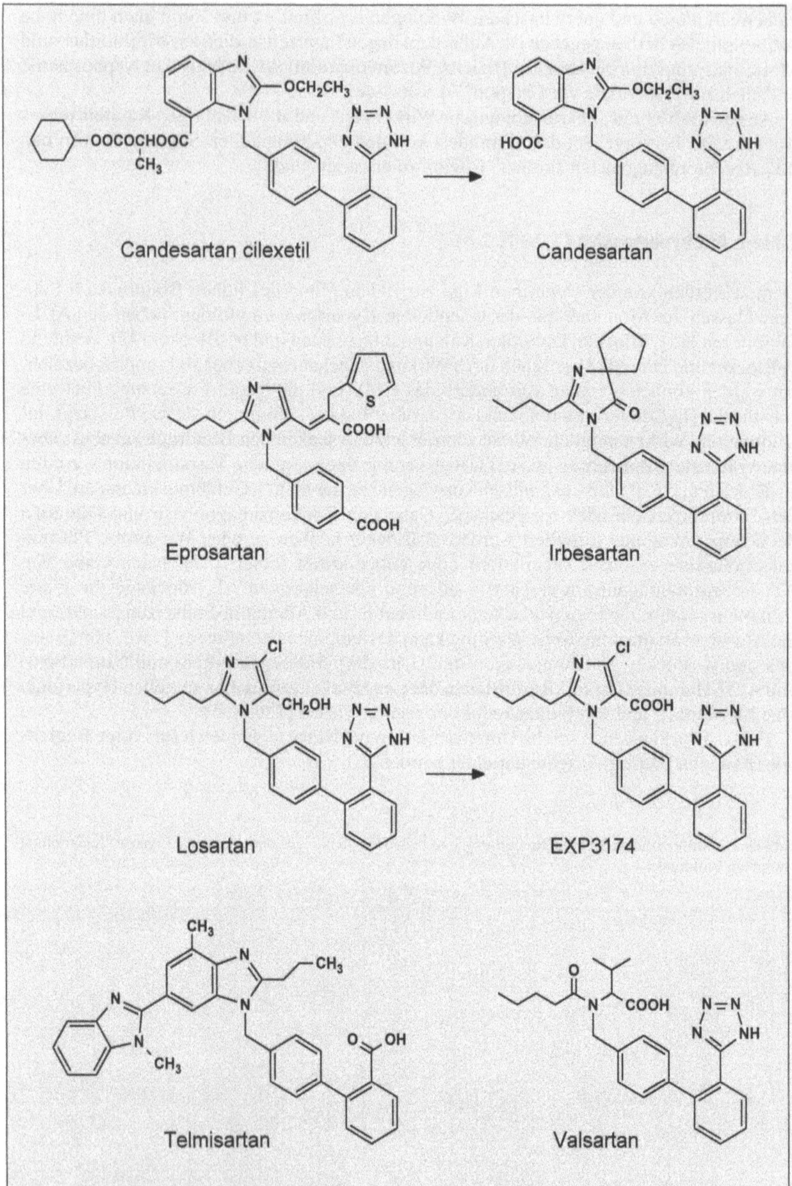

Abb. 2.6. Strukturformeln verschiedener AT_1-Rezeptorantagonisten. EXP3174 ist der aktive Metabolit von Losartan, Candesartan ist der aktive Metabolit von Candesartan cilexetil

Der AT_1-Rezeptorantagonist Losartan wird derzeit in einer Langzeitstudie über 4 Jahre im Vergleich zum β_1-Blocker Atenolol bezüglich kardiovaskulärer Mortalität und Morbidität an Patienten mit essentieller Hypertonie geprüft, die zusätzlich eine linksventrikuläre Hypertrophie haben. In diese Studie (LIFE), die an insgesamt 8300 Patienten durchgeführt wird, sind weibliche und männliche Hypertoniker eingeschlossen, deren Blutdruck im Sitzen 160–200 / 95–115 mmHg beträgt. An diese Studie knüpft sich die Hoffnung, daß der AT_1-Rezeptorantagonist Mortalität und Morbidität gleichermaßen beeinflußt wie der selektive β_1-Blocker. Im positiven Fall gäbe es dann kein Hindernis mehr, AT_1-Rezeptorantagonisten weltweit in die Empfehlungen zur Monotherapie der Hypertonie aufzunehmen.

2.4. Chemische Struktur

Wie bereits erwähnt, kann Saralasin (SAR^1·ILE^8-ANG II, Abb. 2.1) als Prototyp der AT-Rezeptorantagonisten aufgefaßt werden.Wegen seiner Peptidstruktur mußte es parenteral verabreicht werden, außerdem traten bei ca. 23 % der Patienten agonistische Effekte auf [1]. Die ersten synthetischen AT_1-Rezeptorantagonisten mit einer Imidazol-5-Essigsäure-Struktur wurden 1982 publiziert [56] und stammten aus Japan. Die Weiterentwicklung dieser Verbindungen führte später dann zu Candesartan. Diese AT_1-Antagonisten waren in der Lage, die durch Ang II ausgelöste Vasokonstriktion zu antagonisieren. Zwei unabhängige Forschergruppen entwickelten zunächst aus diesen Derivaten weitere Verbindungen, die zu den Substanzen Losartan und PD123177 führten [150]. Damit waren gleichzeitig AT_1(Losartan)- und AT_2-Rezeptorantagonisten (PD123177) entdeckt worden.

Losartan ist ein Imidazol-Derivat, das eine Biphenyl-Tetrazol-Seitenkette besitzt, die als kritisch für seine Ang-II-Rezeptor-bindenden Eigenschaften angesehen wird [7] (Abb. 2.6). Losartan wird in der Leber zu einem weiteren aktiven Metaboliten, EXP3174, umgewandelt, der eine Imidazol-Karbonsäurestruktur aufweist (Abb. 2.6). Valsartan ist einer der ersten nicht-heterozyklischen AT_1-Rezeptorantagonisten und hat wie Losartan eine Biphenyl-Tetrazol-Seitenkette (Abb. 2.6) [30]. Eprosartan ist ein Imidazol-5-Acrylsäure-Derivat, besitzt als einzige der hier aufgeführten Substanzen keine Biphenylstruktur und ist repräsentativ für die einzige Serie von AT_1-Rezeptorantagonisten, die unabhängig von Benzylimidazolen beschrieben wurde [56] (Abb. 2.6). Irbesartan ist ein Imidazolin und besitzt wie Losartan und Valsartan eine Biphenyl-Tetrazol-Struktur [101] (Abb. 2.6), Candesartan eine Benzimidazol-Biphenyl-Tetrazol-Struktur und Telmisartan eine Dibenzimidazol-Biphenyl-Carboxysäure-Struktur. Also leiten sich alle bisherigen AT_1-Antagonisten chemisch von einem Imidazol-Biphenyl-Gerüst ab [125, 164] (Abb. 2.6).

2.5 Pharmakologische Wirkungen

Ang II diskriminiert nicht zwischen AT_1- und AT_2-Rezeptoren. Die K_d von Ang II an glatten Muskelzellen (AT_1-Rezeptor) wird mit 1,28 nM, die K_d am Myometrium (AT_2-Rezeptor)

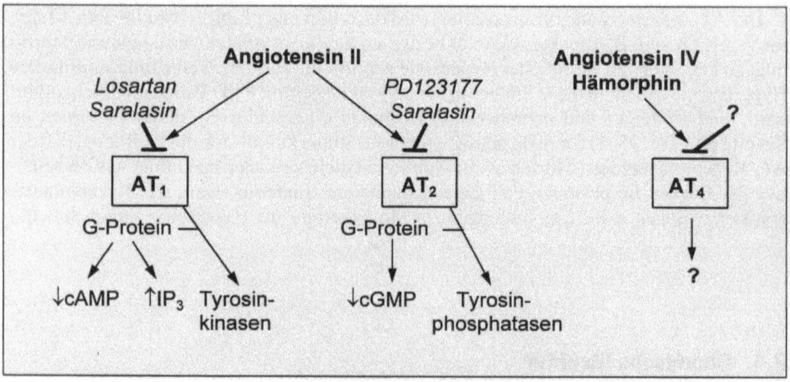

Abb. 2.7. Signaltransduktion der Angiotensin-Rezeptorsubtypen. AT_1- und AT_2-Rezeptoren können über G-Proteine verschiedene „second messenger" beeinflussen. Über AT_1-Rezeptoren wird eine Phosphorylierung, über AT_2-Rezeptoren eine Dephosphorylierung verschiedener Zielproteine vermittelt. Der AT_4-Rezeptorsubtyp wird durch das 3–8-Fragment von Angiotensin II (= Angiotensin IV) stimuliert. Seine endogenen Liganden und seine genetische Struktur sind noch unbekannt.

mit 0,44 nM angegeben [31]. Auch von anderen endogenen Substanzen ist bekannt, daß ihre Affinität zu den natürlichen Rezeptorsubtypen ähnlich ist. Wie bereits dargestellt, sind praktisch alle bekannten physiologischen und pathophysiologischen Effekte AT_1-Rezeptor-vermittelt (Tabelle 2.1). Dazu gehört auch die negative Rückkopplung der Renin-Freisetzung [150]. Das hat zur Folge, daß während Blockade des AT_1-Rezeptors mehr Ang II gebildet wird, das dann am nicht blockierten AT_2-Rezeptor wirksam sein kann. Im Plasma kann unter AT_1-Blockade ein ca. 6–8fach höherer Ang-II-Spiegel beim Patienten beobachtet werden [30]. Wie bereits in Kapitel 1 dargestellt, vermittelt Ang II seine Effekte am AT_1-Rezeptor über eine Kopplung an G-Proteine und Stimulierung der Second-messenger – IP_3 und Diazylglyzerol (Abb. 2.7) [3, 150, 152]. Die Adenylatzyklase-Aktivität wird gehemmt [3, 29]. Der AT_2-Rezeptor wird mit einer hohen Dichte in fetalen und embryonalen Geweben gefunden, wo er für die Differenzierung mitverantwortlich ist [152].

In-vitro-Versuche

Die AT_1-Rezeptorantagonisten binden mit hoher Affinität an den AT_1-Rezeptor. So besitzt Candesartan eine K_i von 0,49 nM, Eprosartan von 1,5 nM [162], Irbesartan eine IC_{50} von 1,3 nM [102], Losartan eine IC_{50} von 19 nM und sein aktiver Metabolit EXP3174 von 3,7 nM, Telmisartan eine K_i von 3,7 nM [125, 164] und Valsartan eine K_i von 2,38 nM [31] (Tabelle 2.4). Selbstverständlich handelt es sich hier nicht um Daten aus einer vergleichenden Studie, sondern um halbmaximale Effekte, die an unterschiedlichen Geweben in verschiedenen Studien beobachtet wurden. Der Selektivitätsfaktor der AT_1-Rezeptorantagonisten bezüglich des AT_1-Rezeptors beträgt je nach untersuchtem Gewebe 10 000 bis mehrere 10 000 [150]. Die pharmakologischen Wirkungen der AT_1-Rezeptorantagonisten wurden in vitro und in vivo an zahlreichen Modellen untersucht und zeigen die Vielfalt der Möglichkeiten des therapeutischen Einsatzes dieser Substanzklasse, die bezüglich ihres Wirkspektrums in experimentellen Studien sehr gut mit dem der ACE-Inhibitoren über-

Tabelle 2.4. Affinität und Selektivität der AT_1-Rezeptorantagonisten

Wichtige pharmakodynamische Eigenschaften von Ang II und den AT_1-Antagonisten		
	Affinität (K_i) [nM]	Selektivität [Affinität AT_2/AT_1]
Angiotensin II	1,3	0.34
C.-cilexetil[1]	50	
Candesartan[1]	< 1	> 10.000
Eprosartan[2]	1,5	10.000
Irbesartan[3]	1,3	10.000
Losartan[4]	19	3.000
EXP3174	3,7	30.000
Telmisartan[5]	3,7	> 10.000
Valsartan[6]	2,4	> 30.000
Referenzen: [1] [125] 1993; [2] [162] 1991; [3] [101] 1992; [4] [127] 1993; [5] [164] 1993; [6] [31] 1993		

einstimmt [30, 150]. In vitro existieren Untersuchungen zur Affinität der verschiedenen Antagonisten an der Nebenniere, Niere, Leber, am Herz, an der glatten Gefäßmuskulatur, an der glatten Muskulatur und am Gehirn sowie an zahlreichen Zellinien, die aus verschiedenen Spezies stammen. Die intrazellulären Second-messenger-Systeme und Enzymkaskaden, die durch Ang II induziert werden, können durch AT_1-Rezeptorantagonisten effektiv blockiert werden. So wird die Phospholipase C (PLC) und damit die Synthese von Inositoltriphosphat (IP_3) und Diazylglyzerol (DAG) gehemmt (Abb. 2.8) [150]. Die Hemmung des Inositolphosphatzyklus vermindert auch die intrazelluläre Kalzium-Freisetzung aus dem endoplasmatischen Retikulum (ER) und damit Kalzium-abhängige Prozesse wie die glattmuskuläre Kontraktion, die Aldosteron-Produktion, Katecholamin-Freisetzung sowie die Aktivierung verschiedener Proteinkinasen (Abb. 2.8). Die Proteinkinasen führen wiederum am Zellkern über die Transkription entsprechender messenger-RNA (mRNA) zu einer Proteinsynthese und damit zum Zellwachstum. Der AT_1-Rezeptorantagonismus vermindert die Überführung inaktiver Proteinkinasen in aktive und führt somit zur Wachstumshemmung (Antiproliferation) (Abb. 2.8) [150].

In-vivo-Versuche

Ein gutes experimentelles Modell für die Darstellung pressorischer Effekte endogener oder exogener Substanzen, bzw. die Hemmung solcher Effekte am Blutdruck durch Antagonisten, bietet die „pithed rat", oder auf deutsch die „dezerebrierte und despinalisierte Ratte". Durch Ausschalten des ZNS werden sämtliche zentrale Regulations- und Gegenregulationsmöglichkeiten, z.B. der Baroreflex, unwirksam. So kann man die Blutdruck-Antworten auf verschiedene Substanzen rein peripher prüfen und damit auch Aussagen über die Wirkstärke treffen. Ang II oder z.B. Noradrenalin steigern an diesem Modell dosisabhängig den Blutdruck und die Herzfrequenz. Verschiedene AT_1-Rezeptorantagonisten wurden an der „pithed rat" bezüglich ihrer Fähigkeiten geprüft, Ang II am AT_1-Rezeptor zu antagonisieren und die Dosis-Wirkungskurve für Ang II am Blutdruck nach rechts zu verschieben [45, 52, 62, 101, 125, 164].

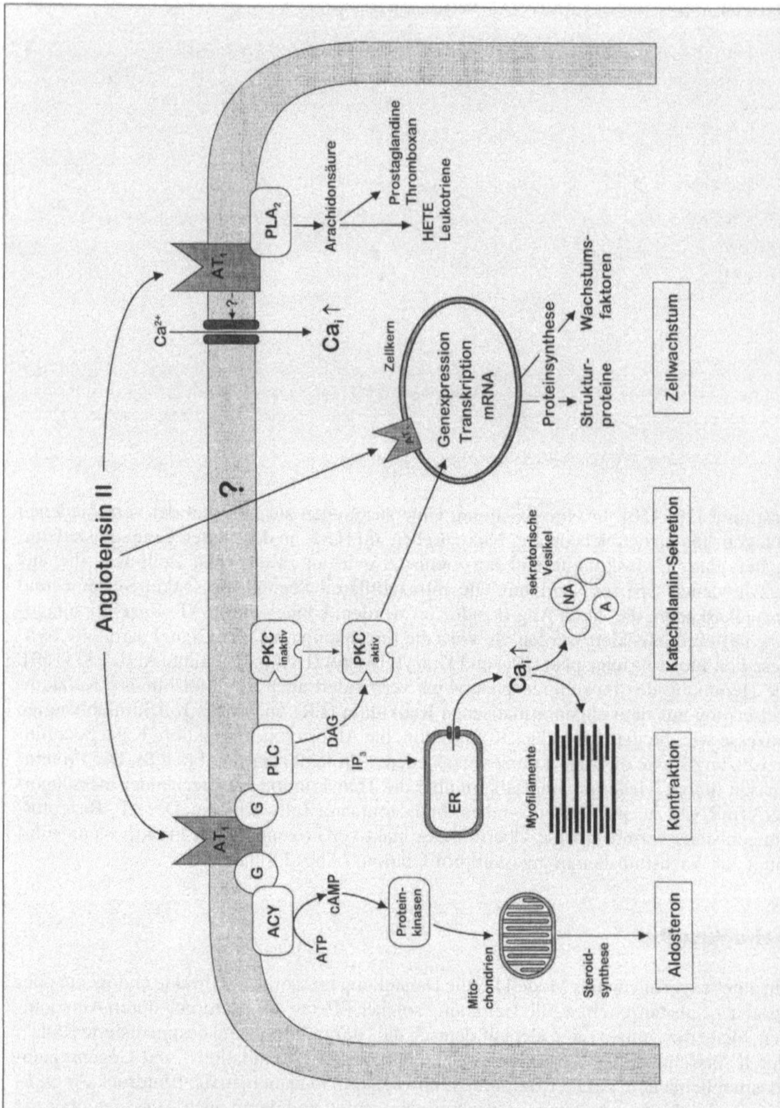

Abb. 2.8. Signaltransduktion des AT_1-Rezeptors. AT_1-Rezeptoren können die Funktionen der Adenylatzyklase (ACY), der Phospholipase C (PLC) und der Phospholiphase A_2 (PLA_2) beeinflussen. Der Mechanismus, der zur Stimulation des Ca^{2+}-Einstroms führt, ist noch nicht aufgeklärt. Inositoltrisphosphat (IP_3) setzt intrazellulär Ca^{2+} aus dem endoplasmatischen Retikulum (ER) frei. Diazylgyzerol (DAG) stimuliert die Proteinkinase C (PKC). Angiotensin wird auch in die Zellen aufgenommen und zum Zellkern transportiert. HETE = Hydroxyeicosatetraensäure, NA = Noradrenalin, A = Adrenalin

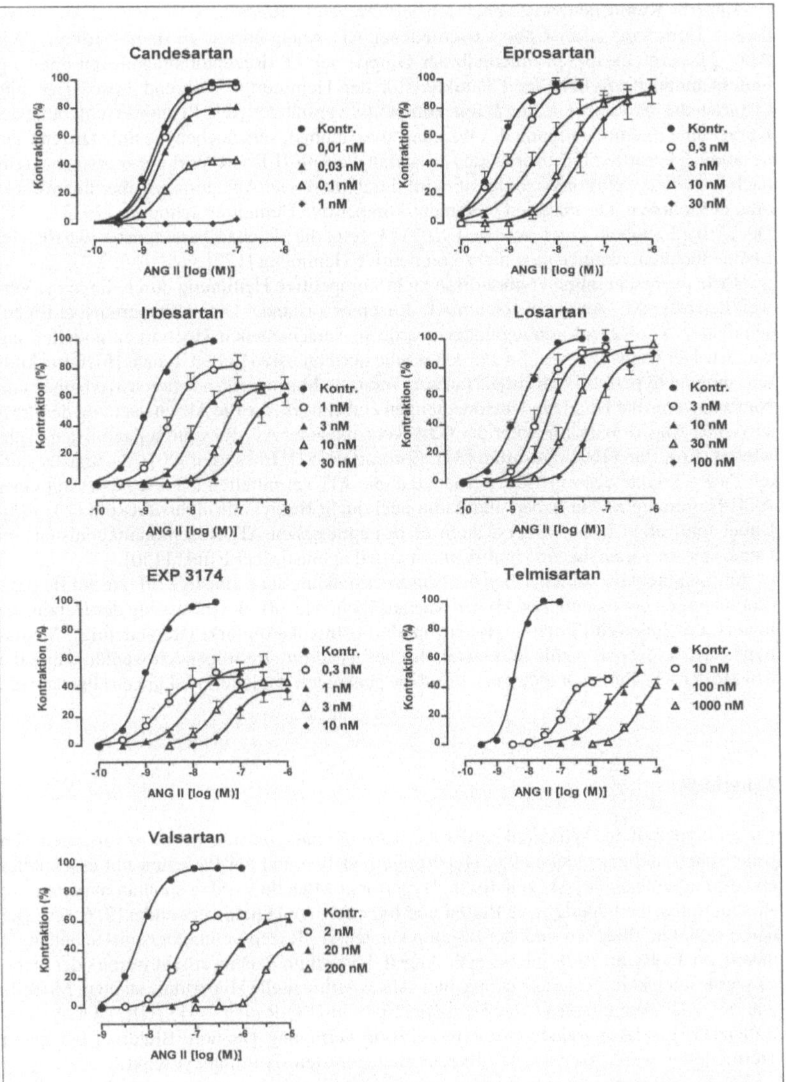

Abb. 2.9. Hemmung der Angiotensin-II-induzierten Kontraktion an der Kaninchenaorta. Während die AT_1-Antagonisten Losartan und Eprosartan die Dosis-Wirkungskurven von Angiotensin II (Ang II) kompetitiv nach rechts verschieben, ohne die maximalen Antworten von Ang II zu unterdrücken, antagonisieren Candesartan, EXP3174 (der aktive Metabolit von Losartan), Irbesartan, Valsartan und Telmisartan die Effekte von Ang II nicht kompetitiv mit Unterdrückung der maximalen Wirkung. Ang II erreicht unter den vier letztgenannten AT_1-Antagonisten 50–80 % seiner maximalen Wirksamkeit, während Candesartan in der Höchstdosis keine Ang-II-Wirkung mehr zuläßt [23, 52, 101, 125, 164, 173].

Auch die Kaninchenaorta eignet sich hervorragend, pressorische Effekte auf Ang II und dessen Hemmung nach Gabe verschiedener AT_1-Antagonisten zu demonstrieren. Wie Abb. 2.9 zeigt, existieren innerhalb der Gruppe der AT_1-Rezeptorantagonisten durchaus Unterschiede bezüglich der Charakteristik der Hemmung: Während Eprosartan und Losartan die Wirkung von Ang II rein kompetitiv verdrängen (d.h. Rechtsverschiebung der Kurve ohne Beeinträchtigung des Wirkungsmaximums), verschieben die Substanzen Candesartan, Irbesartan, Telmisartan und Valsartan die Ang-II-Dosis-Wirkungskurve ebenfalls nach rechts, das Wirkungsmaximum wird durch diese vier Antagonisten aber unterdrückt oder aufgehoben. Dies läßt auf eine nicht-kompetitive Hemmung schließen [29, 31, 171]. Der aktive Metabolit von Losartan, EXP3174, zeigt die gleiche Charakteristik wie die vier Letztgenannten, nämlich eine nicht-kompetitive Hemmung [172].

Höchstwahrscheinlich kommt diese nicht-kompetitive Hemmung durch die lange Verweildauer der AT_1-Antagonisten am AT_1-Rezeptor zustande. Die antihypertensive Eigenschaft der AT_1-Rezeptorantagonisten wurde in verschiedenen Hochdruckmodellen am wachen Tier nachgewiesen. So wurden wache normotensive Ratten, renale Hochdruckratten, spontan hypertensive Ratten, Natrium-verarmte Marmosets, normotensive Hunde und Natrium-verarmte Hunde in Untersuchungen einbezogen, die die Abschwächung der pressorischen Ang-II-Wirkung unter der Gabe verschiedener AT_1-Rezeptorantagonisten nachwiesen (Losartan [169], Valsartan [31], Eprosartan [52], Irbesartan [20]). An anästhesierten Tieren konnte demonstriert werden, daß die AT_1-vermittelten Effekte nichts mit einer ACE-Hemmung zu tun haben und damit auch nicht Bradykinin-induziert sind [23, 173]. Dabei fehlt allen bisher untersuchten nicht-peptidischen AT_1-Rezeptorantagonisten, im Gegensatz zu Saralasin, ein signifikanter partiell agonistischer Effekt [150].

Antihypertensiva sollten neben der Blutdrucksenkung auch günstige Effekte auf Begleiterkrankungen der essentiellen Hypertonie ausüben, wie z.B. Beeinflussung der Herzinsuffizienz, der linksventrikulären Hypertrophie, Postmyokardinfarkt (Remodeling), Mediahypertrophie, Nephropathie und metabolisches Syndrom. Im folgenden werden daher die Effekte der AT_1-Rezeptorantagonisten auf die genannten Begleiterkrankungen abgehandelt.

Hypertonie

Die antihypertensive Wirksamkeit der AT_1-Rezeptorantagonisten wurde in verschiedenen genetischen und experimentellen Hypertoniemodellen und bei Patienten mit essentieller Hypertonie untersucht. Als genetische Hypertonie-Modelle wurden spontan hypertensive Ratten, transgene hypertensive Ratten und hypertensive Hunde verwendet [2, 6, 65]. Bei den erwähnten Modellen sank der Blutdruck unter AT_1-Rezeptorantagonismus unabhängig davon, ob die Renin-Aktivität oder die Ang-II-Spiegel im Plasma erhöht waren oder nicht. Es wurde auch keine Toleranz beobachtet. Als experimentelle Hypertonie standen Modelle wie Nierenarterienligatur [17], „Zwei-Nieren – ein-Clip-Ratten" [31, 160], DOCA-Salz-Ratten [172] und Aorta-Koarktation [68, 137] zur Verfügung. Der hohe Blutdruck bei diesen Tiermodellen wurde von den AT_1-Rezeptorantagonisten signifikant gesenkt.

AT_1-Rezeptorantagonisten wurden auch an freiwilligen Probanden und an Patienten mit essentieller Hypertonie bezüglich ihrer blutdrucksenkenden Eigenschaften untersucht. Dabei konnte ein dosisabhängiger hypotensiver Effekt auf die pressorische Antwort intravenös applizierten Ang I und II beobachtet werden [25, 120, 128, 151]. Bei Patienten mit essentieller Hypertonie senkte eine Einmalgabe verschiedener AT_1-Rezeptorantagonisten den Blutdruck über 24 h. Auch die chronische Gabe konnte, mit ABDM (ambulante Blutdruck-Langzeitmessung) belegt, eine 24-h-Wirksamkeit nachweisen [30, 60a, 156].

Sympathisches System

Ang II steigert die exozytotische Freisetzung von Nordarenalin aus den sympathischen Nervenendigungen dosis- und stimulationsabhängig, ein Effekt, der schon seit langer Zeit bekannt ist [78, 115, 117, 133, 179]. Daneben wurden auch stimulierende Wirkungen von Ang II auf die Adrenalin-Freisetzung aus dem Nebennierenmark berichtet [113, 114, 140]. Neuere Untersuchungen an einem speziellen Rattenstamm (Kininogen-defekte Brown-Norway-Ratten) konnten diese Befunde nicht ganz bestätigen [46]. Die Wirkungen von Ang II auf den wichtigsten Inaktivierungsmechanismus von Noradrenalin, den Reuptake, werden kontrovers diskutiert. So wurde eine Wiederaufnahmehemmung von Noradrenalin durch Ang II beobachtet, die in anderen Publikationen nicht bestätigt werden konnte [44, 71, 133]. Die dosisabhängigen Ang-II-Effekte auf die Noradrenalin-Freisetzung können durch AT_1-Rezeptorantagonisten dosisabhängig aufgehoben werden. Damit konnte der kompetitive Antagonismus der AT_1-Antagonisten auf den präsynaptischen AT_1-Rezeptor nachgewiesen werden [40, 62]. Im Gegensatz dazu übt der AT_2-Ligand PD123319 weder allein noch in Zusammenhang mit Ang II irgendeinen Einfluß auf die Noradrenalin-Freisetzung aus [8]. Losartan hob zwar auch die Effekte von Angiotensin I auf die Noradrenalin-Freisetzung auf, diese Effekte waren aber nachweislich Ang-II-vermittelt (Abb. 2.10 [8]).

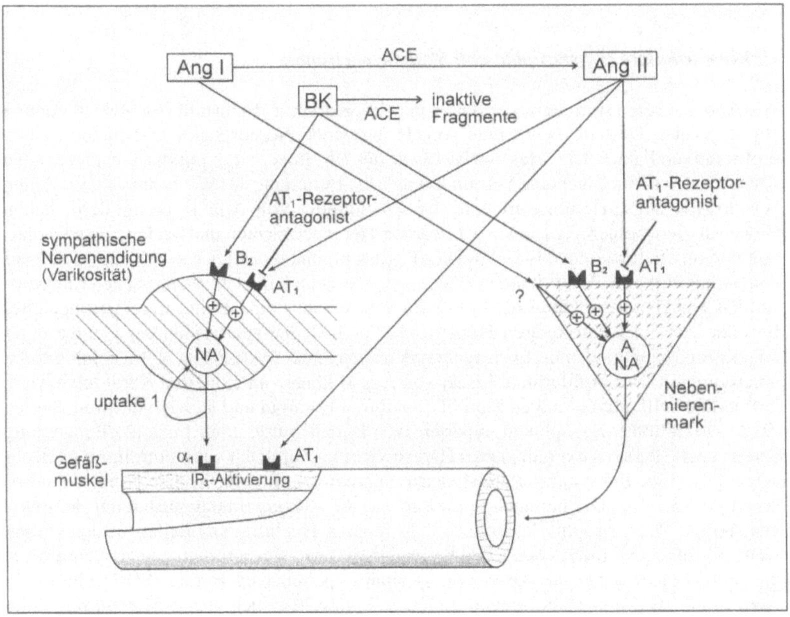

Abb. 2.10. Wechselwirkungen von Angiotensin und Bradykinin am sympathischen System. Sowohl Angiotensin II als auch Bradykinin verstärken über präsynaptische Rezeptoren die Katecholamin-Freisetzung aus sympathischen Neuronen und dem Nebennierenmark. Während unter ACE-Hemmung der verminderte Einfluß von Angiotensin II durch eine erhöhte Wirksamkeit von Bradykinin ausgeglichen werden kann, hebt ein AT_1-Antagonist die Angiotensin-II-bedingte Stimulation direkt auf.

Auch am Modell der „pithed rat" konnte mit Losartan, HR720 und Candesartan eine dosisabhängige Senkung der Noradrenalin-Freisetzung demonstriert werden [100]. Auch Irbesartan und Eprosartan zeigen entsprechende Effekte auf die Katecholamin-Freisetzung. Daher ist die Wirkung der AT_1-Antagonisten bzgl. Hemmung der Noradrenalin-Freisetzung ein Klasseneffekt und nicht die Auswirkung einer Einzelsubstanz, wie eine einzige Publikation gerne suggerieren möchte [107].

Damit zeigen diese Untersuchungen bezüglich der Interaktion von Ang II mit dem sympathischen System deutlich, daß zwischen der Hemmung der Biosynthese von Ang II mit ACE-Inhibitoren und der selektiven Blockade des AT_1-Rezeptors mit AT_1-Rezeptorantagonisten Unterschiede bestehen. Während ACE-Hemmstoffe die exozytotische Noradrenalin-Freisetzung nicht beeinflussen, weil genügend Kompensationsmechanismen für die fehlenden Ang-II-Effekte zur Verfügung stehen, heben AT_1-Rezeptorantagonisten durch ihren spezifischen Angriffspunkt am präsynaptischen AT_1-Rezeptor die Ang-II-vermittelte Noradrenalin-Freisetzung komplett auf [47] (Abb. 2.10). Der AT_2-Rezeptor spielt für die Noradrenalin-Freisetzung keine Rolle. Da bekannt ist, daß Ang II lokal auch mit Hilfe anderer Enzyme als dem Konversionsenzym entstehen kann, so auch an der sympathischen Nervenendigung, kommt dem AT_1-Rezeptorantagonismus eine besondere Bedeutung zu [51]. Erstens kann der AT_1-Rezeptorantagonist im Gegensatz zu ACE-Hemmstoffen die Noradrenalin-Freisetzung deutlich vermindern und zweitens damit u.U. die proliferativen Eigenschaften von Ang II und Noradrenalin auf die glatte Gefäß- und Herzmuskulatur effektiver beeinflussen.

Linksventrikuläre Hypertrophie und Mediahypertrophie

Wie Abb. 2.8 zeigt, stimuliert Ang II über den AT_1-Rezeptor Wachstum von Muskulatur und Bindegewebe. Deshalb nennt man Ang II, wie auch Noradrenalin und Insulin, einen proliferativen Faktor. Die selektive Blockade der AT_1-Rezeptoren mit den entsprechenden Antagonisten sollte daher eine Verminderung bzw. Hemmung des Wachstums dieser Zellen hervorrufen. ACE-Hemmstoffe, die die Biosynthese von Ang II vermindern, haben Gewebshypertrophieregression in zahlreichen Tierexperimenten und bei Patienten wiederholt demonstrieren können [48, 75]. Da AT_1-Rezeptorantagonisten erst seit kurzer Zeit auf dem Arzneimittelmarkt vorhanden sind, existieren noch keine abgeschlossenen Langzeitstudien zur Hypertrophieregression, dafür gibt es aber eine Reihe tierexperimenteller Befunde zur linksventrikulären Hypertrophie und Mediahypertrophie der Gefäße unter AT_1-Rezeptorantagonismus. Daneben wurden auch direkte Vergleiche zu ACE-Inhibitoren unternommen. Der proliferative Effekt von Ang II konnte an isolierten Kardiomyozyten, in Endothelzellkulturen und an Fibroblasten durch Losartan und andere gehemmt werden [9, 27, 70, 83, 96]. Bei spontan hypertensiven Ratten wurde unter Losartan-Behandlung bereits nach 10 Tagen ein reduziertes Herzgewicht im Vergleich zur Kontrollgruppe beobachtet [72]. Eine linksventrikuläre Hypertrophieregression wurde auch in Langzeitstudien bestätigt [93, 118]. Der hemmende Einfluß von AT_1-Rezeptorantagonisten auf die linksventrikuläre Hypertrophie konnte auch in renalen Hochdruckmodellen nachgewiesen werden [140, 178]. Interessant ist zu berichten, daß AT_1-Rezeptorantagonisten zumindest die Mediahypertrophie der Aorta von spontan hypertensiven Ratten (SHR) blutdruckunabhängig zur Regression bringen. In einem Langzeitversuch über 3 Monate zeigte der AT_1-Rezeptorantagonist HR720 in nicht-antihypertensiver Dosierung denselben Einfluß auf die Mediahypertrophie wie ACE-Inhibitoren in nicht-antihypertensiver Dosierung (Abb. 2.11) [118]. Diese Befunde sprechen dafür, daß die Hypertrophie und ihre Rückbildung wohl Bradykinin-unabhängig sind. In jüngster Zeit wurde jedoch aufgrund experi-

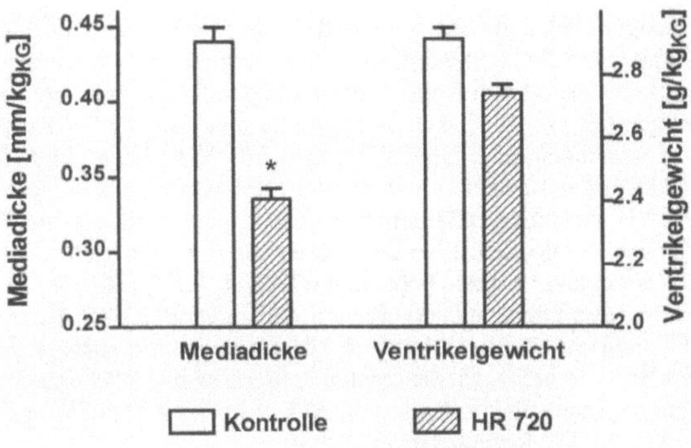

Abb. 2.11. Regression der Ventrikel- und Mediahypertrophie unter AT_1-Blockade. Eine 3-monatige Behandlung spontan hypertensiver Ratten mit einer **nicht** blutdrucksenkenden Dosierung des AT_1-Antagonisten HR720 (2 mg/kg/d) verminderte im Vergleich zu einer Plazebo-behandelten Kontrollgruppe (offene Säulen) die Dicke der Aortenmedia, führte aber nicht zu einer signifikanten Reduktion der Herzhypertrophie (schraffierte Säulen) [118].

menteller Hinweise der Verdacht geäußert, daß Bradykinin auch zur Hypertrophieregression der AT_1-Antagonisten beitragen könne [76]. Eine Patientenrelevanz wurde für die Beteiligung von Bradykinin jedoch bisher nicht belegt.

Während der Blockade des AT_1-Rezeptors durch entsprechende Antagonisten entsteht über den negativen Rückkopplungsmechanismus mehr Ang II. Da der AT_1-Rezeptor blockiert ist, kann Ang II nun vermehrt auf den AT_2-Rezeptor wirken. Hier sind die Befunde aus der Arbeitsgruppe Unger [139] von besonderem Interesse, die an Endothelzellkulturen eine zusätzliche Wachstumshemmung über den AT_2-Rezeptor nachgewiesen haben. Möglicherweise ist dieser Effekt durch Apoptose vermittelt [90, 152]. Eine Bedeutung für den Patienten kann allerdings aus diesen Ergebnissen im Moment nur schwer hergeleitet werden.

Postmyokardinfarkt (Remodeling)

Der Umbau der Herzwand nach Myokardinfarkt (Remodeling) spielt eine große Rolle für die Prognose des infarzierten Herzens und damit für den Patienten. Vorübergehend ist nach experimentellem Infarkt der Ratte das kardiale Angiotensinogen vermehrt exprimiert [49]. Daraus kann man auf eine wichtige Rolle von Ang II nach einem Infarkt schließen. Für ACE-Inhibitoren wurden mehrfach günstige Ergebnisse bezüglich des Remodelings publiziert (z.B. [49]). In einer Vergleichsstudie zwischen dem ACE-Inhibitor Enalapril und dem AT_1-Rezeptorantagonisten Losartan konnte im Postmyokardinfarktstadium eine im Ausmaß gleich ausgeprägte Hypertrophieregression und verminderte interstitielle Fibrose am Rattenherzen nachgewiesen werden [122]. Dieser Befund spricht für eine günstige Beeinflussung des Remodellings durch AT_1-Rezeptorantagonisten.

Schlaganfall

Es ist eine seit langem bekannte Tatsache, daß Antihypertensiva, unabhängig von ihrem Wirkungsmechanismus, die Schlaganfallinzidenz verringern. Möglicherweise kommt dabei dem Ang II eine besondere Rolle in der Pathophysiologie der zerebralen Läsionen bei einem Schlaganfall zu [149]. Die Behandlung eines speziellen Rattenhochdruckstammes, der zu spontanen zerebralen Blutungen mit Todesfolge neigt (SHR-SP), mit Candesartan und Losartan, führte zu einer dramatischen Abnahme der Folgeerscheinungen der unbehandelten Hypertonie. Außerdem konnte gezeigt werden, daß die Überlebenszeit signifikant verlängert wurde, selbst bei den Tieren, die mit einer nicht-antihypertensiven Dosis von Candesartan und Losartan behandelt wurden [16, 54, 110, 138, 161]. Besonders muß man in diesem Zusammenhang hervorheben, daß im Vergleich mit dem rein peripheren Vasodilatator Hydralazin, der den Blutdruck bei diesen Tieren ausgeprägter senkte als Losartan, weder die zerebralen noch die renalen Schäden beeinflußt werden konnten [110]. Dies ist ein weiteres Indiz für die Rolle von Ang II beim zerebralen Insult und für die besonderen Effekte der AT_1-Rezeptorantagonisten.

Niereninsuffizienz

Ang II wirkt am Glomerulus auf die afferente, besonders aber auf die efferente Arteriole. Dieser Mechanismus von Ang II ist für die physiologische Aufrechterhaltung der Nierenperfusion und damit der Filtration von großer Bedeutung. Daneben wirkt Ang II auf die juxtaglomerulären Zellen, die mesangialen Zellen, die renaltubulären Zellen und die Fibroblasten [21, 28, 37]. Mit AT_1-Rezeptorantagonisten konnte, ähnlich wie mit ACE-Inhibitoren, eine günstige Wirkung auf die Proteinurie, die Niereninsuffizienz bei subtotaler Nephrektomie, die genetische Hypertonie und die medikamentös induzierte Nephrotoxizität erzielt werden [166, 170, 174, 175]. Die experimentelle Vergleichbarkeit zwischen ACE-Inhibitoren und AT_1-Rezeptorantagonisten verspricht für den Patienten, der mit AT_1-Rezeptorantagonisten behandelt wird, ähnlich benefizielle Effekte an der Niere.

2.6 AT_1-Rezeptorantagonisten

Im Oktober 1995 wurde mit Losartan der erste AT_1-Rezeptorantagonist zur Behandlung der arteriellen Hypertonie auf dem deutschen Arzneimittelmarkt eingeführt. Es folgte im Juli 1996 Valsartan. 1997 kamen in der ersten Jahreshälfte mit Eprosartan und Irbesartan zwei weitere AT_1-Rezeptorantagonisten hinzu. Ende 1997 wurde Candesartan zugelassen und im Januar 1999 Telmisartan. Die Entwicklung gestaltet sich also ähnlich wie von den ACE-Hemmstoffen her bekannt. Genau wie bei den ACE-Inhibitoren stellt sich auch hier die Frage nach den Unterschieden der einzelnen Vertreter. Es hat den Anschein, als wären diese noch marginaler, zumindest hinsichtlich ihrer pharmakodynamischen Eigenschaften. Bezüglich der Pharmakokinetik existieren geringfügige Unterschiede, die im folgenden jeweils bei den einzelnen Substanzen dargestellt werden.

Tabelle 2.5. Wichtige pharmakokinetische Eigenschaften der AT_1-Antagonisten

	T_{max} [h]	BV [%]	$t_{1/2}$ [h]	Wirkdauer [h]	PEB [%]	VV [l]	E_{renal} [%]	Tagesdosis [mg]
C.-cilexetil[1]		0						4–16
Candesartan	4	42	9	24	99,5	9	59	
Eprosartan[2]	1,5	13	4,5–8	24	97,9–98,6	13	37	600–800
Irbesartan[3]	1–2	80	13–17	24	90–96	53	23	75–300
Losartan[4]	1	33	2	4–6	98,7	34	43	50–100
EXP3174	3–4		6–7	24	99,8	12		
Telmisartan[5]	1	43	14	24	> 99	500	2	20–80
Valsartan[6]	2	25	6–7	24	94–97	17	30	80–160

Abkürzungen: T_{max} = Zeitpunkt der maximalen Plasmakonzentration, BV = Bioverfügbarkeit, $t_{1/2}$ = Halbwertszeit, PEB = Plasmaeiweißbindung, VV = Verteilungsvolumen, E_{renal} = renale Elimination
Referenzen: [1] [85], [2] [84], [3] [58], [4] [59], [5] [86], [6] [79]

2.6.1 **Candesartan cilexetil** (Abb. 2.12) (Übersicht bei [85])

Candesartan ist ein Benzimidazol-Biphenyl-Tetrazol-Derivat und damit Irbesartan, Losartan und Telmisartan ähnlich. Es liegt als echtes Prodrug (Candesartan cilexetil) vor und wird in Deutschland unter den Handelsnamen Atacand® und Blopress® als Tabletten zu 4, 8 und 16 mg vermarktet. Die einmalige Tagesdosis beträgt 4–16 mg, eine Erhöhung der Dosis auf 32 mg ergibt noch eine zusätzliche Blutdrucksenkung.

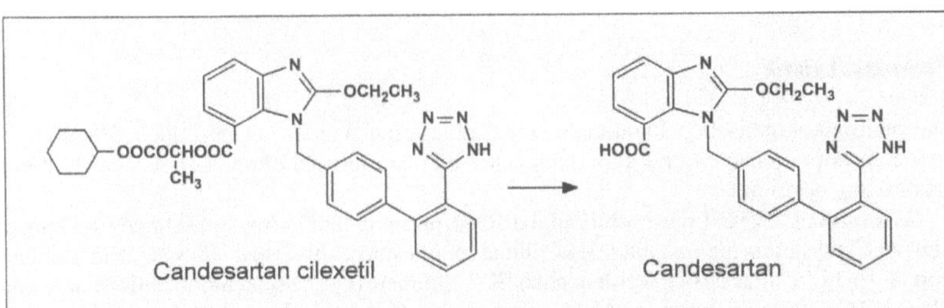

Abb. 2.12. Strukturformel des AT_1-Antagonisten Candesartan und seiner Vorstufe Candesartan cilexetil

Pharmakodynamik

Candesartan bindet mit sehr hoher Affinität an den AT_1-Rezeptor. Die Hemmkonstante (K_i) wird in Abhängigkeit vom untersuchten Gewebe mit 0,64 nMol/l angegeben und ist damit um den Faktor 2 bis 4 kleiner als die der anderen hier beschriebenen Sartane. Das heißt, daß die Affinität zum AT_1-Rezeptor zwei- bis vierfach höher ist [102, 106, 125].

Seine AT_1-Rezeptorselektivität ist größer als 10 000.

In-vitro-Daten an der isolierten Kaninchenaorta zeigen zunächst eine Rechtsverschiebung der Dosis-Wirkungskurve für Ang II und nach höheren Candesartan-Dosen auch eine – bis vollständige – Unterdrückung des Maximums, d.h. eine nicht-kompetitive Hemmung. Insofern ist Candesartan den anderen AT_1-Antagonisten, bis auf Eprosartan, vergleichbar [106].

Der nicht-kompetitive Hemmtyp kommt wahrscheinlich durch eine sehr langsame Dissoziation vom Rezeptor (Dissoziationshalbwertszeit ca. 70 min) zustande [92, 109]. Ähnlich lange Dissoziationshalbwertszeiten sind auch für EXP3174 (60 min) und Valsartan (55 min) beschrieben [36, 92]. Ein patientenrelevanter Unterschied der nicht-kompetitiven AT_1-Antagonisten zum einzigen kompetitiven (Eprosartan) wurde bisher nicht beobachtet.

Die Wirkung von Candesartan auf die Ang-II-induzierte Blutdrucksteigerung und seine antihypertensiven Effekte wurden an verschiedenen Tiermodellen untersucht [103, 125].

Candesartan verursachte bei SHR und „stroke-prone-SHR" eine signifikante Hypertrophieregression am Herzen [67, 73, 91, 141], an teilnephrektomierten Ratten eine Hemmung der Glomerulosklerose und interstitiellen Fibrose sowie eine Hemmung der progressiven Proteinurie [105] und eine Kardioprotektion bei verschiedenen Ischämiemodellen am Tier [104, 177]. An „stroke-prone-SHR" wurde außerdem eine protektive Wirkung von Candesartan beim Schlaganfall demonstriert.

Wie bereits beschrieben, ist der präsynaptische Ang-II-Rezeptor vom AT_1-Typ. Deshalb war auch Candesartan in der Lage, die Ang-II-vermittelte Noradrenalin-Freisetzung dosisabhängig zu vermindern [40].

Wie nicht anders zu erwarten, stiegen nach Gabe von Candesartan beim Menschen PRA und Ang II im Plasma deutlich an, und zwar beim Probanden wie beim Patienten [39, 97].

An Patienten mit Hypertonie verschiedener Schweregrade senkten 8 und 16 mg signifikant und über 24 Stunden den hohen Blutdruck, ohne Beeinflussung der Herzfrequenz [55, 87]. Die nephro- und kardioprotektiven Eigenschaften wurden bisher nur an wenigen Patienten abschließend untersucht, zeigen aber die zu erwartenden Effekte, die auch für bereits länger auf dem Markt vorhandene AT_1-Antagonisten beschrieben sind [85].

Pharmakokinetik

Die pharmakokinetischen Parameter von Candesartan wurden an gesunden Probanden sowie an normotensiven und hypertensiven Patienten mit und ohne Nieren- oder Lebererkrankung bestimmt.

Candesartan cilexetil wird während der Resorption in der Darmwand schnell und komplett zu Candesartan aufgespalten, das alleine im Plasma nachweisbar ist [157]. Nach Gabe von 4–16 mg Candesartan werden nach 3–5 Stunden (t_{max}) Spitzenkonzentrationen im Plasma (C_{max}) nachgewiesen. Auch wiederholte Gabe der Substanz führte nicht zu Veränderungen der kinetischen Parameter und erzeugte keine Kumulation [63].

Die orale Bioverfügbarkeit wird mit 42 % angegeben und nicht durch gleichzeitige Nahrungsaufnahme verändert [121, 157].

Das Verteilungsvolumen beträgt ca. 9 l, die Plasma-Eiweißbindung 99,4–99,8 % [157].

Ein kleiner Anteil Candesartan wird zu einem inaktiven Metaboliten durch Cytochrom P450 (CYP 2C9) abgebaut, der Hauptanteil wird unverändert ausgeschieden [90]. Die orale Candesartan-Clearance wurde mit 14,07 l/h berechnet, sie änderte sich nicht nach Mehrfachgabe [89]. Die terminale Halbwertszeit (β-Phase) bewegt sich zwischen 9 und 13 h und ist dosisunabhängig.

Von einer Einzelgabe 14C-markierten Candesartans erschienen 33 % im Urin und 68 % in der Fäces [157].

Die C_{max}-Werte älterer Patienten (65–78 Jahre) stiegen um ca. 50–100 % an, ohne jedoch zu einer signifikanten Kumulation beizutragen, Beeinträchtigung der Leberfunktion veränderte die pharmakokinetischen Parameter nicht [38, 63].

Die Candesartan-Clearance ist bei Patienten mit mäßig eingeschränkter Nierenfunktion zwar verlangsamt, eine Dosisreduzierung wird jedoch nur bei Patienten mit schwerer Nierenfunktionsstörung empfohlen [38]. Candesartan kann nicht dialysiert werden.

2.6.2 Eprosartan (Abb. 2.13) (Übersicht bei [84])

Eprosartan ist ein Imidazol-5-Acrylsäure-Derivat, und es besitzt im Gegensatz zu den anderen besprochenen AT_1-Rezeptorantagonisten keine Biphenylstruktur und keinen Tetrazolring. Es wird unter dem Handelsnamen Teveten® in Deutschland als Tabletten zu 300–400 mg angeboten, die einmalige Tagesdosierung beträgt 600–800 mg.

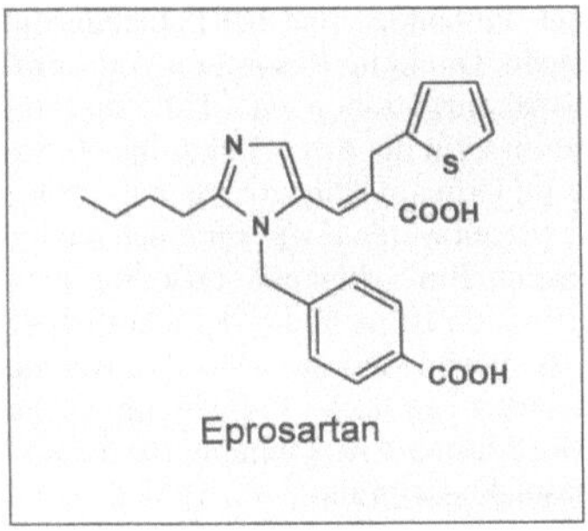

Abb. 2.13. Strukturformel des AT_1-Rezeptorantagonisten Eprosartan

Pharmakodynamik (Tabelle 2.4)

Eprosartan bindet mit hoher Affinität an den AT_1-Rezeptor. Seine halbmaximale Hemmkonzentration, d.h. die Fähigkeit, Ang II vom AT_1-Rezeptor zu verdrängen, beträgt an der Mesenterialarterie der Ratte und an der Nebennierenrindenmembran 1,5 bzw. 9,2 nM [52]. Eine partiell agonistische Aktivität wurde nicht beobachtet [162]. Im Vergleich zu allen anderen 5 hier besprochenen Substanzen hemmt Eprosartan die pressorische Ang-II-Antwort an der Kaninchenaorta rein kompetitiv wie Losartan [52]. Der angeblich singuläre Effekt von Eprosartan auf die Hemmung des Sympathikotonus wurde nur am Blutdruck sog. „pithed rats" beobachtet. Bei Studien, die sich mit der Freisetzung von Noradrenalin beschäftigen, zeigt sich ein homogener Klasseneffekt [40, 62, 107]. An etlichen Tierhochdruckmodellen senkte Eprosartan dosisabhängig den Blutdruck [10–12].

In klinischen Studien wurde bei gesunden Probanden die Fähigkeit von Eprosartan geprüft, die physiologischen Effekte von Ang II zu hemmen [116]. Orale Einzeldosen zwischen 10 und 400 mg konnten die pressorische Ang-II-Antwort, die Vasokonstriktion an der Niere und die Aldosteron-Freisetzung von 350 mg an aufwärts komplett aufheben. Dabei wurde eine deutliche Dosis-Wirkungsbeziehung beobachtet. Um die endogene Ang-II-Produktion zu unterdrücken, wurden Probanden mit einer kochsalzreichen Diät behandelt. Auch in dieser Studie war Eprosartan in der Lage, die Ang-II-induzierten Pressoreffekte und hämodynamischen Wirkungen der Niere komplett aufzuheben [116]. Die glomeruläre Filtrationsrate (GFR) blieb bei Probanden nach einmaliger oder mehrfacher Gabe von Eprosartan unverändert, der effektive renale Plasmafluß nahm zu [116]. Bei Patienten mit Hypertonie und Niereninsuffizienz wurden beide Parameter weder klinisch relevant noch statistisch beeinflußt. Die Harnsäure-Ausscheidung wird durch Eprosartan nicht verändert [64].

Die antihypertensive Wirksamkeit wurde bisher bei über 3000 Patienten nachgewiesen. Dabei wurden Dosen von 25–1200 mg/d verabreicht [116]. Neben einer sicheren 24-h-Wirksamkeit bei Einmalgabe (trough to peak ratio 78 %) zeigte sich im Vergleich zu anderen Antihypertensiva eine äquieffektive Wirksamkeit. Toleranz wurde nicht beobachtet.

Pharmakokinetik (Tabelle 2.5)

Pharmakokinetische Parameter wurden bei gesunden Probanden und bei Patienten mit Hypertonie, Leber- und Nierenerkrankungen untersucht. Die orale Resorption von Eprosartan erfolgt zügig und erreicht eine maximale Plasmakonzentration nach 1–1,5 h [116]. Ca. 20 % der radioaktiv markierten Substanz wurde im Urin als Acyl-Glukuronid-Eprosartan identifiziert, ca. 80 % verläßt den Organismus im Urin unverändert. Nach i.v.-Gabe können 61 % in den Fäces und 37 % im Urin nachgewiesen werden, was für einen dualen Ausscheidungsmodus von Eprosartan spricht. Die absolute Bioverfügbarkeit wird mit 13 % berechnet [143]. Die niedrige Verfügbarkeit von Eprosartan ist mehr auf die inkomplette Resorption zurückzuführen und weniger Ausdruck einer hohen First-pass-Metabolisierung [84]. Bei gesunden jungen Probanden wurde die Halbwertszeit nach i.v.-Gabe mit ca. 2 h und nach oraler Einnahme mit 4,5 h berechnet. Die Plasma-Eiweißbindung schwankt zwischen 97,9 und 98,6 % und war bis zu einer Plasmakonzentration von 10 000 ng/ml konzentrationsunabhängig [35]. Das Verteilungsvolumen wird mit 13 l angegeben. Die mittlere renale Clearance nach oraler Gabe liegt bei 30–40 ml/min. Bei Patienten mit Hypertonie wurde eine Halbwertszeit von 5–8 h beobachtet. Von einer Kumulation wurde nach 1 x täglicher Gabe nicht berichtet. Gleichzeitige Nahrungsaufnahme veränderte das C_{max} und AUC um weniger als 25 %, allerdings ohne klinische Konsequenz. Bei älteren Patienten (> 60 Jahre) stiegen C_{max} und AUC um das Doppelte an. Da sich die Kurven aber teilweise überlappen, wird dieser Anstieg als klinisch nicht relevant gewertet [144].

Tabelle 2.6. Pharmakokinetik von Eprosartan in Abhängigkeit von der Nierenfunktion

Nierenfunktion	Dosis [mg/d]	C_{max} [ng/ml]	AUC_{12h} (ng*h/ml]
normal C_{Krea} > 80 ml/min	2 x 100	590 ± 318	2961 ± 1588
gering reduziert C_{Krea} > 60 ml/min	2 x 100	536 ± 217	2239 ± 867
reduziert C_{Krea} > 30 ml/min	2 x 100	795 ± 388	3711 ± 1772
stark beeinträchtigt C_{Krea} > 30 ml/min	2 x 100	888 ± 202	4597 ± 1423

Abkürzungen: C_{max} = Maximum der Plasmakonzentration, ACU_{12h} = Integral der Plasmakonzentration über 12 h, C_{Krea} = Kreatinin-Clearance

Der Einfluß von Lebererkrankungen auf die Pharmakokinetik wurde bei 8 Patienten mit Lebererkrankungen im Vergleich zu gesunden Probanden untersucht. AUC war nach Gabe von 400 mg Eprosartan in der Gruppe der Leberkranken um ca. 50 % höher als bei den gesunden Probanden [145]. Da aber nach der Verabreichung von 1200 mg Eprosartan das AUC noch höhere Werte zeigte und eine klare Dosisabhängigkeit von Eprosartan aber nicht beobachtet wurde, wird bei Lebererkrankungen keine Dosisanpassung empfohlen.

Ähnliche Befunde wurden auch bei Patienten mit Nierenerkrankungen erhoben. Daher ist auch bei Niereninsuffizienz keine Dosisanpassung notwendig (Tabelle 2.6) [35]. Relevante Interaktionen mit Eprosartan sind nicht bekannt [80].

2.6.3 Irbesartan (Abb. 2.14) (Übersicht bei [58])

Irbesartan ist ein Imidazolin-Biphenyl-Tetrazol-Derivat und damit Candesartan, Losartan und Valsartan ähnlich [69]. Es wird in Deutschland unter den Handelsnamen Aprovel® und Karvea® in Tablettenform zu 75, 150 und 300 mg angeboten. Die einmalige Tagesdosis beträgt üblicherweise 150 mg. Durch Erhöhung auf 300 mg kann eine weitere Blutdrucksenkung erreicht werden.

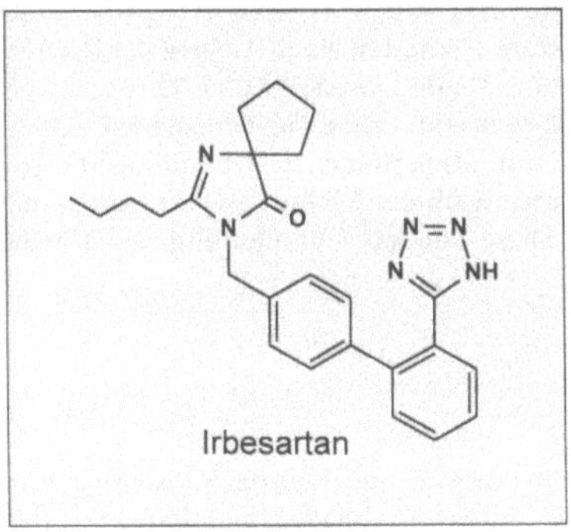

Abb. 2.14. Strukturformel des AT_1-Rezeptorantagonisten Irbesartan

Pharmakodynamik (Tabelle 2.4)

Irbesartan bindet wie die anderen AT_1-Rezeptorantagonisten mit hoher Affinität an den AT_1-Rezeptor. Seine halbmaximale Hemmkonzentration wurde an isolierten Geweben wie z.B. der Aorta, dem Ileum und an verschiedenen Zellkulturen bestimmt und IC_{50}-Werte zwischen 1,17 nM und 4,05 nM gemessen [32, 101]. Die Affinität zum AT_2-Rezeptor wurde mit einer IC_{50} von 10 μM berichtet. Damit beträgt der Selektivitätsfaktor von Irbesartan rund 10 000 [7, 70]. Eine partiell agonistische Aktivität wurde nicht beschrieben. Präklinische Untersuchungen mit Irbesartan wurden an normotensiven Ratten – teils nach intravenöser und intrazerebroventrikulärer Injektion – an experimentellen Hochdruckratten, an spontan hypertensiven Ratten, an Hunden und an Affen sowohl akut als auch chronisch durchgeführt. Dabei wurde nachgewiesen, daß Irbesartan die Ang-II-induzierten pressorischen Effekte an den genannten Tierspezies antagonisieren konnte. Bei Affen wurde nach einer Einmaldosis ein langdauernder Effekt über 24 h registriert, der mit einer verminderten Plasma-Aldosteron-Konzentration und einer gesteigerten Renin-Aktivität einherging. Aktives Renin und Ang II im Plasma stiegen ebenfalls an. Eine reflektorische Tachykardie wurde in keiner der beschriebenen Untersuchungen beobachtet. Irbesartan ist wie alle anderen Sartane in der Lage, die Noradrenalin-Freisetzung aus sympathischen Nervenendigungen und von Adrenalin aus dem Nebennierenmark zu vermindern, wenn die Freisetzung der beiden Katecholamine durch Ang II induziert wird [40, 80].

Bei gesunden Probanden wurde der Effekt von Irbesartan untersucht, die pressorischen Wirkungen von Ang II zu beeinflussen. Einmaldosen von 5, 25, 50 und 100 mg wurden den Probanden vor Bolusinjektionen von Ang II verabfolgt. Die niedrigste Irbesartan-Dosis (5 mg) konnte den Ang-II-Effekt zwischen 2 und 8 h nach AT_1-Rezeptorantagonisten-Gabe um etwa die Hälfte vermindern. 50 und 100 mg Irbesartan hoben die blutdrucksteigernden Effekte von Ang II total auf. Selbst nach 36 h war die Wirkung von 100 mg Irbesartan noch vorhanden [120]. Aktives Renin und Ang II stiegen nach Irbesartan an. Der nach i.v.-Gabe von Ang II zu beobachtende, dreifache Aldosteron-Anstieg wurde durch Irbesartan komplett aufgehoben [81]. Eine durch 4tägige Salzrestriktion und Furosemid-Behandlung bedingte Salzverarmung steigerte die Renin-Angiotensin-Aldosteron-Aktivität bei normotensiven Probanden. Gaben von 50 und 100 mg Irbesartan senkten bei diesem Versuch den Blutdruck im Liegen und im Stehen über 8–10 h [32].

Die hormonellen Effekte und tubulären Wirkungen an der Niere wurden bei gesunden Probanden nach akuter und einwöchiger Gabe von Plazebo bzw. 10 oder 15 mg Irbesartan untersucht [13]. Im Vergleich zu Plazebo verursachte Irbesartan einen Anstieg der RAAS-Aktivität als Zeichen der negativen Rückkopplung. Beide Dosen, 10 und 50 mg, ließen einen mehr als 4 h dauernden diuretischen Effekt nach dem ersten Tag beobachten.

Bisher wurden mehr als 7500 Patienten mit Hypertonie in Irbesartan-Studien eingeschlossen. In Phase-II-Untersuchungen wurde auch der Einfluß von Irbesartan auf Nephropathie und Herzinsuffizienz untersucht. Diese Studien sind allerdings noch nicht abgeschlossen.

Pharmakokinetik (Tabelle 2.5)

Pharmakokinetische Parameter wurden nach Einzeldosen und Mehrfachdosierung von 1–900 mg Irbesartan bei gesunden Probanden, älteren Probanden und Patienten mit eingeschränkter Nierenfunktion erhoben. T_{max} wurde nach 1–2 h unter 50 mg Irbesartan beobachtet und lag zwischen 1 und 4 h nach 100–400 mg Irbesartan. Die Halbwertszeit wurde nach i.v.-Gabe mit 13 h und nach oraler Applikation mit ca. 13–17 h berechnet. Die Bioverfügbarkeit liegt zwischen 60 und 80 % und damit deutlich höher als bei Eprosartan und Valsartan [58]. Nach oraler und intravenöser Gabe von radioaktiv markiertem Irbesartan werden insgesamt 25 bzw. 23 % im Urin wiedergefunden. Ca. 1 % der gegebenen Dosis erscheint im Urin unverändert als Irbesartan [32]. Bisher wurden ca. 8 Metaboliten von Irbesartan identifiziert. Darunter befinden sich Glukuronsäure-Metaboliten und teilweise über Cytochrom-P450-oxydierte Produkte.

Der Hauptausscheidungsweg von Irbesartan sind die Fäces. Bei Probanden mit höherem Alter (> 65 Jahre) nehmen AUC und C_{max} um 43 bzw. 49 % im Vergleich zu jungen Probanden zu. Obwohl T_{max} nach Nahrungsaufnahme um ca. 30 min verzögert auftrat, blieb die Bioverfügbarkeit unverändert. Demnach hat die Nahrungsaufnahme keinen Einfluß auf die wichtigsten pharmakokinetischen Parameter. Das Verteilungsvolumen von Irbesartan wird mit 53,4 l angegeben. Da aufgrund von pharmakodynamischen Untersuchungen AT_1-Rezeptorantagonisten auch bei Nephropathien, zumindest wenn sie als Begleiterkrankung

Tabelle 2.7. Pharmakokinetik von Irbesartan in Abhängigkeit von der Nierenfunktion

Nierenfunktion	Dosis [mg/d]	C_{max} [ng/ml]	T_{max} [h]	AUC_{24h} (ng*h/ml]
normal C_{Krea} > 75 ml/min	100	2680 ± 998	1,9	13564 ± 5111
reduziert C_{Krea} > 30 ml/min	100	2358 ± 931	1,6	11657 ± 5013
stark beeinträchtigt C_{Krea} > 30 ml/min	100	3123 ± 1882	1,4	17440 ± 9073
Hämodialyse	300	5525 ± 936	2,3	47057 ± 7589
Irbesartan ist nicht dialysierbar				

Abkürzungen: C_{max} = Maximum der Plasmakonzentration, T_{max} = Zeitpunkt von C_{max}, ACU_{24h} = Integral der Plasmakonzentration über 24 h, C_{Krea} = Kreatinin-Clearance

auftreten, eingesetzt werden könnten, ist die Bestimmung der verschiedenen pharmakokinetischen Parameter bei Patienten mit abgestuft eingeschränkter Nierenfunktion von großem Interesse. Bei einer Studie wurden Patienten mit eingeschränkter Nierenfunktion in 3 Gruppen subsumiert: Patienten mit normaler Nierenfunktion (n = 54), Patienten mit leicht eingeschränkter Nierenfunktion (n = 52), mit schwerer Nierenfunktionsstörung (n = 46) und dialysepflichtige Patienten (n = 49). Wie Tabelle 2.7 zeigt, verursachten die verschiedengradigen Nierenfunktionsstörungen keine signifikante Veränderung der pharmakokinetischen Parameter. Die Tabelle zeigt allerdings auch, daß Irbesartan, wie auch die anderen Sartane, nicht dialysierbar ist [32].

Losartan (Abb. 2.15) (Übersichten bei [43, 59])

Losartan ist ein Imidazol-Biphenyl-Tetrazol-Derivat und war weltweit der erste synthetische AT_1-Rezeptorantagonist, der therapeutisch für die Behandlung der essentiellen Hypertonie eingesetzt wurde [7]. Losartan ist in Deutschland seit Oktober 1995 unter dem Handelsnamen Lorzaar® als Tablette zu 50 mg auf dem Arzneimittelmarkt verfügbar. Die einmalige Tagesdosierung wird mit 50–100 mg angegeben.

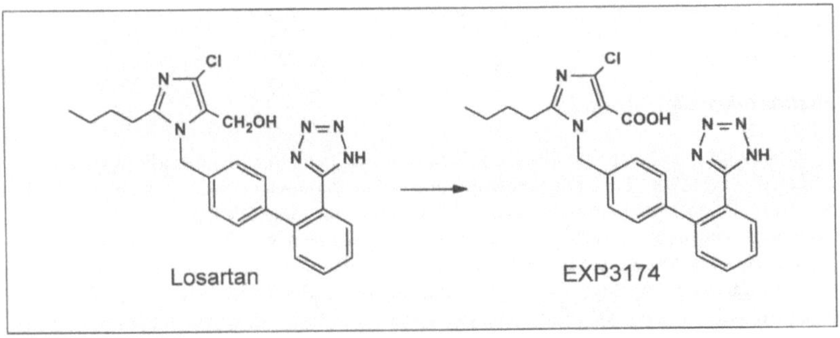

Abb. 2.15. Strukturformeln des AT_1-Antagonisten Losartan und seines aktiven Metaboliten EXP3174

Pharmakodynamik (Tabelle 2.4)

Da Losartan der erste oral verfügbare, synthetische AT_1-Rezeptorantagonist war, der in den USA bereits seit 2 Jahren therapeutisch angewendet wird, liegen eine große Zahl präklinischer und klinischer Studien zu dieser Substanz vor. Losartan hat eine um den Faktor 10 schwächere Affinität zum AT_1-Rezeptor als Ang II und die anderen hier besprochenen AT_1-Rezeptorantagonisten. Außerdem ist seine Halbwertszeit und damit Wirkdauer relativ kurz. Es wird aber bei der First-pass-Metabolisierung zu einem weiteren aktiven Metaboliten, EXP3174, abgebaut, der eine Imidazol-Carbonsäure-Struktur aufweist und dem wir hauptsächlich die therapeutische Wirkung verdanken. Losartan bindet mit ausreichend hoher Affinität an den AT_1-Rezeptor, seine IC_{50} beträgt 19 nM. EXP3174, der aktive Metabolit, hat eine mit den anderen AT_1-Rezeptorantagonisten vergleichbare Affinität, seine IC_{50} ist 3,7 nM [127]. Die AT_1-Rezeptorselektivität von Losartan ist 30 000 und damit sehr hoch [23]. Losartan verdrängt die Ang-II-Effekte vom AT_1-Rezeptor rein kompetitiv, während sein aktiver Metabolit, EXP3174, auch das Maximum unterdrückt und damit nicht-kompetitive Eigenschaften aufweist (Abb. 2.9) [150]. Eine partiell agonistische Aktivität wurde nicht beschrieben.

In präklinischen Untersuchungen an verschiedenen Tierspezies wurde die Fähigkeit von Losartan beschrieben, am AT_1-Rezeptor die Wirkungen von Ang II aufzuheben (s. auch Kap. 2.5, In-vivo-Versuche). Außerdem konnten Gefäß- und linksventrikuläre Hypertrophie, die Hypertonie bei spontan hypertensiven Ratten (SHR), die Mortalität bei spontan hypertensiven Stroke-Prone-Ratten (SHR-SP), das Remodeling nach Myokardinfarkt und die glomeruläre Funktion günstig beeinflußt werden [150]. Wie bei den übrigen AT_1-Rezeptorantagonisten bleibt auch unter Losartan die Herzfrequenz unbeeinflußt. Die präsynaptisch hemmende Wirkung auf die Noradrenalin-Freisetzung ist durch zahlreiche Veröffentlichungen belegt [8, 40, 62].

Die Wirksamkeit von Losartan am Menschen wurde in der Phase II bei ca. 3700 Patienten mit milder, moderater und schwerer Hypertonie untersucht [59]. Dabei wurden über Responderraten von 41–54 % und bei älteren Patienten ≥ 65 Jahren bis 69 % berichtet. Dosisfindungsstudien belegten eine optimale Wirksamkeit zwischen 50 und 100 mg Losartan 1 x täglich. Losartan erzeugt einen schwach urikosurischen Effekt, der bei gesunden Probanden, salzbeladenen und salzverarmten Freiwilligen nach Ein- und Mehrfachdosis und bei Patienten mit Hypertonie nachgewiesen wurde [14, 53, 98, 130, 151]. Dieser urikosurische Effekt könnte damit zusammenhängen, daß sich im Losartan-Molekül die Benzbromaron-Struktur verbirgt, eine Substanz, die als Urikosurikum verwendet wird. Aufgrund entsprechender Studien (z.B. ELITE I) ist Losartan mit Einschränkungen auch zur Therapie der Herzinsuffizienz zugelassen [43].

Pharmakokinetik (Tabelle 2.5)

Losartan wird, wie bereits beschrieben, in der Leber zu einem aktiven Carbonsäure-Metaboliten oxydiert [136, 171]. Die pharmakokinetischen Parameter wurden sowohl bei gesunden freiwilligen Probanden als auch bei Patienten mit eingeschränkter Nierenfunktion untersucht. Die orale Bioverfügbarkeit von Losartan wurde mit ca. 33 % berechnet, ca. 14 % der resorbierten Menge werden in EXP3174 umgewandelt. Berechnet man die BV des Metaboliten auf die Ausgangsdosis von Losartan und vergleicht beide Kurven, dann ist die Bioverfügbarkeit von EXP3174 wesentlich größer [77, 108]. Maximale Losartan-Plasmakonzentrationen treten nach ca. 1 h, EXP3174-Plasmakonzentrationen nach ca. 4 h auf. 10 h

Tabelle 2.8. Pharmakokinetik von Losartan und EXP3174 in Abhängigkeit von der Nierenfunktion

Nierenfunktion	Losartan $t_{1/2}$ [h]	AUC_{24h} [ng*h/ml]	EXP3174 $t_{1/2}$ [h]	AUC_{24h} (ng*h/ml]
normal $C_{Krea} > 75$ ml/min	2,1 ± 0,7	1100 ± 300	10 ± 3	4400 ± 1100
reduziert $C_{Krea} > 30$ ml/min	2,2 ± 1,0	1200 ± 800	11 ± 6	3700 ± 1000
stark beeinträchtigt $C_{Krea} < 30$ ml/min	3,2 ± 2,2	1800 ± 1400	13 ± 6	3900 ± 2800

Abkürzungen: $t_{1/2}$ = Halbwertszeit, ACU_{24h} = Integral der Plasmakonzentration über 24 h, C_{Krea} = Kreatinin-Clearance

nach Gabe von Losartan wurde es im Plasma nicht mehr nachgewiesen, während EXP3174 noch nach 24 h meßbar war. Beide Substanzen werden stark an Plasmaeiweiß gebunden (Plasma-Eiweißbindung Losartan: 98,7 %, EXP3174: 99,8 % [24]. Das Verteilungsvolumen wurde für Losartan mit 34 l und für EXP3174 mit 12 l berechnet [34, 77]. Ca. 14 % einer verabreichten Losartan-Dosis werden in den aktiven Metaboliten EXP3174 umgewandelt, daneben entstehen zu gleichen Anteilen oxydative und Glukuronsäure-gekoppelte Metaboliten [135]. Die HWZ für Losartan wurde mit 2 h angegeben, die für EXP3174 mit 6–7 h [77, 108]. Daraus ergibt sich, daß für die 24-h-Wirksamkeit von Losartan der aktive Metabolit verantwortlich ist. Die renale Clearance für Losartan beträgt 4,3–5,6 l/h, für den Metaboliten 1,5 l/h. Der Ausscheidungsmodus ist dual, d.h., 43 % einer radioaktiv markierten Losartan-Verbindung wird im Urin und 55 % in den Fäces wiedergefunden. Dabei beträgt die unveränderte Ausscheidung von Losartan im Urin 5 % der verabreichten Dosis [126].

Der Einfluß einer Niereninsuffizienz auf die Pharmakokinetik von Losartan und EXP3174 wurde bei Patienten mit verschiedengradig eingeschränkter Nierenfunktion untersucht. Die Patienten wurden in Gruppen mit normaler, reduzierter und stark beeinträchtigter Nierenfunktion eingeteilt (Tabelle 2.8). Dabei stiegen AUC und $T_{1/2}$ von Losartan geringfügig an, AUC von EXP3174 wurde dagegen geringfügig vermindert, so daß sich das Gesamt-AUC nicht veränderte. Daher muß bei Niereninsuffizienz die Losartan-Dosis nicht angepaßt werden [34, 126]. Bei Patienten mit alkoholischer Leberzirrhose stieg die Plasmakonzentration von Losartan und EXP3174 um das 5- bzw. das 1,7fache an, die orale Bioverfügbarkeit wurde verdoppelt, so daß bei solchen Patienten eine Dosisanpassung notwendig ist [34].

2.6.5 Telmisartan (Abb. 2.16) (Übersicht bei [86])

Telmisartan ist ein Dibenzimidazol-Biphenyl-Carboxysäure-Derivat und damit Candesartan, Irbesartan und Losartan ähnlich. In Deutschland wird es unter dem Handelsnamen Micardis® in Tablettenform zu 40 und 80 mg angeboten. Die einmal tägliche Dosis beträgt 40–80 mg.

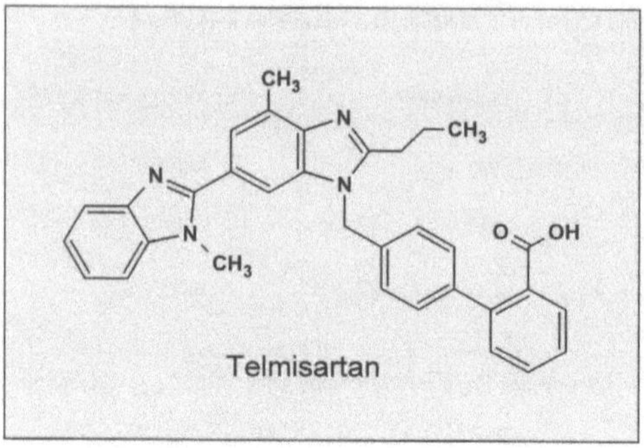

Abb. 2.16. Strukturformel des AT_1-Antagonisten Telmisartan

Pharmakodynamik

Telmisartan bindet mit hoher Affinität an den AT_1-Rezeptor, die Hemmkonstante (K_i) am Lungengewebe beträgt 3,7 nmol/l und ist mit der K_i von Ang II, Eprosartan, Irbesartan, EXP3174 und Valsartan vergleichbar, Candesartan besitzt eine 10fach höhere, Losartan eine ca. 10fach geringere Affinität [164]. Die Selektivität von Telmisartan zum AT_1-Rezeptor ist größer als 10 000.

Wie die übrigen AT_1-Antagonisten zeigt Telmisartan in Bindungsstudien ein kompetitives Verhalten, während es an der Kaninchenaorta und „pithed rat" eine nicht-kompetitive Charakteristik aufweist [164], die höchstwahrscheinlich durch die lange Dissoziationshalbwertszeit bedingt ist.

Die blutdrucksenkende Eigenschaft von Telmisartan wurde an verschiedenen experimentellen Hypertoniemodellen wie spontan hypertensiven Ratten (SHR), renalen Hochdruckratten, Salz depletierten wachen Affen und transgenen Ratten unter oraler Therapie untersucht [159, 163, 164, 167].

An Hunden wurde nach i.v.-Gabe eine Diurese und Natriurese beobachtet, aber kein Effekt auf die Kalium- oder Kreatinin-Ausscheidung [123].

Wie für die übrigen AT_1-Antagonisten wurden auch unter Telmisartan-Therapie im präklinischen Experiment Hypertrophieregression am Herzen und nephroprotektive Eigenschaften beschrieben [4]. Zur Beeinflussung des sympathischen Systems liegen bisher keine Beobachtungen vor.

Telmisartan wurde an freiwilligen Probanden und Patienten mit milder und mittelschwerer Hypertonie untersucht. Im Vergleich zu Plazebo und Enalapril senkte die Substanz bei Einmalgabe sicher über 24 Stunden den hohen Blutdruck [99, 129].

Pharmakokinetik

Telmisartan wird rasch vom Magendarmtrakt resorbiert, Plasmaspitzenkonzentrationen traten nach einer Stunde auf [131].

Bei Patienten mit milder bis mittelschwerer Hypertonie wurden Steady-state-Plasmakonzentrationen nach 7 Tagen Behandlung beobachtet, die Bioverfügbarkeit beträgt 43 % [131].

Die Substanz wird nur minimal metabolisiert, 84 % einer radioaktiv markierten Verbindung, die im Plasma nachgewiesen wurde, konnten der unveränderten Substanz zugeordnet werden [131].

Die Plasma-Eiweißbindung ist größer als 99 %, die Eliminationshalbwertszeit (β-Phase) wird mit ca. 24 h angegeben [15, 99].

Im Gegensatz zu den anderen AT_1-Antagonisten wird Telmisartan fast ausschließlich hepatisch eliminiert. 98 % einer oral verabfolgten Dosis wurden mit den Fäces ausgeschieden, der Rest im Urin [131].

2.6.6 Valsartan (Abb. 2.17) (Übersicht bei [79])

Valsartan ist ein Tetrazol-Biphenyl-Valin-Derivat und der erste nicht-heterozyklische AT_1-Rezeptorantagonist [30]. Die Substanz wurde unter dem Handelsnamen Diovan® im Juli 1996 in Deutschland eingeführt und steht in Tablettenform zu 80 mg und 160 mg zur Verfügung. Die Tagesdosis beträgt einmalig 80–160 mg/d.

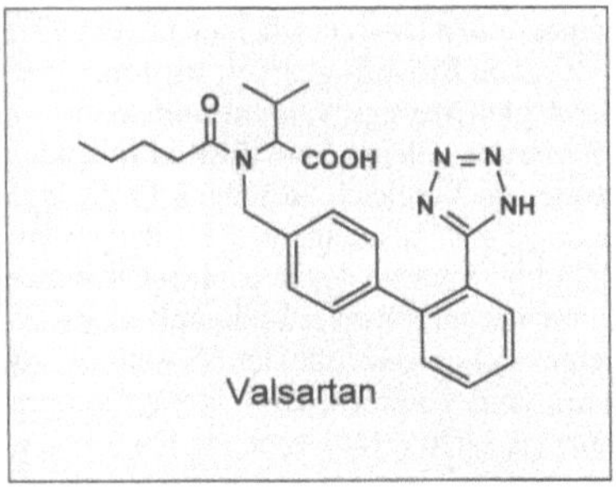

Abb. 2.17. Strukturformel des AT_1-Rezeptorantagonisten Valsartan

Pharmakodynamik (Tabelle 2.4)

Valsartan bindet hochaffin und hochselektiv an den AT_1-Rezeptor. Die Hemmkonstante am AT_1-Rezeptor glatter Muskelzellen wurde mit einer K_i von 2,38 nM berichtet, die Hemmkonstante am AT_2-Rezeptor menschlicher Myometriummembranen mit einer K_i von 57,7 μM, was einem AT_1-Selektivitätsfaktor von mehr als 30 000 entspricht [31]. An menschlichen Nebennieren wurde die Affinität von Valsartan mit einer IC_{50} von 2,6 nM angegeben, ein Wert, der exakt den AT_1-Affinitäten der übrigen hier beschriebenen AT_1-Rezeptorantagonisten entspricht [36]. Eine partiell agonistische Aktivität ist auch für Valsartan nicht bekannt. Valsartan war in präklinischen Versuchen in der Lage, an isolierten Organen und am Ganztierversuch die Effekte von Ang II zu vermindern oder zu unterdrücken. Die AT_1-Rezeptoraffinität und -Rezeptordichte blieb auch nach längerer Behandlungsdauer durch Valsartan unbeeinflußt [30]. Dies wurde für die Kontraktilität, Aldosteron-Produktion und für die pressorische Antwort unter Ang II berichtet [31, 36]. Sein antihypertensiver Effekt wurde vor allem an Nierenhochdruckratten (2 Nieren – 1 Clip) und salzverarmten Marmosets untersucht [31]. Dabei zeigte sich ein dosisabhängiger blutdrucksenkender Effekt, der, wie von den anderen AT_1-Rezeptorantagonisten berichtet, nicht von einer reflektorischen Tachykardie begleitet wurde. Die messenger-RNA für Renin stieg als Ausdruck der negativen Rückkopplung an [30]. Wie bereits für Losartan berichtet, zeigte auch Valsartan antiproliferative Eigenschaften an der RAAS-induzierten linksventrikulären Hypertrophie [178].

Die Wirkung am Menschen wurde bei normotensiven Probanden und bei Patienten mit milder bis moderater Hypertonie in teilweise doppelblindem Plazebo-kontrolliertem Design geprüft. Dabei wurde Valsartan 1 x täglich in Dosen von 20, 40, 80, 160 und 320 mg in wöchentlichen Intervallen titriert [30, 94]. Der optimale Dosisbereich wurde mit 80–160 mg 1 x täglich angegeben. Der blutdrucksenkende Effekt einer Einmaldosis pro Tag hält sicher 24 h an, eine reflektorische Tachykardie wurde nicht beobachtet.

Pharmakokinetik (Tabelle 2.5)

Valsartan wird rasch aus dem Gastrointestinaltrakt resorbiert, sein T_{max} beträgt 2 h. Die Plasmakonzentrationen nehmen biexponentiell ab, so daß eine α- und β-Phase mit $t_{1/2}$ von 1 h bzw. 6–7 h beobachtet wurden. Eine wiederholte Gabe von Valsartan veränderte die Kinetik nicht. Das Verteilungsvolumen wurde mit 17 l berechnet, die Plasmaclearance mit 2,2 l/h. 30 % einer intravenösen Dosis und 10 % einer oralen Dosis erscheinen unverändert im Urin, der Rest wird mit den Fäces ausgeschieden. Die Bioverfügbarkeit wird mit 25 % angegeben. Die Resorption von Valsartan wird durch gleichzeitige Nahrungsaufnahme um 46 % reduziert, soll jedoch klinisch nicht relevant sein. Bei älteren freiwilligen Probanden wurde nachgewiesen, daß die kinetischen Parameter im Vergleich zu jungen Probanden nicht verändert waren [30, 33]. Da die renale Clearance von Valsartan nur 30 % der gesamten Plasmaclearance beträgt, wurde keine Verbindung zwischen der Kreatinin-Clearance von Patienten mit eingeschränkter Nierenfunktion und der Bioverfügbarkeit erwartet. Entsprechende Untersuchungen wurden bei Patienten mit eingeschränkter Nierenfunktion bis zu einer Kreatinin-Clearance von ≥ 10 ml/min vorgenommen. Die Untersuchungen ergaben, daß eine Dosisanpassung bei diesen Patienten nicht erforderlich ist. Für dialysepflichtige Patienten liegen bisher keine Erfahrungen vor.

Literatur

1. Anderson GH, Jr, Streeten DHP, Dalakas TG (1977) Pressor responses to 1-Sar-8-Ala-Ang II (saralasin) in hypertensive subjects. Circ Res 40: 243–250
2. Bader M, Zhao Y, Sander M, Lee MA, Bachmann MA, Bachmann S, Bohm M, Dyavidani B, Peters J, Mullins J, Ganten D (1992) The transgenic rats TGR(mREN2) 27: role of tissue renin in the pathophysiology of hypertension. Hypertension 19: 681–686
3. Bauer PH, Chiu AT, Garrison JC (1991) Effects of nonpeptide Ang II receptor antagonists on Ang II stimulated second messenger production in rat liver. FASEB J 5 (Part I): A870
4. Böhm M, Lee MA, Kreutz R et al. (1995) Angiotensin II receptor blockade in TGR(mREN2) 27: effects of renin-angiotensin-system gene expression and cardiovascular functions. J Hypertens 13: 891–9
5. Boucher R, Asselin JH, Genest J (1974) A new enzyme leading to direct formation of angiotensin II. Circ Res 34 (Suppl 1): 1203–1209
6. Bovee KC, Wong PC, Timmermanns PBMWM, Thoolen MJMC (1991) Effects of nonpeptide Ang II receptor antagonist DuP 753 on blood pressure and renal functions in spontaneously hypertensive PH dogs. Am J Hypertens 4 (Part 2): 327S–333S
7. Bovy PR, Olins GM (1992) Recent advances in nonpeptidic Ang II receptor antagonists. Current Drugs: Renin Angiotensin System. Current Patents Ltd., Middlesex House, London, pp B17–B34

8. Brasch H, Sieroslawski L, Dominiak P (1993) Ang II increases norepinephrine release from atria by acting on angiotensin subtype 1 receptors. Hypertension 22: 699–704
9. Brilla CG, Zhou G, Weber KT (1992) Ang II and collagen synthesis in cultured adult rat cardiac fibroblasts. J Hypertens 10 (Suppl 4): S125
10. Brooks DP DePalma PD, Ruffolo RR Jr (1992b) Effect of captopril and the nonpeptide angiotensin II antagonists. SK&F 108566 and EXP3174, on renal function in dogs with a renal artery stenosis. J Pharmacol Exp Ther 263: 422–7
11. Brooks DP, Frederickson TA, Kissinger JT et al. (1993) Blood pressure lowering activity of enalapril and the nonpeptide angiotensin II receptor antagonist, SK&F 108566, in furosemide-treated conscious cynomolgus monkeys. Pharmacol Commun 2 (4): 331–7
12. Brooks DP, Fredrickson TA, Weinstock J et al. (1992a) Antihypertensive activity of the non-peptide angiotensin II receptor antagonist, SK&F 108566, in rats and dogs. Naunyn Schmiedebergs Arch Pharmacol 345: 673–8
13. Burnier M, Hagman M, Nussberger J, Biollaz J, Armagnac C, Brouard R, Weber B, Brunner HR (1995) Short-term and sustained renal effects of angiotensin II receptor blockade in healthy subjects. Hypertension 25: 602–609
14. Burnier M, Rutschmann B, Nussberger J et al. (1993) Salt-dependent renal effects of an Ang II antagonist in healthy subjects. Hypertension 22: 339–347
15. Busch U, Heinzel G, Roth W (1997) Animal pharmacokinetics of telmisartan and their application to man [poster]. 1st International Symposium on Angiotensin II Antagonism; Sept. 28–Oct 1; London
16. Camargo MJF, Von Lutterotti N, Pecker MS et al. (1991) DuP753 increases survival in spontaneously hypertensive stroke-prone rats fed a high sodium diet. Am J Hypertens 4/4, Part 2: 341S–345S
17. Cangiano JL, Rodriguez-Sargent C, Martinez-Maldonado M (1979) Effects of antihypertensive treatment on systolic blood pressure and renin in experimental hypertension in rat. J Pharmacol Exp Ther 208: 310–313
18. Captopril multicenter Research group (1983) A placebo-controlled trial of captopril in refractionary chronic congestive heart failure. J Amer Coll Cardiol 2: 755–763
19. Case DB, Wallace JM, Larach JH (1979) Comparison between saralasin and converting enzyme inhibitor in hypertensive disease. Kidney Int 15: S107–S114
20. Cazaubon C, Gougat J, Guiraudou P, Broussier D, Lacour C, Rocon A, Galindo G, Barthelemy G, Gautret B, Nisato D (1992) In vitro and in vivo pharmacology of SR47436, an Ang II receptor antagonist. Am J Hypertens 5 (Part 2): 19A–20A
21. Chansel D, Czekalski S, Pham P et al. (1992) Characterization of Ang II receptor subtypes in human glomeruli and mesangial cells. Am J Physiol 262 (3): F432–F441
22. Chiu AT, McCall DE, Nguyen TT, Carini DJ, Duncia JV, Herblin WF, Wong PC, Wexler RR, Johnson AL, Timmermans PBMWM (1989) Discrimination of Ang II receptor subtypes by dithiothreitol. Eur J Pharmacol 170: 117–118
23. Chiu AT, McCall DE, Price WA, Wong PC, Carini DJ, Duncia JV, Wexler RR, Yoo SE, Johnson AL, Timmermans PBMWM (1990) Nonpeptide Ang II receptor antagonists. VII. Cellular and biochemical pharmacology of DuP753, on orally active antihypertensive agent. J Pharmacol Exp Ther 252: 711–718
24. Christ DD (1995) Human plasma protein binding of the Ang II receptor antagonist losartan potassium (DuP753/MK 954) and its pharmacologically active metabolite EXP3174. J Clin Pharmacol 35: 515–520
25. Christen Y, Waeber B, Nussberger J, Lee RJ, Timmermans PBMWM, Brunner HR (1991) Dose-response relationships following oral administration of DuP753 to normal humans. Am J Hypertens 4 (Part 2): 350S–353S
26. Christen Y, Waeber B, Nussberger J, Porchet M, Lee R, Maggon K, Shum L, Timmermans PBMWM, Brunner HR, Borland RM (1991) Oral administration of DuP753, a specific angiotensin II antagonist, to normal male volunteers: inhibition of pressor response to exogenous angiotensin I and II. Circulation 83: 1333–1342
27. Chua CC, Chua BHL, Diglio CA, Siu BB (1992) Induction of endothelin-1 transcript by Ang II in rat heart endothelial cells. FASEB J 6: A1636
28. Cogan MG, Xie MH, Liu FY et al. (1991) Effects of DuP753 on proximal nephron and renal transport. Am J Hypertens 4 (4): 315S–320S
29. Crawford KW, Frey EA, Cote TE (1992) Ang II receptor recognized by DuP753 regulates two distinct guanine nucleotide-binding protein signaling pathways. Mol Pharmacol 41: 154–162
30. Criscione L, Bradley WA, Bühlmayer P, Whitebread S, Glazer R, Lloyd P, Mueller P, de Gasparo M (1995) Valsartan, Preclinical and clinical profile of an antihypertensive angiotensin-II antagonist. Cardiovasc Drug Rev 13: 230–250
31. Criscione L, de Gasparo M, Buehlmayer P, Whitebread S, Ramjoue HP, Wood JM (1993) Pharmacological profile of valsartan: A potent, orally active, nonpeptide antagonist of the Ang II AT_1-receptor subtype. Br J Pharmacol 110: 761–771
32. Data on file, Bristol Myers Squibb / Sanofi

33. Data on file, Ciba
34. Data on file, Merck Sharp & Dohme
35. Data on file, SmithKline Beecham
36. De Gasparo M, Whitebread S (1995) Binding of valsartan to mammalian AT_1 receptors. Regul Pept 59: 303–311
37. DeLeon H, Bonhomme MC, Thibault G et al. (1993) Reassessment of ANF and ANG II receptors in rat mesenteric arteries. Abstr, Hypertension 22 (3): 424
38. de Zeeuw D, Remuzzi G, Kirch W (1997) Pharmacokinetics of candesartan cilexetil in patients with renal or hepatic impairment. J Hum Hypertens 11 (Suppl 2): S37–42
39. Delacrétaz E, Nussberger J, Biollaz J et al. (1995) Characterization of the angiotensin II receptor antagonist TCV-116 in healthy volunteers. Hypertension 14–21
40. Dendorfer A, Raasch W, Tempel K, Dominiak P (1998) Interactions between the renin-angiotensin system (RAS) and the sympathetic system. Basic Res Cardiol 93: Suppl 2, 24–29
41. Dendorfer A, Simon M, Dominiak P (1996) Herzwirksame Hormone: Bradykinin. Z Kardiol 85 (Suppl 6): 211–218
42. Deutsche Liga zur Bekämpfung des hohen Blutdruckes e.V., Deutsche Hypertonie Gesellschaft, Heidelberg: Empfehlungen zur Hochdruckbehandlung in der Praxis und zur Behandlung hypertensiver Notfälle. 12. Auflage, Stand November 1996
43. Dickstein K, Timmermans P, Segal R et al. (1998) Losartan: a selective angiotensin II Type 1 (AT_1) receptor antagonist for treatment of heart failure. Exp Opin Invest Drugs 7: 1897–1914
44. Dominiak P, Blöchl A (1991) Does converting enzyme inhibition change the neuronal and extraneuronal uptake of catecholamines? Basic Res Cardiol 86 (Suppl 3): 149–156
45. Dominiak P, Bönner G (1996) ACE-Hemmer in Klinik und Praxis. Aktuelle Therapieprinzipien in Kardiologie und Angiologie. Springer, Berlin, Heidelberg
46. Dominiak P, Brenner P, Simon M, Blöchl A (1994) Angiotensin I increases adrenaline release and Ang II noradrenaline overflow in control and kininogen deficient Brown-Norway rats. Pharm Pharmacol Lett 4: 23–26
47. Dominiak P (1993) Modulation of sympathetic control by ACE inhibitors. Eur Heart J 14 (Suppl I): 169–172
48. Dominiak P (1955) Stand und Probleme der ACE-Hemmer-Behandlung. Was ist gesichert in der Therapie? Z Allg Med 71: 587–594
49. Drexler H, Lindpaintner K, Lu W, Schieffer B, Ganten D (1989) Transient increase in the expression of cardiac angiotensinogen in a rat model of myocardial infarction and failure. Circulation 80: II-450
50. Dzau VJ, Gonzalez D, Kaempfer C, Dubin D, Wintroub BU (1987) Human neutrophils release serine proteases capable of activating prorenin. Circ Res 60: 595–601
51. Dzau VJ, Sasamura H, Hein L (1993) Heterogeneity of angiotensin synthetic pathways and receptor subtypes: physiological and pharmacological implications. J Hypertens 11 (Suppl 3): S13–S18
52. Edwards RM, Aiyar N, Ohlstein EH, Weidley EF, Griffin E, Ezekiel M, Keenan RM, Ruffolo RR Jr, Weinstock J (1992) Pharmacological characterization of the nonpeptide Ang II receptor antagonist, SK&F108566. J Pharmacol Exp Ther 260: 175–181
53. Fauvel JP, Laville M, Maakel N et al. (1994) Effects of losartan on renal hemodynamic parameters in hypertensives (abstract). J Hypertens (Suppl 3) 12: S93
54. Fornes P, Richer C, Vacher E et al. (1993) Losartan's protective effects in stroke prone spontaneously hypertensive rats persist durably after treatment withdrawal. J Cardiovasc Pharmacol 22: 305–313
55. Fridman K, Wysocki M, Friberg P et al. (1998) Long-term effects of candesartan cilexetil on the systemic and renal haemodynamics in moderately hypertensive patients [abstract]. Am J Hypertens 11 (4 Pt2): 77A
56. Furakawa Y, Kishimoto S, Nishikawa K (1982) Hypotensive imidazole derivatives and hypotensive imidazole-5-acetic acid derivatives. Patents issued to Takeda Chemical Industries Ltd. on July 20, 1982, and October 19, 1982, respectively, U.S. Patents 4,340,598 and 4,355,040, Osaka, Japan
57. Ganten D, Mulrow PJ (eds) (1990) Pharmacology of Antihypertensive Therapeutics. Handbook of Experimental Pharmacology, Vol 93. Springer, Berlin Heidelberg
58. Gillis JC, Markham A (1997) Irbesartan. A review of its pharmacodynamic and pharmacokinetic properties and therapeutic use in the management of hypertension. Drugs 54: 885–902
59. Goa KL, Wagstaff AJ (1996) Losartan Potassium. A review of its pharmacology, clinical efficacy and tolerability in the management of hypertension. Drugs 51: 820–845
60a Hagino T, Abe K, Tsunoda K, Yoshinaga K (1992) Chronic effects of MK-954, a nonpeptide Ang II receptor antagonist, on 24-hour ambulatory blood pressure, renin angiotensin aldosterone system and renal function in essential hypertension. J Hypertens 10 (Suppl 4): 224
60b Hansson L, Lindholm LH, Niskanen L, Lauke J, Hedner T, Niklason A, Luomanmaki K, Dahlof B, de Faire V, Morlin C, Karlberg BE, Wester PO, Bjorck JE (1999) Effect of angiotensin-converting-enzyme inhibition compared with conventional therapy on cardiovascular morbidity and mortality in hypertension: the Captopril Prevention Project (CAPPP) randomised trial. Lancet 20, 353: 611–616

61. Harding JW, Wright JW, Swanson GN, Hanesworth JM, Krebs LT (1994) AT4 receptors: specificity and distribution. Kidney Int 46: 1510–1512
62. Häuser W, Dendorfer A, Nguyen T, Dominiak P (1998) Effects of the AT1 Antagonist HR 720 in Comparison to Losartan on Stimulated Sympathetic Outflow, Blood Pressure, and Heart Rate in Pithed Spontaneously Hypertensive Rats. Kidney Blodd Press Res 21: 29–35
63. Hübner R, Högemann AM, Sunzel M et al. (1997) Pharmacokinetics of candesartan after single and repeated doses of candesartan cilexetil in young and elderly healthy volunteers. J Hum Hypertens 11 (Suppl 2): S19–25
64. Ilson BE, Martin DE, Boike SC, Jorkasky DK (1998) The effects of eprosartan, an angiotensin II AT1 receptor antagonist, on uric acid excretion in patients with mild to moderate essential hypertension. J Clin Pharmacol 38: 437–41
65. Inagami T, Murakami T, Higuchi K, Nakajo S (1991) Roles of renal and vascular renin in spontaneous hypertension and switching of mechanism upon nephrectomy: lack of hypotensive effects of inhibition of renin, converting enzyme, Ang II receptor blocker after bilateral nephrectomy. Am J Hypertens 4: 15S–22S
66. Inoue Y, Nakamura N, Inagami T (1997) A review of mutagenesis studies of angiotensin II type 1 receptor, the three-dimensional receptor model in search of the agonist and antagonist binding site and the hypothesis of a receptor activation mechanism. J Hypertens 15: 703–714
67. Kagoshima T, Masuda J, Sutani E et al. (1994) Angiotensin II receptor antagonist, TCV-116, prevents myocardial hypertrophy in spontaneously hypertensive rats. Blood Press 3 (Suppl 5): 89–93
68. Kanagy NL, Fink GD (1992) Losartan (DuP 753) prevents salt-induced hypertension in reduced renal mass rats. FASEB J 6: A1810
69. Kebabian JW, Neumeyer JL (eds) (1994) The RBI Handbook of Receptor Classification. Research Biochemicals International, pp 10–11
70. Kessler-Icekson G, Schlesinger H, Cohen F (1992) Effect of Ang II and losartan on protein accumulation in cultured heart myocytes and nonmyocytes. FASEB J 6: A1872
71. Khairallah PhA (1972) Action of angiotensin on adrenergic nerve endings: inhibition of norepinephrine uptake. Fed Proc 31: 1351–1357
72. Kirby RF, Nanda A, Henry M, Johnson AK (1992) Preweanling losartan treatment reduces adult blood pressure in the spontaneously hypertensive rat. FASEB J 6: A1872
73. Kojima M, Shiojima I, Yamazaki T et al. (1994) Angiotensin II receptor antagonist TCV-116 induces regression of hypertensive left ventricular hypertrophy in vivo and inhibits the intracellular signaling pathway of stretch-mediated cardiomyocyte hypertrophy in vitro. Circulation 89: 2204 –11
74. Lewis EJ, Hunsicker LG, Bain RP, Rohde RO (for the Collaborative Study Group) (1993) The effect of angiotensin-converting-enzyme inhibition on diabetic nephropathy. New Engl J Med 329: 1456–1462
75. Linz W, Wiemer G, Gohlke P, Unger T, Schölkens BA (1995) Contribution of kinins to the cardiovascular actions of angiotensin-converting enzyme inhibitors. Pharmacol Rev 47: 25–49
76. Liu YH, Yang XP, Sharov VG, Nass O, Sabbah HN, Peterson E, Carretero OA (1997) Effects of angiotensin-converting enzyme inhibitors and angiotensin II type 1 receptor antagonists in rats with heart failure. Role of kinins and angiotensin II type 2 receptors. J Clin Invest 99: 1926–35
77. Lo MW, Goldberg MR, McCrea JB et al. (1995) Pharmacokinetics of losartan, an Ang II receptor antagonist, and its active metabolite EXP3174 in humans. Clin Pharmacol Ther 58: 641–649
78. Majewski H, Hedler L, Schurr C, Starke K (1984) Modulation of noradrenaline release in the pithed rabbit: a role for Ang II. J Cardiovasc Pharmacol 6: 888–896
79. Markham A, Goa KL (1997) Valsartan. A Review of its Pharmacology and Therapeutic Use in Essential Hypertension. Drug 54 (2): 299–311
80. Martin DE, Tompson D, Boike SC, Tenero D, Ilson B, Citerone D, Jorkasky DK (1997) Lack of effect of eprosartan on the single dose pharmacokinetics of orally administered digoxin in healthy male volunteers. Br J Clin Pharmacol 43: 661–4
81. Martineau D, Yamaguchi N, Briand R (1995) Inhibition by BMS 186295, a selective nonpeptide AT1 antagonist, of adrenal catecholamine release induced by angiotensin II in the dog in vivo. Can J Physiol Pharmacol 73: 459–64
82. Martinez F, Schmitt F, Savoiu C, Leenhardt AF, Brouard R, Peronnet P, Lacour B, Grünfeld JP (1994) Effect of SR 47436 (BMS-186295) on renal hemodynamics and on glomerular permselectivity in healthy humans. J Am Soc Nephrol 5: 607
83. Matsubara K, Brilla CG, Weber KT (1992) Ang II-mediated inhibition of collagenase activity in cultured cardiac fibroblasts. FASEB J 6: A941
84. McClellan KJ, Balfour JA (1998) Eprosartan. Drugs 55: 713–720
85. McClellan KJ, Goa KL (1998) Candesartan Cilexetil. A review of its Use in Essential Hypertension. Drugs 56: 847–869
86. McClellan KJ, Markham A (1998) Telmisartan. Drugs 56: 1039–1046

87. McInnes GT, O'Kane KPJ, Jonger J et al. (1997) The efficacy and tolerability of candesartan cilexetil in an elderly hypertensive population. J Hum Hypertens 11 (Suppl 2): S75–80
88. Meffert S, Stoll M, Steckelings UM, Bottari SP, Unger T (1996) The Ang II AT_2 receptor inhibits proliferation and promotes differentiation in PC12W cells. Mol Cell Endocrinol 122: 59–67
89. Meinecke I, Feltkamp H, Högemann A et al. (1997) Pharmacokinetics and pharmacodynamics of candesartan after administration of its pro-drug candesartan cilexetil in patients with mild to moderate essential hypertension – a population analysis. Eur J Clin Pharmacol 53: 221–8
90. Miwa K, Murakami H, Masaki K et al. (1997) In vitro metabolism of candesartan cilexetil [abstract]. In: 1st International Symposium on Angiotensin II Antagonism Sep 28–Oct 1; London, 1997
91. Mizuno K, Niimura S, Katoh K et al. (1994) TCV-116, a newly developed angiotensin II receptor antagonist, induces regression of cardiac hypertrophy through suppression of the tissue renin-angiotensin system in spontaneously hypertensive rats. Life Sci 54 (25): 1987–94
92. Morsing P, Brandt-Eliasson U, Abrahamsson T (1998) Candesartan, an insurmountable antagonist of angiotensin II mediated contractile effects in isolated vascular preparations: a comparison with irbesartan, losartan and its active metabolite (EXP3174) [abstract]. Am J Hypertens 11 (4 Pt2): 37A
93. Morton JJ, Beattie EC, McPherson F (1991) Ang II receptor antagonist DuP753 reduces long-term post-treatment hypertension in the young spontaneously hypertensive rat: relation to vascular hypertrophy. Biophys J 59 (Part 2): 99A
94. Müller P, Cohen T, deGasparo M, Sioufi A, Racinepoon A, Howald H (1994) Ang II receptor blockade with single doses of valsartan in healthy, normotensive subjects. Eur J Clin Pharmacol 47: 231–245
95. Müller-Esterl W (1993) The realm of the kinins. Biomedical Progress 6: 49–53
96. Murphy DD, Shepard J, Smith SG III, Stephens GA (1992) Effects of the AT_1 receptor antagonist losartan on Ang II induced hypertrophy of rat cardiomyocytes. FASEB J 6: A1261
97. Nagano M, Higaki J, Mikami H et al. (1994) Role of renin-angiotensin system in hypertension in the elderly. Blood Press 3 (Suppl 5): 130–3
98. Nakashima M, Uematsu T, Kosuge K (1992) Pilot study of the uricosuric effect of DuP-753, a new Ang II receptor antagonist, in healthy subjects. Eur J Clin Pharmacol 42: 333–335
99. Neutel JM, Smith DHG (1998) Dose Response and Antihypertensive Efficacy of the AT_1 Receptor Antagonist Telmisartan in Patients with Mild to Moderate Hypertension. Advances in Therapy 15: 206–217
100. Nguyen T, Häuser W, Dominiak P (1995) Blockade von AT_1-Rezeptoren mit S 4509 A reduziert die prä- und postsynaptische Antwort auf Ang II an spontan hypertensiven Ratten. Z Kardiol 84 (Suppl 1): 221–771
101. Nisato D, Cazaubon C, Lacour C, Gougat J, Guiraudou P, Bernhart C, Perreaut P, Breliere JC, LeFur G (1992) Pharmacological properties of SR 47436, a non-peptidic Ang II receptor antagonist. Br J Pharmacol 105: 84P
102. Nishikawa K, Inada Y, Shibouta Y et al. (1994) Pharmacological profile of a novel nonpeptide angiotensin II subtype 1 receptor antagonist. TCV-116. Blood Press 3 (Suppl 5): 7–14
103. Nishikawa K, Naka T, Chatani F, Yoshimura Y (1997) Candesartan cilexitil: a review of its preclinical pharmacology. J Hum Hypertension 11 (Suppl 2): S1–S7
104. Nishikimi T, Yamagishi H, Takeuchi K (1995) An angiotensin II receptor antagonist attenuates left ventricular dilatation after myocardial infarction in the hypertensive rat. Cardiovasc Res 29: 856–61
105. Noda M, Fukuda R, Matsuo T et al. (1997) Effects of candesartan cilexetil (TCV-116) and enalapril in 5/6 nephrectomized rats. Kidney Int 52 (Suppl 63): S136–139
106. Noda M, Shibouta Y, Inada Y et al. (1993) Inhibition of rabbit aortic angiotensin II (AII) receptor by CV-11974, a new nonpeptide AII antagonist. Biochem Pharmacol 46: 311–8
107. Ohlstein EH, Brooks DP, Feuerstein GZ et al. (1997) Inhibition of sympathetic outflow by the angiotensin II receptor antagonist, eprosartan, but not by losartan, valsartan or irbesartan: relationship to differences in prejunctional angiotensin II receptor blockade. Pharmacology 55: 244–51
108. Ohtawa M, Takayama F, Saitoh K (1993) Pharmacokinetics and biochemical efficacy after single and multiple oral administration of losartan, an orally active nonpeptide Ang II receptor antagonist, in humans. Br J Clin Pharmacol 35: 290–297
109. Ojima M, Inada Y, Shibouta Y et al. (1997) Candesartan (CV-11974) dissociates slowly from the angiotensin AT_1 receptor. Eur J Pharmacol 319: 137–46
110. Okada M, Kobayashi M, Satoh N et al. (1993) Effect of chronic treatment with losartan on development of hypertension in stroke prone spontaneously hypertensive rats (SHRSP): Comparative study with enalapril and hydralazine. Hypertens Res 16: 49–55
111. Okunishi H, Miyazaki M, Toda N (1984) Evidence for a putatively new Ang II-generating enzyme in the vascular wall. J Hypertens 2: 277–284
112. Pals DT, Mascucci FD, Denning GS, Sipos F, Fessler DC (1971) Role of the pressor action of Ang II in experimental hypertension. Circ Res 29: 673–681
113. Peach MJ, Bumpus FM, Khairallah PhA (1971) Release of adrenal catecholamines by angiotensin I. J Pharmacol Exp Ther 176: 366–376

114. Peach MJ (1971) Adrenal medullary stimulation induced by angiotensin I, Ang II and analogues. Circ Res (Suppl II): II107–II117
115. Peach MJ (1977) Renin-angiotensin system. Biochemistry and mechanism of action. Physiol Rev 57: 313–370
116. Price DA, De'Oliveira JM, Fisher ND, Hollenberg NK (1997) Renal hemodynamic response to an angiotensin II antagonist, eprosartan, in healthy men. Hypertension 30 (2 PT 1): 240–6
117. Quadri F, Badoer E, Stadler T, Unger Th (1991) Ang II-induced noradrenaline release from anterior hypothalamus in conscious rats. A brain microdialysis study. Brain Res 563: 137–141
118. Raasch W, Häuser W, Dendorfer A, Schlecht T, Dominiak P (1996) Hypertrophieregression von Ventrikel und Aortenmedia an SHR: Beeinflussung des RAS auf verschiedenen Ebenen. Z Kardiol 85 (Suppl 2): 235–813
119. Reif M, White WB, Fagan TC, Oparil S, Flanagan TL, Edwards DT, Cushing DJ, Michelson EL (1998) Effects of Candesartan Cilexetil in Patients With Systemic Hypertension. Am J Cardiol 82: 961–965
120. Ribstein J, Sissmann J, Picard A, Bouroudian M, Mimran A (1994) Effects of the angiotensin II antagonist SR 47436 (BMS-186295) on the pressor response to exogenous angiotensin II and the renin-angiotensin system in sodium replete normal subjects. J Hypertens 12: 131
121. Riddell JG (1997) Bioavailability of candesartan is unaffected by food in healthy volunteers administered candesartan cilexetil. J Hum Hypertens 11 (Suppl 2): S29–30
122. Schieffer B, Wirger A, Meybrunn M, Seitz S, Holtz J, Riede UN, Drexler H (1994) Comparative effects of chronic angiotensin-converting enzyme inhibition and Ang II type 1 receptor blockade on cardiac remodeling after myocardial infarction in the rat. Circulation 89: 2273–2282
123. Schierok H, Pairet M, Hauel N et al. (1997) Effects of telmisartan, a new angiotensin AT_1 receptor antagonist, on renal excretory function in conscious dogs [abstract]. 1st International Symposium on Angiotensin II Antagonism; Sept 28–Oct 1: London
124. SHEP Cooperative Research Group (1991) Prevention of stroke by antihypertensive drug treatment in older persons with isolated systolic hypertension. Final results of the Systolic Hypertension drug treatment in older persons with isolated systolic hypertension. Final results of the Systolic Hypertension in the Elderly Program (SHEP). JAMA 265: 3255–3264
125. Shibouta Y, Inada Y, Ojima M et al. (1993) Pharmacological profile of a highly potent and long-acting angiotensin II receptor antagonist. 2-ethoxy-1-[[2'-(1H-tetrazol-5-yl)biphenyl-4-yl]methyl]-1H-benzimidazole-7-carboxylic acid (CV-11974), and its prodrug, (±)-1-(cyclohexyloxycarbonyloxy)-ethyl 2-ethoxy-1-[[2'-(1H-tetrazol-5-yl)biphenyl-4-yl]methyl]-1H-benzimidazole-7-caraboxylate (TCV-116). J Pharmacol Exp Ther 266: 114–20
126. Sica DA, Lo MW, Shaw WC et al. (1995) The pharmacokinetics of losartan in renal insufficiency. J Hypertens 13 (Suppl 1): S49–S52
127. Siegl PKS (1993) Discovery of losartan, the first specific non-peptide Ang II receptor antagonist. J Hypertens 11 (Suppl3): S19–S22
128. Sissmann J, Bouroudian M, Armagnac C, Donazollo Y, Latreille M, Panis R (1994) Angiotensin II blockade in healthy volunteers: Tolerability and impact on renin angiotensin system components of single and repeated doses of a new angiotensin II receptor antagonist SR 47436 (BMS-186295). J Hypertens 12: S92
129. Smith DHG, Morgenstern P (1998) Once-Daily Telmisartan Compared With Enalapril in the Treatment of Hypertension. Advances in Therapy 15: 229–240
130. Smith MC, Barrows S, Meibohm A et al. (1995) The effects of Ang II receptor blockade with losartan on systemic blood pressure and renal and extrarenal prostaglandin synthesis in women with essential hypertension. Am J Hypertens 8: 1177–1183
131. Stangier J, Schmid J, Türck D et al. (1997) Pharmacokinetics of [^{14}C]-radiolabelled telmisartan, a potent angiotensin II antagonist, in healthy male subjects (poster). 1st International Symposium on Angiotensin II Antagonism; Sept 28–Oct 1; London
132. Starke K, Taube HD, Borowski E (1977) Presynaptic receptor systems in catecholaminergic transmission. Biochem Pharmacol 26: 259–268
133. Starke K (1971) Action of angiotensin on uptake, release and metabolism of ^{14}C-noradrenaline by isolated rabbit hearts. Eur J Pharmacol 14: 112–113
134. Staszewska-Barczak J, Vane JR (1967) The release of catecholamines from the adrenal medulla by peptides. Br J Pharmacol Chemother 30: 655–667
135. Stearns RA, Chakravarty PK, Chen R et al. (1995) Biotransformation of losartan to its active carboxylic acid metabolite in human liver microsomes: role of cytochrome P4502C and 3A subfamily members. Drug Metab Dispos 23: 207–215
136. Stearns RA, Miller RR, Doss GA et al. (1992) The metabolism of DuP753, a nonpeptide Ang II receptor antagonist, by rat, monkey, and human liver slices. Drug Metab Dispos 20: 281–287
137. Steckelings U, Obermüller N, Bottari SP, Quadri F, Veltmar A, Unger T (1992) Brain angiotensin: receptors, actions and possible role in hypertension. Pharmacol. Toxicol 70 (Suppl II): S23–S27

138. Stier CT Jr, Sim G, Mahboubi K et al. (1991) Prevention of stroke and hypertensive renal disease by the Ang II receptor antagonist DuP 753 in salt-loaded stroke-prone SHR. In: MacGregor GA, Sever PS (eds) Current advances in ACE inhibition 2. Churchill Livingstone, Edinburgh London Melbourne New York Tokyo, pp 252–255
139. Stoll M, Steckelings UM, Paul M, Bottari SP, Metzger R, Unger T (1995) The angiotensin AT_2-receptor mediates inhibition of cell proliferation in coronary endothelial cells. J Clin Invest 95: 651–657
140. Sugimoto KI, Gotoh E, Takasaki I, Shionoiri H, Ishii M (1992) Effect of Ang II receptor antagonist on cardiac hypertrophy in Dahl salt sensitive rats. Hypertension 20: 419
141. Takeda K, Fujita H, Nakamura K et al. (1994) Effect of an angiotensin II receptor antagonists, TCV-116, on cardiac hypertrophy and coronary circulation in spontaneously hypertensive rats. Blood Press 3 (Suppl 5): 94–8
142. Tang SS, Loscalzo J, Dzau VJ (1989) Tissue plasminogen activator activates renin angiotensin in vitro. J Vasc Med Biol 1: 67–74
143. Tenero D, Martin D, Chapelsky M, Ilson B, Boike S, Patterson S, Keogh J, Rodriguez S, Jorkasky D (1998) Effect of hepatic disease on the pharmacokinetics and plasma protein binding of eprosartan. Pharmacotherapy 18: 42–50
144. Tenero D, Martin D, Ilson B, Jushchyshyn J, Boike S, Lundberg D, Zariffa N, Boyle D, Jorkasky D (1998) Pharmacokinetics of intravenously and orally administered eprosartan in healthy males: absolute bioavailability and effect of food. Biopharm Drug Dispos 19: 351–6
145. Tenero DM, Martin DE, Miller AK, Ilson B, Boike SC, Zariffa N, Jorkasky DK (1998) Effect of age and gender on the pharmacokinetics of eprosartan. Br J Clin Pharmacol 46: 267–70
146. The acute infarction ramipril efficacy (AIRE) study investigators (1993) Effect of ramipril on mortality and morbidity of survivors of acute mycardial infarction with clinical evidence of heart failure. Lancet 342: 821–828
147. The consensus trial study group (1987) Effects of enalapril on mortality in severe congestive heart failure. N Engl J Med 316: 1429–1325
148. The studies of left ventricular dysfunction (SOLVD) investigators (1992) Effect of enalapril on mortality and the development of heart failure in asymptomatic patients with reduced left ventricular ejection fractions. N Engl J Med 327: 685–691
149. Timmermans PBMWM, Smith RD (1996) Angiotensin-II-Rezeptoren: Physiologische und pharmakologische Bedeutung. In: Philipp Th, Schäfers RF (Hrsg) Angiotensin II – Antagonismus. Ein neuer Weg zur Hochdruckbehandlung. Springer, Berlin Heidelberg, S. 1–29
150. Timmermans PBMWM, Wong PC, Chiu AT, Herblin WF, Benfield P, Carini DJ, Lee RJ, Wexler RR, Saye JAM, Smith RD (1993) Ang II receptors and Ang II receptor antagonists. Parmacol Rev 45: 205–251
151. Tsunoda K, Abe K, Hagino T et al. (1993) Hypotensive effect of losartan, a nonpeptide Ang II receptor antagonist, in essential hypertension. Am J Hypertens 6: 28–32
152. Unger T, Chung O, Csikos T, Culman J, Gallinat S, Gohlke P, Höhle S, Meffert S, Stoll M, Stroth U, Zhu Y-Z (1996) Angiotensin receptors. J Hypertens 14 (Suppl 5): S95–S103
153. Unger T, Gohlke P, Gruber MG (1990) Converting enzyme inhibitors. In: Ganten D, Mulrow PJ (eds) Pharmacology of Antihypertensive Therapeutics. Handbook of Experimental Pharmacology, Vol 93. Springer, Berlin Heidelberg New York Tokyo, pp 739–481
154. Urata H, Healy B, Stewart RW, Bumpus FM, Husain A (1990) Ang II-forming pathways in normal and failing human hearts. Circ Res 66: 883–890
155. Urata H, Kinoshita A, Misono KS, Bumpus FM, Husain A (1990) Identification of a highly specific chymase as the major angiotensin-II-forming enzyme in the human heart. J Biol Chem 265: 22348–22357
156. Van den Meiracker AH, Admiraal PJ, Janssen JA, Kroodsma JM, de Ronde WA, Boomsma F, Sissmann J, Blankestijn PJ, Mulder PG, Man In't Veld AJ, Schalekamp MADH (1995) Hemodynamic and biochemical effects of the AT_1 receptor antagonist irbesartan in hypertension. Hypertension 25: 22–29
157. van Lier JJ, van Heiningen PNM, Sunzel M (1997) Absorption, metabolism and excretion of ^{14}C-candesartan and ^{14}C-candesartan cilexetil in healthy volunteers. J Hum Hypertens 11 (Suppl 2): S27–28
158. van Meel JCA, Hauel N, Entzeroth M et al. (1993) Antihypertensive effects of the angiotensin receptor antagonist, BIBR 277, in conscious renal hypertensive and spontaneously hypertensive rats [abstract] Br J Pharmacol 108 (Suppl): 191P
159. van Meel JCA, Redemann N, Haigh RM (1996) Hypotensive effects of the angiotensin II antagonist telmisartan in conscious cronically-instrumented transgenic rats. Arzneimittel Forschung 46: 755–9
160. Wada T, Inada Y, Shibouta Y, Ojima M, Kubo K, Kohara Y, Naka T, Nishikawa K (1992) Antihypertensive action of a nonpeptide Ang II (AII) antagonist, TCV-116, in various hypertensive rats. J Hypertens 10 (Suppl 4): S144
161. Wada T, Kanagawa R, Ishimura Y, Inada Y, Nishikawa K (1995) Role of angiotensin II in cerebrovascular and renal damage in deoxycorticosterone acetate-salt hypertensive rats. J Hypertens 13: 113–22

162. Weinstock J, Keenan RM, Samanen J, Hempel J, Finkelstein JA, Franz RG, Gaitanopoulos DE, Girard GR, Gleason JG, Hill DT, Morgan TM, Peishoff CE, Aiyar N, Brooks DP, Fredrickson TA, Ohlstein EH, Ruffolo RR Jr, Stack EJ, Sulpizio AC, Weidley EF, Edwards RM (1991) 1-(Carboxybenzyl)imidazole-5-acrylic acids: potent and selective angiotensin II receptor antagonists. J Med Chem 34: 1514–1517
163. Wienen W, Entzeroth M, Diederen W et al. (1997) Pharmacology and antihypertensive effects of telmisartan, an AT_1-selective angiotensin II receptor antagonist [poster] 1st International Symposium on Angiotensin II Antagonism. Sep 28–Oct 1; London
164. Wienen W, Hauel N, Van MJCA et al. (1993) Pharmacological characterization of the novel nonpeptide angiotensin II receptor antagonist. BIBR 277. Br J Pharmacol 110: 245–52
165. Wikstrand J, Warnold I, Olsson G, Tuomilehto J, Elmfeldt D, Berglund G (1988) Primary prevention with metoprolol in patients with hypertension. Mortality results from the MAPHY study. JAMA 259: 1976–1982
166. Williams GH (1988) Converting enzyme inhibitors in the treatment of hypertension. N Engl J Med 319 (23): 1517–1525
167. Winquist R, Panzenbeck M, Madwed J et al. (1994) The effects of BIBR 277, an angiotensin II type I (AT1) receptor antagonist in conscious monkeys [abstract]. FASEB J 8 (Pt 2): A882
168. Wintroub BU, Klickstein LB, Watt KW (1981) A human neutrophil dependent pathway for generation of Ang II. J Clin Invest 68: 484–490
169. Wong PC, Hart SD, Chiu AT, Herblin WF, Carini DJ, Smith RD, Wexler RR, Timmermans PBMWM (1991) Pharmacology of DuP 532, a selective and noncompetitive AT_1 receptor antagonist. J Pharmacol Exp Ther 259: 861–870
170. Wong PC, Hart SD, Duncia JV et al. (1991) Nonpeptide Ang II receptor antagonists. XIII. Studies with DuP 753 and EXP 3174 in dogs. Eur J Pharmacol 202: 323–330
171. Wong PC, Price WA, Chiu AT, Duncia JV, Carini DJ, Wexler RR, Johnson AL, Timmermans PBMWM (1990) Nonpeptide Ang II receptor antagonists. XI. Pharmacology of EXP3174, an active metabolite of Dup 753 – an orally active antihypertensive agent. J Pharmacol Exp Ther 255: 211–217
172. Wong PC, Price WA, Chiu AT, Duncia JV, Carini DJ, Wexler RR, Johnson AL, Timmermans PBMWM (1990) Nonpeptide Ang II receptor antagonists. IX. Antihypertensive activity in rats of DuP 753, an orally active antihypertensive agent. J Pharmacol Exp Ther 252: 726–732
173. Wong PC, Price WA, Chiu AT, Duncia JV, Carini DJ, Wexler RR, Johnson AL, Timmermans PBMWM (1990) Nonpeptide Ang II receptor antagonists. VIII. Characterization of functional antagonism displayed by DuP 753, an orally active antihypertensive agent. J Pharmacol Exp Ther 252: 719–725
174. Wong PC, Tam SW, Herblin WF et al. (1991) Further studies on the selectivity of DuP 753, a nonpeptide Ang II receptor antagonist. Eur J Pharmacol 196: 201–203
175. Wood JM, Schnell CR, Levens NR (1993) Kidney is an important target for the antihypertensive action of an Ang II receptor antagonist in spontancously hypertensive rats. Hypertension 21: 1056–1061
176. Wright JW, Krebs LT, Stobb JW, Harding JW (1995) The angiotensin IV system: functional implications. Front Neuroendocrinol 16: 23–52
177. Yoshiyama M, Kim S, Yamagishi H et al. (1994) Cardioprotective effect of the angiotensin II type I receptor antagonist TCV-116 on ischemia-reperfusion injury. Am Heart J 128: 1–6
178. Zierhut W, Studer R, Laurent D, Kästner S, Allegrini P, Whitebread S, Cumin F, Baum H, de Gasparo M, Drexler H (1996) Left ventricular wall stress and sarcoplasmic recticulum Ca^{2+}-ATPase gene expression in renal hypertensive rats: dose-dependent effects of ACE inhibition and AT_1-receptor blockade. Cardiovasc Res 31: 758–768
179. Zimmerman BG (1978) Actions of angiotensin on adrenergic nerve endings. Fed Proc 37: 199–202

Für die Verfasser:
Prof. Dr. med. P. Dominiak
Institut für experimentelle und klinische Pharmakologie und Toxikologie
Med. Universität zu Lübeck
Ratzeburger Allee 160
23538 Lübeck

Kapitel 3

Behandlung der Hypertonie mit AT_1-Rezeptorantagonisten

R. E. Schmieder, J. K. Rockstroh

3.1 Einleitung

Risikofaktor Bluthochdruck

Unkontrollierte persistierende Blutdruckerhöhungen stellen einen der wichtigsten unabhängigen Hauptrisikofaktoren für zerebrovaskuläre Schädigungen, kardiale Komplikationen und fortgeschrittene Nierenerkrankung dar. Eine adäquate medikamentöse Behandlung des Bluthochdrucks führte zu einer deutlichen Reduktion der kardiovaskulären Mortalität und Morbidität [14, 30]. Neue Ergebnisse der Framingham-Studien von mittlerweile über 20 Jahre „follow-up" weisen darauf hin, daß eine Langzeitbehandlung mit Antihypertensiva noch viel mehr gegen kardiovaskuläre Morbidität und Mortalität schützt, als es frühere Ergebnisse aus klinischen Untersuchungen haben vermuten lassen [36]. Die höchste Gesamtüberlebenszeit war bei Männern mit einem systolischen Blutdruck von weniger als 134 mmHg unter antihypertensiver Behandlung assoziiert, bei Frauen von weniger als 149 mmHg systolisch und für beide Geschlechter mit einem diastolischen Blutdruck von weniger als 95 mmHg [6]. Die Hypertension-Optimal-Treatment (HOT)-Studie hat weiterhin gezeigt, daß eine Blutdrucksenkung unter 90 mmHg diastolisch möglich und sicher ist und daß der optimale Blutdruck unter Behandlung mit der geringsten kardiovaskulären Morbidität bei 139/83 mmHg liegt [31]. Eine Metaanalyse von 14 randomisierten klinischen Studien konnte eine 42 %ige Reduktion der Inzidenz für Schlaganfälle bei einer Abnahme des diastolischen Blutdrucks von 5–6 mmHg feststellen [14]. Die Abnahme der Schlaganfallsrate war in einem vergleichbaren Umfang übereinstimmend in Langzeitbeobachtungsstudien festgestellt worden, in denen bei einer entsprechenden Blutdruckabnahme eine 35–40 %ige Abnahme der Schlaganfallereignisse zu verzeichnen war. Zusammenfassend unterstreichen die dargestellten Ergebnisse die Notwendigkeit, eine antihypertensive Therapie konsequent durchzuführen.

Aktuelle Therapierichtlinien zur Behandlung der arteriellen Hypertonie

Die Empfehlungen der Deutschen Liga zur Bekämpfung des Hohen Blutdrucks schlagen bei leichter bis mittelschwerer Hypertonie eine Monotherapie mit einem von fünf Basisantihypertensiva vor (β-Blocker, Diuretikum, Kalziumantagonist, ACE-Hemmer, α_1-Blocker) [20]. Hierbei ist das Hauptziel eine Blutdrucknormalisierung mit dem nebenwirkungsärmsten Mittel. Die Auswahl des jeweiligen Monotherapeutikums richtet sich nach der individuellen Verträglichkeit und etwaigen Begleiterkrankungen. Im Gegensatz dazu stehen die neuesten Empfehlungen des Joint National Committee aus den Vereinigten

Staaten von Amerika. Diese empfehlen für eine Firstline-Therapie Diuretika oder β-Blocker und nur bei Vorliegen von gewissen Begleiterkrankungen werden auch andere Substanzgruppen empfohlen (z.B. ACE-Hemmer bei Herzinsuffizienz) [34]. Diese Empfehlung beruht auf der Tatsache, daß derzeit nur mit Diuretika und β-Blockern eine Reduktion kardiovaskulärer Morbidität und Mortalität in kontrollierten klinischen Studien definitiv nachgewiesen werden konnte [2a]. Alternative Medikamentenklassen, insbesondere Kalziumantagonisten, ACE-Hemmer und α_1-Rezeptorenblocker, sind zwar gleichermaßen effektiv bezüglich ihres blutdrucksenkenden Effekts, jedoch sind langzeitkontrollierte Studien noch nicht abgeschlossen, in denen ihre Effektivität bezüglich einer Reduktion von Morbidität und Mortalität dargestellt werden konnte. Bei älteren Patienten ist kürzlich aufgrund der SYSTEUR-Studie eine Mortalitätssenkung für Kalziumantagonisten jedoch gezeigt worden [70]. Aufgrund der weltweit durchgeführten klinischen Studien ist jedoch festzustellen, daß auch in den USA Kalziumantagonisten und ACE-Hemmer gleichermaßen als Mittel der ersten Wahl eingesetzt werden wie Diuretika und β-Blocker. In jüngerer Zeit werden zunehmend auch AT_1-Rezeptorantagonisten angewandt.

Lebensqualität unter antihypertensiver Therapie

Bei der Auswahl des geeigneten antihypertensiven Behandlungskonzepts für einen individuellen Patienten sind die Auswirkungen eines antihypertensiven Medikamentes auf die Lebensqualität mit zu berücksichtigen. Die Lebensqualität stellt somit eine neue wichtige therapiebestimmende Dimension neben den bislang üblichen Aspekten von Wirksamkeit, Kosten und Nebenwirkungen dar (Übersicht in [66]). In der Tat stellt eine Beeinträchtigung der Lebensqualität die Hauptursache für die Beendigung einer antihypertensiven Therapie dar und gefährdet hierdurch in erheblichem Maße die Effektivität einer langandauernden Blutdruckkontrolle und -einstellung. Über 50 % der initial durch Hausärzte verschriebenen Bluthochdruckmittel werden nach 6 Monaten ab- oder umgesetzt. Hieraus ergibt sich die andauernde Suche nach neuen antihypertensiven Therapeutika mit langandauernder Wirksamkeit und deutlich verbessertem Medikamentenprofil im Hinblick auf Sicherheits- und Nebenwirkungsprofil sowie Lebensqualität. So ist als einer der Hauptgründe für den Gebrauch neuerer Klassen antihypertensiver Medikamente, hier insbesondere ACE-Hemmer und Angiotensin-II-Rezeptorantagonisten sowie die langwirksamen Kalziumantagonisten, ihre Fähigkeit anzusehen, adäquat den erhöhten Blutdruck zu senken, ohne dabei schwere oder mildere Nebenwirkungen zu entwickeln.

Wenngleich eine Verbesserung der kardiovaskulären Mortalität noch nicht für diese neuen Medikamentenklassen in klinischen prospektiven Untersuchungen belegt werden konnte, so weisen doch diese neuen Medikamente einen deutlichen Vorteil bezüglich ihres Einflusses auf die Lebensqualität auf. So wurde z.B. eine Studie vorgestellt, in der der Effekt einer antihypertensiven Therapie auf die Lebensqualität in einer gut kontrollierten doppelblinden Studie untersucht wurde, die die Gabe eines ACE-Hemmers (Captopril), eines zentralen Sympatholytikums (α-Methyldopa) und eines β-Blockers (Propranolol) verglich. Veränderungen im Allgemeinbefinden, bei physischen Symptomen, in der Arbeitsleistung und bei sexuellen Symptomen unterschieden sich zwischen den verschiedenen Medikamentenklassen. Insbesondere der Einfluß der jeweiligen antihypertensiven Therapie auf das subjektive Allgemeinbefinden des Patienten verbesserte sich deutlich in der Gruppe der Patienten, die mit einem ACE-Hemmer behandelt wurden (Abb. 3.1) [17].

Im folgenden Kapitel soll insbesondere auf die Therapie der arteriellen Hypertonie mit AT_1-Rezeptorantagonisten und den heutigen Stellenwert dieser Medikamente in der antihypertensiven Therapie eingegangen werden.

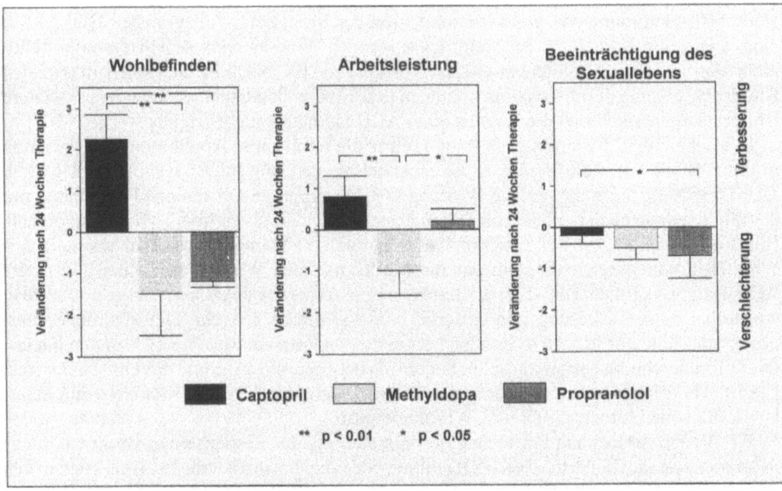

Abb. 3.1. Veränderungen in den Lebensqualitätsmarkern bei Woche 24 nach Behandlungsbeginn bei Patienten, die mit Kalziumantagonisten, ACE-Hemmern oder einem β-Blocker behandelt wurden.

3.2 Experimentelle Untersuchungen zur antihypertensiven Wirkung von AT_1-Rezeptorantagonisten

Das Rational für die Entdeckung von Angiotensin-II-Rezeptorantagonisten basiert auf der Tatsache, daß das natürlich vorkommende Hormon Angiotensin II (Ang II) eine wichtige pathophysiologische Rolle bei der arteriellen Hypertonie und anderen kardiovaskulären Erkrankungen spielt [21, 41]. Die Bindung von Ang II an den AT_1-Rezeptor in verschiedenen Zielorganen kann zu einer extrazellulären Volumenerhöhung sowie zu einer Erhöhung des peripheren Widerstandes im arteriellen System führen. Hieraus entsteht eine Blutdruckerhöhung, die beim Menschen durch Salzbelastung verstärkt und durch Salzverarmung abgeschwächt werden kann. Als erster Angiotensin-II-Rezeptorantagonist wurde in den 70er Jahren die Substanz Saralasin synthetisiert. Unglücklicherweise war Saralasin oral verabreicht nicht aktiv und hatte nur eine sehr kurze Wirkdauer, so daß eine antihypertensive Langzeitbehandlung mit diesem Medikament nicht möglich war. 1988 erfolgte die Erstbeschreibung von Losartan als dem ersten nicht-peptidischen AT_1-Rezeptorantagonisten [10]. Die akute antihypertensive Wirkung einer AT_1-Rezeptorblockade in Tiermodellen von Renin-abhängigem Bluthochdruck konnte sowohl für Losartan als auch für andere AT_1-Rezeptor-selektive Medikamente nachgewiesen werden [68, 74]. Hierbei stellt sich der maximale blutdrucksenkende Effekt vergleichbar zu der blutdrucksenkenden Wirkung einer ACE-Hemmung dar, wobei eine Infusion des Bradykinin-Antagonisten HOE140 zu einer teilweisen Aufhebung der blutdrucksenkenden Wirkung einer ACE-Hemmung führt, nicht aber bei einer Angiotensin-II-Rezeptorblockade [9]. Nach Erreichen der maximalen Blutdrucksenkung durch Losartan konnte in experimentellen Untersuchungen eine weitere Blutdruckabnahme durch die Zugabe eines ACE-Hemmers nicht erreicht werden [76a].

In wachen renal-hypertensiven Ratten führte die intravenöse Applikation von Valsartan in einer Dosis von 0,06 mg/kg zu einer Abnahme des Blutdrucks von 30 mmHg [15]. Hierbei war die antihypertensive Wirkung von Valsartan bei Dosierungen beginnend mit 0,1 mg/kg sowie auch bei höheren Dosen über 24 Stunden feststellbar [15]. Die maximale Blutdruckabnahme, die bei 3 mg/kg Valsartan nach 60 Minuten erreichbar war (–10,5 ± 7 mmHg), war vergleichbar mit der blutdrucksenkenden Wirkung derselben Dosis des ACE-Hemmers Enalapril (–10,6 ± 8 mmHg). Eine Abnahme des Blutdrucks um 30 mmHg wurde bei einer Dosierung von Losartan von 1,4 mg/kg erreicht. Die maximale Blutdruckreduktion wurde nach 4 Stunden beobachtet und persistierte über 24 Stunden hinaus. Die Wirkung von Valsartan trat schneller ein als bei Losartan aufgrund des Umstandes, daß Losartan eine hepatische Transformation in einen ebenfalls aktiven Metaboliten durchläuft bevor die volle blutdrucksenkende Wirkung eintritt.

AT_1-Rezeptorblockade führte zu einer Veränderung des Beginns eines Bluthochdrucks in jungen, spontan hypertensiven (SH) Ratten oder aber normalisierte den Blutdruck in den spontan hypertensiven Ratten (genetisches Modell des Bluthochdrucks). Wenn die Behandlung der jungen, spontan hypertensiven Ratten beendet wurde, blieb der Blutdruck noch für mehrere Wochen erniedrigt [39, 54]. Tabelle 3.1 faßt die Auswirkung einer AT_1-Rezeptorblockade auf den Bluthochdruck in SH-Ratten zusammen. In einem Teil dieser Studien führte die AT_1-Rezeptorblockade zu einer Regression der kardialen Hypertrophie. In einem Teil der Studien konnte auch eine Reversion der vaskulären Hypertrophie verzeichnet werden [57].

Der Reaktionsmechanismus von AT_1-selektiven Medikamenten involviert sowohl die Blockade der Ang-II-vermittelten Vasokonstriktion, die Blockade der sympathischen Funktion, eine gesteigerte Baroreflexsensitivität als auch einen komplexen Effekt, um die vaskuläre Hypertrophie und Reaktivität zu modifizieren [23, 38, 69]. Da Ang II die myo-

Tabelle 3.1. Chronische Effekte der AT_1-Rezeptorblockade, um Hochdruck in SH-Ratten zu verhindern oder zurückzubilden (Zusammenfassung präklinischer Studien) (adaptiert nach [73]).

AT_1-Rezeptor-antagonist	Dosis (pro Tag), Verabreichungsart (Dauer der Behandlung)	Alter der SHR	Ergebnisse	Literatur
Losartan	10 mg/kg, subkutan (10 Tage)	10 Tage	↓ SBD über 90 Tage	[39]
Losartan	15 mg/kg, oral (4 Wochen)	21 Tage	↓ SBD, ↓ LVG, ↓ vaskuläre Hypertrophie	[54]
Losartan	10 mg/kg, oral (2 Wochen)	10 Wochen	↓ SBD, ↓ Aldosteron	[49]
Losartan	10 mg/kg, oral (7 Tage)	11 Wochen	↓ SBD, ↓ LVG	[7]
Candesartan	1 mg/kg, oral (2 Wochen)	10 Wochen	↓ SBD, ↓ Aldosteron	[50]
Candesartan	0,3 mg/kg	8 Wochen	↓ SBD, = LVG	[52]
A-81988	3 mg/kg, oral (4 Wochen)	18–24 Wochen	↓ SBD, ↓ LVG, keine Effekte auf Blutfette	[1]
Irbesartan	60 mg/kg, oral (16 Wochen)	4 Wochen	↓ SBD, ↓ LVG, ↓ vaskuläre Veränderungen	

SBD = systolischer Blutdruck, LVG = linksventrikuläres Gewicht

kardiale Hypertrophie unabhängig vom Blutdruck induzieren kann und ACE-Hemmer in der Lage sind, die kardiale Angiotensin-II-Produktion zu hemmen [64], können ACE-Hemmer zu einer Rückbildung von linksventrikulärer Hypertrophie durch eine Unterdrückung des kardialen Renin-Angiotensin-Systems führen [65]. In einer experimentellen Untersuchung zur Effektivität von AT_1-Rezeptorantagonisten bezüglich der Reduktion der linksventrikulären Hypertrophie konnte gezeigt werden, daß trotz einer signifikanten Blutdruckreduktion unter Candesartan (0,3 mg/kg/Tag) in SH-Ratten keine Abnahme der linksventrikulären Hypertrophie zu beobachten war [52]. Im Gegensatz hierzu führte die Gabe von Lisinopril (3 mg/kg/Tag) zu einer Abnahme von Blutdruck und linksventrikulärem Gewicht. Aus diesen Ergebnissen wurde vermutet, daß andere Faktoren, wie eine Senkung der Nachlast, eine Rolle bei der Abnahme der linksventrikulären Hypertrophie mit dem ACE-Hemmer Lisinopril spielen. Da insgesamt nur zwei Wochen Behandlung mit dem AT_1-Rezeptorantagonisten durchgeführt wurden, wurde spekuliert, daß möglicherweise eine längere Behandlungsdauer und ggf. höhere Medikamentendosen notwendig sind, um eine Abnahme von LVH zu erreichen. In verschiedenen Tiermodellen konnte gezeigt werden, daß die Gabe von Candesartan einen stärkeren und längeren antihypertensiven Effekt aufwies als die vergleichbare Gabe von ACE-Hemmern [40, 53]. Inzwischen wurde in mehreren klinischen Studien mit Irbesartan und Valsartan gezeigt, daß die linksventrikuläre Hypertrophie deutlicher reduziert wird als mit einem β-Blocker [35].

3.3 Wirkung von AT_1-Rezeptorantagonisten bei Normotonikern

Untersuchungen zur Wirkung von AT_1-Rezeptorantagonisten bei Normotonikern konnten zeigen, daß es nach oraler Gabe von Candesartan (in Dosierung von 2,5 mg und mehr) zu einer signifikanten Blutdruckreduktion kam [59]. So waren vier Stunden nach Verabreichung von 2,5 mg Candesartan im Mittel eine systolische Blutdruckabnahme von $-10{,}7 \pm 4{,}0$ mmHg sowie eine Abnahme des diastolischen Blutdrucks von $-12 \pm 1{,}7$ mmHg zu verzeichnen. Parallel kam es zu einer signifikanten Zunahme der Pulsfrequenz fünf Stunden nach Applikation des Medikaments für die Dosierung 1 mg, 2,5 mg, 10 mg und 15 mg. Die blutdrucksenkende Wirkung von Candesartan wurde auch bei einer einmal täglichen Gabe anhaltend über einen Zeitraum von acht Tagen gemessen. Bis auf leichte Kopfschmerzen wurden keine Nebenwirkungen beobachtet. In einer weiteren Studie wurden 21 männliche gesunde Freiwillige über acht Tage in einer Doppelblindstudie entweder mit Plazebo oder Candesartan (1, 2 oder 4 mg per os täglich) behandelt [19]. Zusätzlich wurden die Probanden am 1., 4. und 8. Tag mit wiederholten Bolusinjektionen von Angiotensin II behandelt. Innerhalb der Studie zeigte sich, daß sechs Stunden nach Gabe von 4 mg Candesartan die systolische Blutdruckantwort auf eine gegebene Dosis von Angiotensin II zu jeweils 40 ± 4 % und 35 ± 8 % des jeweiligen Baselinewertes am Tag 1 und 8 reduziert wurde [19]. Candesartan induzierte eine dosisabhängige Zunahme der Plasma-Renin-Aktivität und der Angiotensin-II-Spiegel, die am 8. Tag stärker ausgeprägt war als am 1. Tag nach Gabe des Medikaments. Unabhängig von dem kombinatorischen Mechanismus war die Relation zwischen zeitintegrierter systolischer Blutdruckantwort auf Ang II und dem zeitintegrierten Medikamentenspiegel des aktiven Metaboliten von Candesartan (CV-11974) nicht unterschiedlich zwischen Tag 1 und 8.

In einer Untersuchung zur Auswirkung möglicher hormoneller und renaler Effekte bei einer AT_1-Rezeptorblockade bei normotensiven gesunden Freiwilligen wurde bei 24 Probanden mit einer salzarmen Diät für acht Tage entweder zu Plazebo oder 10 oder 50 mg des AT_1-Rezeptorantagonisten Irbesartan in einer Doppelblindstudie randomisiert. Die AT_1-Rezeptorblockade mit Irbesartan induzierte eine dosisabhängige kompensatorische Zunahme der Plasma-Renin-Aktivität und der Plasma-Angiotensin-Spiegel bei gleichzeitig signifikanter Abnahme des Plasma-Aldosteron-Spiegels. Die kompensatorische Zunahme der Plasma-Renin-Aktivität und der Angiotensin-II-Spiegel war deutlich verstärkt am Tag 8 als Ausdruck einer langanhaltenden Wirkung des blockierenden Effekts von Irbesartan. Gleichzeitig kam es zu geringen Veränderungen des Blutdrucks bei unbeeinträchtigtem renalem Blutfluß und glomerulärer Filtrationsrate. Es wurde jedoch eine signifikante Abnahme der Filtrationsrate während der Rezeptorblockade am Tag 1 und 8 beobachtet [5]. Die tubulären Effekte von Irbesartan waren durch eine dosisabhängige Zunahme der Natrium- und Chlorid-Ausscheidung charakterisiert. Gleichzeitig konnte kein signifikanter Effekt auf die Kalium- und Harnsäurespiegel unter Therapie mit Irbesartan beobachtet werden.

Frühe Studien mit Losartan untersuchten unterschiedliche Dosierungen von Losartan und ihre Auswirkungen auf Standardbolusgabe von Ang I bei gesunden Freiwilligen. In der Regel wurde auf Standarddosisgaben von Ang I ein Anstieg des systolischen Blutdrucks von 30 mmHg verzeichnet. Die entsprechenden Blutdruckveränderungen innerhalb dieses Settings unter Losartan-Gabe sind in Abb. 3.2 dargestellt. Aus dieser Abbildung geht hervor, daß Losartan in einer dosisabhängigen Form die Antwort auf das applizierte Angiotensin inhibiert. Darüber hinaus wird klar, daß der Effekt von Losartan zumindest für 24 Stunden andauert. Die wichtigsten hormonellen Auswirkungen unter einer Losartan-Gabe innerhalb dieser Studie zeigt Abb. 3.3. Hieraus ersieht man, daß die Angiotensin-II-Konzentration im Plasma unter der Losartan-Behandlung ansteigt, was in Übereinstimmung mit der pharmakologischen Aktion dieses Medikaments zu sehen ist. Gleichzeitig

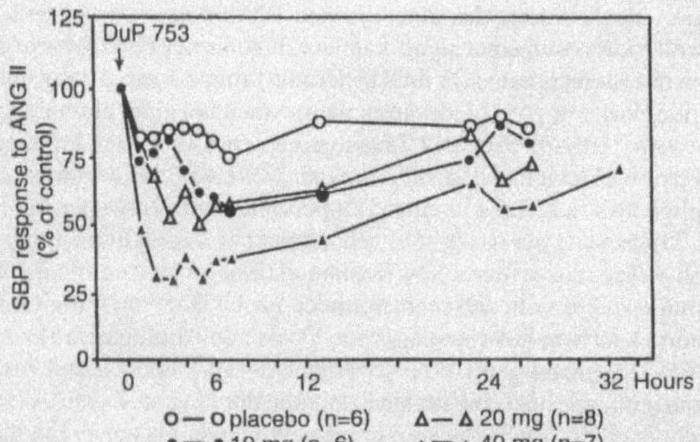

Abb. 3.2. Blutdruckverlauf nach Einzelgaben von oralem DUP753 (Losartan) (in den Dosierungen 10 mg, 20 mg oder 40 mg) gegenüber Plazebo nach Gabe von Angiotensin I bei gesunden Freiwilligen (adaptiert nach [12]).

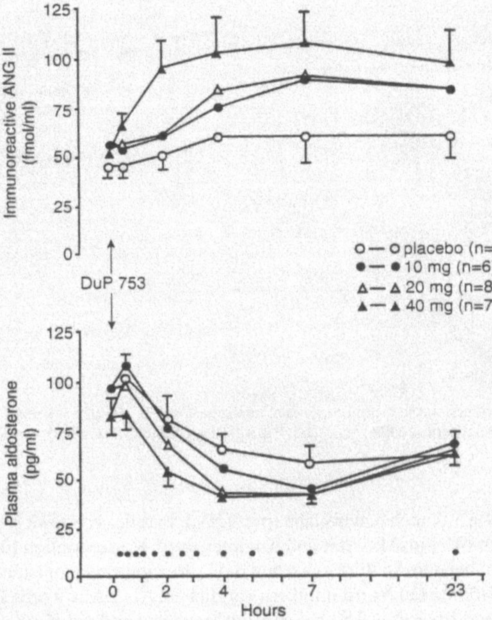

Abb. 3.3. Auswirkungen einzelner Gaben von oralem DUP753 (Losartan) (in den Dosierungen 10 mg, 20 mg oder 40 mg) gegenüber Plazebo auf Plasma-Aldosteron und Angiotensin-II-Spiegel (adaptiert nach [12]).

findet eine Abnahme der Plasma-Aldosteron-Konzentration statt, jedoch waren die medikamenteninduzierten Veränderungen durch Losartan bei ebenfalls stattfindender Abnahme der Aldosteron-Konzentration in der Plazebo-Gruppe nicht signifikant.

Weitere Untersuchungen zur Wirkung von Losartan auf Blutdruck und Plasma-Renin-Aktivität konnten aufweisen, daß einzelne Medikamentengaben bis zu 30 mg toleriert wurden und daß eine über 90 %ige Blockade der Antworten auf exogenes Ang II bei oralen Dosen von 80–150 mg erreicht werden konnte [26]. Innerhalb dieser Studien bei Normotonikern waren die Effekte von Losartan auf den Ruheblutdruck und die Herzfrequenz nicht sehr ausgeprägt. Zusätzlich konnte aufgezeigt werden, daß die Zunahme der Plasma-Renin-Aktivität und Plasma-Angiotensin-II-Konzentration und auch die Blockade der Antwort auf eine exogene Angiotensin-Applikation besser mit den Spiegeln des Hauptmetaboliten von Losartan korrelierte als mit der eigentlichen Grundsubstanz [13]. In einer weiteren Untersuchung mit gesunden männlichen Freiwilligen wurde die Einmalgabe von 100 mg Losartan untersucht. Alle Probanden waren auf eine standardisierte salzarme Diät gesetzt worden (die 24-h-Urin-Natrium-Exkretion betrug 98 ± 37 meq/24 h). Bei Probanden, die Losartan erhalten hatten, fanden sich signifikante Abnahmen des systolischen und diastolischen Blutdrucks nach 6 Stunden gegenüber den Probanden, die Plazebo erhalten hatten

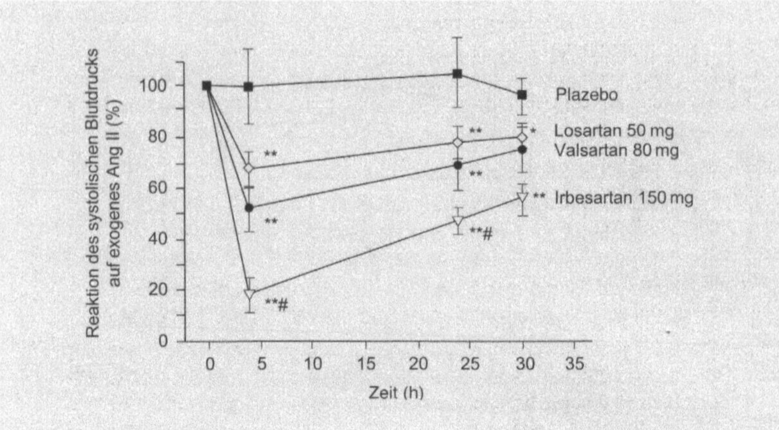

Abb. 3.4. Senkung des systolischen Blutdrucks durch exogenes Ang II. Zeitlicher Verlauf der in vivo Ang II-Rezeptorblockade (Mittelwerte ± SEM: *p < 0,05, **p < 0,01 vs. Plazebo, # p < 0,05 vs. andere Antagonisten), nach [46b]

(−8,8 ± 9,6 / −6,8 ± 5,0 nach erster Gabe (p < 0,05)). Parallel zeigte sich ein signifikanter Anstieg von Plasma-Renin-Aktivität und Angiotensin-II-Konzentration [26].

In einer vergleichenden Analyse zwischen 3 AT_1-Rezeptorantagonisten wurde die blutdrucksenkende Wirkung bei Normotonikern verglichen. Als Dosis wurde Losartan 50 mg, Valsartan 80 mg und Irbesartan 150 mg gewählt, entsprechend der initial anzuwendenden Dosisempfehlungen der jeweiligen Hersteller (Abb. 3.4). Nach 4 Stunden blockerte Losartan 43 %, Valsartan 51 % und Irbesartan 88 % (p < 0,01 zwischen den Substanzen) der systolischen Blutdruckantiege einer zuvor verabreichten Angiotensin II-Infusion. Ähnliche Ergebnisse wurden für die reaktiven Angiotensin II Spiegel-Bestimmungen und im in-vitro Angiotensin II Rezeptor Assay gefunden. Diese vergleichende Untersuchung sagt also, daß die Angiotensin II Rezeptorblockade mit Irbesartan 150 mg ausgeprägter ist als mit Losartan 50 mg und Valsartan 80 mg. Diese Untersuchung dokumentiert nicht so sehr eine unterschiedliche pharmakologische Potenz der drei untersuchten Substanzen, da nur eine Dosis verwandt wurde, als vielmehr die Frage, ob die Eingangsdosis für Valsartan und Losartan gut gewählt ist, da sie der von Irbesartan in der Rezeptorblockade unterlegen ist.

3.4 Dosisfindung für die antihypertensive Wirkung

Inzwischen liegen klinische Untersuchungen und Dosisfindungsstudien zu über zehn Angiotensin-II-Rezeptorantagonisten vor. Verschiedene der untersuchten Substanzen befinden sich noch in der klinischen Phase 1 oder 2 der Studien, bei anderen Substanzen wiederum ist vorübergehend die Weiterentwicklung ausgesetzt worden. Tabelle 3.2 faßt die wichtigsten bereits untersuchten Substanzen zusammen. In Deutschland bereits für die Behandlung der essentiellen Hypertonie zugelassen sind (Stand 3/99): Losartan, Valsartan, Irbesartan, Candesartan, Eprosartan und Telmisartan. Nachfolgend werden wichtige Einzelstudien zur Dosisfindung der bestuntersuchten Substanzen vorgestellt.

Zur Ermittlung der geeigneten Dosierung von Losartan wurde 1995 eine Studie veröffentlicht, in der insgesamt sieben Gruppen mit jeweils 78–90 Patienten mit milder und mittelschwerer Hypertonie über acht Wochen entweder eine tägliche orale Einmaldosis Plazebo oder aber Losartan in der Dosierung 10, 25, 50, 100 und 150 mg erhielten oder aber eine Therapie mit einem ACE-Hemmer (Enalapril 20 mg) [27]. Die Auswertung der Studienergebnisse ergab, daß zum Ende des Untersuchungszeitraums mit Losartan in Dosierung von 50 mg und 150 mg eine signifikante Senkung sowohl des diastolischen als auch des systolischen Blutdrucks gegenüber Plazebo nach sechs Stunden und nach 24 Stunden zu erreichen war [27]. 25 mg Losartan senkten nach sechs Stunden den systolischen und diastolischen Blutdruck signifikant gegenüber Plazebo, waren jedoch nach 24 Stunden nicht mehr wirksam. Die Senkung des diastolischen und systolischen Blutdrucks 24 Stunden nach der letzten Medikamenteneinnahme war in dieser Studie durch Steigerung der Losartan-Dosis über 50 mg hinaus nicht weiter zu verstärken.

Für den AT_1-Antagonisten Irbesartan liegen zwei Dosisfindungsstudien von einer Woche Zeitdauer und nochmals drei Dosisfindungsstudien von jeweils acht Wochen Studiendauer bei Patienten mit milder bis mäßiger Bluthochdruckerkrankung vor [61]. In den verschiedenen Dosisfindungsstudien wurden Dosierungen von 1 mg, 5 mg, 25 mg, 100 mg, 150 mg, 200 mg, 300 mg, 600 mg und 900 mg untersucht. Hierbei zeigte sich eine signifikante Abnahme des systolischen und diastolischen Blutdrucks gegenüber Patienten, die Plazebo erhielten, ab einer Dosierung von 100 mg. Ergebnisse der Plazebo-kontrollierten Studien zeigen eine klare dosisabhängige Blutdrucksenkung in dem Bereich zwischen 50 mg und 300 mg, während es in dem Bereich zwischen 300 mg und 900 mg dann zu einem deutlichen Abflachen der Ansprechkurve kommt. Die Startdosis von 150 mg Irbesartan/Tag bewirkte Plazebo-bereinigt eine mittlere Blutdrucksenkung von 8/5 mmHg, bzw. eine Responderrate von 56 %. Abb. 3.5 zeigt die mittlere Abnahme des diastolischen (3.5a) und

Tabelle 3.2. Übersicht über die in klinischen Studien verglichenen Angiotensin-II-Rezeptorantagonisten und ihre Dosierungen (adaptiert nach [47].

Substanz	Zulassung	Orale Dosis in mg	Herstellende Firma/Sponsor
Candesartan (TCV-116)	1997	4–16 (2–32)	Takeda, Astra
Eprosartan (SK&F108566)	1997	300–1200	SmithKline Beecham & Hoechst
Irbesartan (SR47436)	1997	150–300 (1–900)	Sanofi & Bristol-Myers-Squibb
Losartan (DUP753)	1995	50–100 (25–150)	Merck Sharp & Dohme (Dupont)
SC-52458	*	> 100	Searle
Tasosartan (ANA756)	*	> 100	Wyeth-Ayerst
Telmisartan (BIBR0277SE)	1999	40–80 (20–160)	Boehringer Ingelheim & Glaxo Wellcome
Valsartan (CGP48933)	1996	80–160 (40–320)	Novartis
ZD-8731	*	> 100	Zeneca
Zolarsartan (GR117289C)	*	?	Glaxo Wellcome

* keine Angabe von Daten; () getesteter Dosisbereich

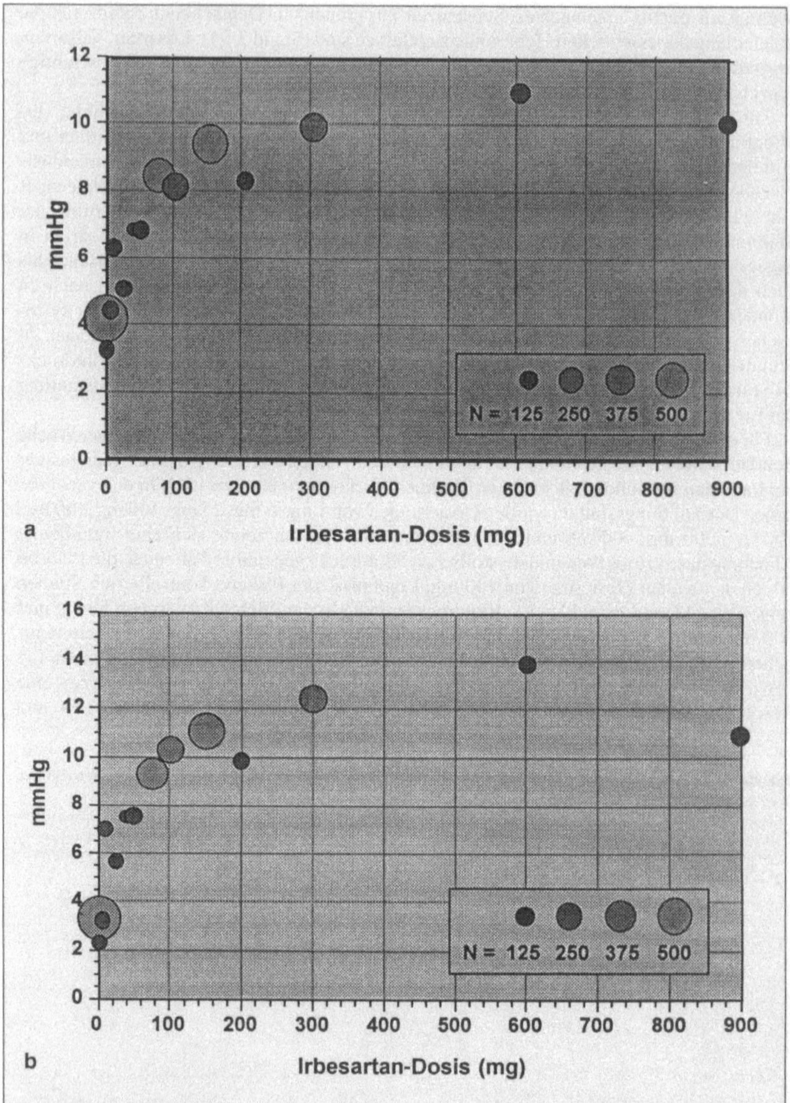

Abb. 3.5. a) Mittlere Abnahme des trough diastolischen Blutdrucks im Sitzen bezogen auf Baseline in Abhängigkeit der verschiedenen Dosierungen von Irbesartan aus sieben Plazebo-kontrollierten Studien bei Patienten mit milder bis moderater Hypertonie.

b) Mittlere Reduktion des trough systolischen Blutdrucks im Sitzen bezogen auf Baseline nach verschiedenen Dosierungen von Irbesartan aus sieben Plazebo-kontrollierten Studien bei Patienten mit milder bis moderater Hypertonie.

systolischen Blutdrucks (3.5b) bei unterschiedlichen Dosierungen von Irbesartan in der Sammelanalyse der bislang vorliegenden acht Plazebo-kontrollierten Studien bei Patienten mit milder bis moderater Bluthochdruckerkrankung, die insgesamt 2955 Hypertoniker umfaßte [61]. Somit liegen von allen Angiotensin-II-Rezeptorantagonisten die meisten Daten zur Dosis-Wirkungsbeziehung (von 1 mg bis 900 mg) zu Irbesartan vor.

In einer Dosistitrationsstudie wurden Patienten zu einer von drei Behandlungsgruppen mit dem Angiotensin-II-Rezeptorantagonisten Eprosartan randomisiert: Eprosartan 1 × täglich, Eprosartan 2 × täglich oder Plazebo [3]. Wenn drei oder sechs Wochen nach Behandlung der diastolische Blutdruck im Sitzen eines Patienten nicht unter 90 mmHg lag, wurde die Dosierung von Eprosartan zur nächsthöheren Dosis angehoben. Insgesamt wurden die Patienten für 13 Wochen behandelt. Die Gruppen waren wie folgt: Gruppe 1 400 mg 1 × täglich, 200 mg 2 × täglich oder Plazebo; Gruppe 2 600 mg 1 × täglich, 300 mg 2 × täglich oder Plazebo; Gruppe 3 800 mg 1 × täglich, 400 mg 2 × täglich oder Plazebo. Insgesamt wurden 243 Patienten nach Vorliegen entsprechender Einschlußkriterien für die Doppelblindstudie randomisiert. Die mittlere Blutdruckabnahme des diastolischen Blutdrucks im Sitzen bezogen auf Baseline am Studienendpunkt betrug in der Eprosartan-1 mal- und -2 mal-täglich-Gruppe –5,2 und –5,0 mmHg gegenüber Plazebo. Dies war statistisch hoch signifikant ($p < 0,0001$). Von den Patienten, die auf eine Einmalgabe von Eprosartan angesprochen hatten, blieben 41,7 % auf einem Status von 1 × 400 mg täglich, 33,3 % erhielten 600 mg 1 × täglich und 25 % 800 mg 1 × täglich. Diese Ergebnisse zeigen, daß ein beträchtlicher Anteil der Responder auf Eprosartan bereits bei der Einstiegsdosis von 400 mg anspricht. Mit höheren Dosen ließ sich die Ansprechrate weiter steigern, was auch hier eine Dosisabhängigkeit nahelegt.

Im Jahr 1994 wurden die Ergebnisse von vorläufigen Studien zur Evaluierung der Wirkung des neuen AT_1-Rezeptorantagonisten Candesartan auf das Tagesblutdruckprofil bei hospitalisierten Patienten mit essentieller Hypertonie publiziert. In einer zweiten Studie wurden die Ergebnisse zur klinischen Wirksamkeit und Sicherheit des neuen Medikaments bei ambulanten Patienten mit essentieller Hypertonie veröffentlicht. In der ersten Studie konnten 28 hospitalisierte Patienten mit milder bis moderater essentieller Hypertonie (systolischer Blutdruck ≥ 150 mmHg, diastolischer Blutdruck ≥ 90 mmHg) eingeschlossen werden. An der zweiten Stelle nahmen 55 ambulante Patienten mit essentieller Hypertonie (systolischer Blutdruck ≥ 160 mmHg, diastolischer Blutdruck ≥ 95 mmHg) teil. In der Studie 1 wurden nach einer einwöchigen Plazebo-Run-in-Phase Blutdruck und Puls tagsüber alle zwei Stunden gemessen. Die Candesartan-Monotherapie wurde mit 1 mg pro Tag begonnen und schrittweise auf 2, 4 und 8 mg pro Tag in drei bis fünf Tagesintervallen angehoben, bis eine vorher bestimmte Abnahme des Blutdrucks erreicht war. Die Tagesblutdruckprofile und die Herzfrequenzen wurden nach Abschluß der Behandlungsperiode erneut gemessen. In der Studie 2 wurde nach einer vierwöchigen Plazebo-Run-in-Phase eine Candesartan-Monotherapie für zwei Wochen in der Dosierung von 1 mg pro Tag verabreicht. Dann wurde die Dosierung von Candesartan auf 2 mg pro Tag angehoben und schrittweise in Zwei-Wochen-Intervallen auf 4 und 8 mg pro Tag weiter angehoben, bis eine Abnahme des Blutdrucks erreicht wurde. Die gesamte Behandlungsperiode betrug 8–12 Wochen. In der Studie 1 konnte eine befriedigende Reduktion des Blutdrucks bei 19 von 28 Patienten (68 %) erreicht werden, wobei alle Blutdruckwerte signifikant reduziert wurden gegenüber der initialen Plazebophase. Kein Unterschied wurde bezüglich der Herzfrequenz festgestellt. In der Studie 2 konnte eine befriedigende Blutdruckreduktion in 42 von 55 Patienten (76 %) erreicht werden. Die kumulative Wirkungsrate war klar dosisabhängig (15 % bei 1 mg pro Tag, 38 % bei 2 mg pro Tag, 60 % bei 4 mg pro Tag und 76 % bei 8 mg pro Tag). Wie bereits in der Studie 1 wurden keine Unterschiede bezüglich der Herzfrequenz beobachtet. Nur 3 von 55 Patienten gaben Nebenwirkungen an. Keiner der

Patienten berichtete über trockenen Husten. Zusammenfassend wurde eine Dosierung von 4–8 mg (–16 mg) als geeignet für die Behandlung von Patienten mit milder bis moderater essentieller Hypertonie angesehen [58].

Auch bei dem noch nicht zugelassenen AT_1-Rezeptorantagonisten Telmisartan konnte eine Dosis-Wirkungsbeziehung festgestellt werden. Eine signifikante diastolische Blutdrucksenkung wurde bereits bei der Gabe von 20 mg Telmisartan festgestellt, die empfohlene einmalige Tagesdosis wird bei 40 und 80 mg liegen. Höhere Dosierungen haben keine größere Blutdrucksenkung zur Folge.

Zusammenfassend zeigen die vorliegenden Untersuchungen, daß bei den meisten AT_1-Rezeptorantagonisten mit einer täglichen Einmalgabe der Blutdruck von hypertensiven Patienten effizient gesenkt werden kann und daß eine gute 24-h-Wirksamkeit vorliegt. Die jeweiligen Dosierungen für die einzelnen Präparate sind zusammengefaßt der Tabelle 3.2 zu entnehmen. Für jede Substanz gibt es eine optimale Dosierung mit höchster Wirksamkeit. Weitere Dosissteigerungen führen dann zu einem deutlichen Abflachen der jeweiligen Ansprechkurve beim hypertensiven Patienten.

3.5 24-h-Blutdruckmessung

In einer Untersuchung zum Wirkungsprofil von Losartan wurden 122 Patienten mit milder und mittelschwerer Hypertonie nach vierwöchiger Plazebo-Behandlungsphase randomisiert entweder zur weiteren Gabe von Plazebo, Losartan oder aber Losartan 1 × täglich in Dosierungen von 50 und 100 mg oder Losartan 50 mg 2 × täglich [8]. Am Ende der Plazebo-Phase wiesen alle Patienten im Sitzen einen diastolischen Blutdruck von 95 – 115 mmHg und einen mittleren diastolischen Blutdruck in der 24-h-Blutdruckmessung von ≥ 85 mmHg auf. Insgesamt konnte unter allen verabreichten Losartan-Dosierungen eine deutliche 24-h-Blutdrucksenkung beobachtet werden. Unter der Plazebo-Gabe trat nur eine unwesentliche Beeinflussung des systolischen (– 1,2 mmHg) und des diastolischen Blutdrucks (– 0,8 mmHg) im Mittel ein [8]. Unter Losartan 50 mg 1 × täglich kam es zu einer Abnahme des systolischen Blutdrucks im Mittel von – 9,4 mmHg ($p < 0{,}01$ im Vergleich zu Plazebo) und des diastolischen Blutdrucks – 5,6 mmHg ($p < 0{,}01$) [8]. Unter der Verabreichung von Losartan 50 mg 2 × täglich fand die stärkste Blutdruckabnahme statt (systolischer Blutdruck – 14,9 mmHg ($p < 0{,}01$) diastolischer Blutdruck – 9,0 mmHg ($p < 0{,}01$), die vor allem in der nächtlichen Phase und in den frühen Morgenstunden erkennbar war. Die Dosis von 1 × 100 mg bewirkte keine bessere Drucksenkung als 1 × 50 mg Losartan. Die Analyse des 24-h-Blutdruckprofils zeigte darüber hinaus, daß Losartan mit allen drei Dosierungen und den verschiedenen Applikationsintervallen eine gute 24-h-Wirksamkeit besaß [8].

In einer weiteren Untersuchung an 215 Patienten mit milder und mittelschwerer Hypertonie wurde das Wirkungsprofil von Irbesartan mit Hilfe der 24-h-Blutdruckmessung weiter abgesichert [22, 77]. In der acht Wochen dauernden Plazebo-kontrollierten Studie wurde der Effekt auf den 24-h-Blutdruck und den Gelegenheitsblutdruck bei einer Einmalgabe von 75 mg, 150 mg und 2 × 75 mg täglich von Irbesartan versus Plazebo untersucht. Abb. 3.6 zeigt die signifikante 24-h-Blutdrucksenkung für alle drei Medikamentendosierungen versus Plazebo. Insgesamt war die 24-h-Blutdruckreduktion bei Irbesartan 75 mg 2 × täglich vergleichbar zu den Reduktionen, die mit 150 mg 1 × täglich erreicht wurden. Dies unter-

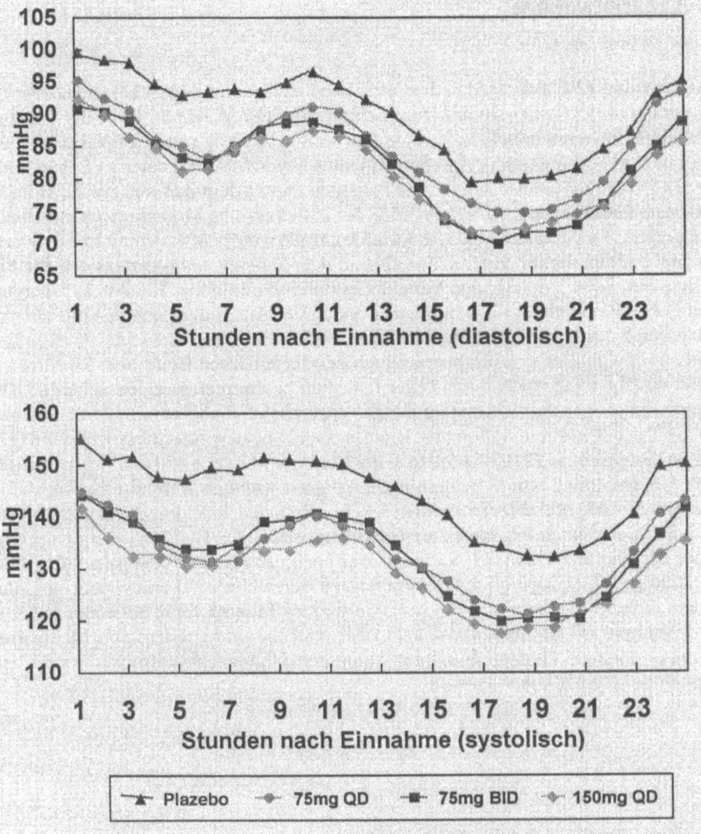

Abb. 3.6. 24-h-Blutdruckwirkung von Irbesartan; QD = einmal täglich, BID = zweimal täglich

streicht klar, daß eine einmalige Dosis von Irbesartan die gleiche Wirkung wie eine morgendliche und abendliche Dosis hat. In einer weiteren Untersuchung wurden die beiden AT_1-Rezeptorantagonisten Losartan (100 mg) und Irbesartan (150 mg, 300 mg) gegenüber Plazebo verglichen [37]. Während der Studienphase mit 567 Patienten unterschieden sich Irbesartan 150 mg nicht von 100 mg Losartan, während jedoch Irbesartan 300 mg eine um 5,1/3,0 mmHg bessere Blutdrucksenkung nach 24 ± 3 Stunden aufwies. Ähnliche Untersuchungen mit Candesartan und Telmisartan gegenüber Losartan 50 mg zeigten, daß über 24 Stunden eine effektivere Blutdrucksenkung erreicht werden konnte [2b].

3.6 Langzeitwirkung

Insgesamt sind 1201 Patienten in die Open-Label-Behandlung mit Irbesartan eingeschlossen worden [43]. Hierbei lag das Durchschnittsalter bei 56 Jahren, 64 % der teilnehmenden Patienten waren männlich, 36 % waren weiblich, 92 % waren kaukasische Studienteilnehmer, 8 % waren farbige. Für 656 Patienten liegen 6-Monatsdaten zu Behandlung mit Irbesartan und 12-Monatsdaten für 380 Patienten vor. Zu dem Zeitpunkt sechs Monate und 12 Monate haben jeweils 56 % bzw. 45 % der Patienten eine Monotherapie mit Irbesartan durchgeführt. Eine befriedigende Blutdruckkontrolle wurde entweder mit Irbesartan alleine oder in Kombination mit Hydrochlorothiazid oder anderen antihypertensiven Medikationen erreicht. Abb. 3.6 zeigt den Verlauf des durchschnittlichen Blutdrucks während der Open-Label-Behandlung [43]. Insgesamt betrug der Anteil der Patienten mit einem normalisierten diastolischen Blutdruck im Sitzen (93 mmHg) zwischen 55 – 78 % [43]. Eine Abnahme sowohl des systolischen als auch des diastolischen Blutdrucks im Sitzen unter 140/90 mmHg wurde in 41 – 65 % der Patienten beobachtet. In einer weiteren Untersuchung konnte gezeigt werden, daß die zusätzliche Gabe von Hydrochlorothiazid 12,5 mg/Tag eine weitere signifikante Blutdrucksenkung bewirkte, die 0,3/1,6 mmHg in der Plazebo-Gruppe bzw. 12,0/7,7 mmHg in der Irbesartan-Gruppe 300 mg/Tag betrug [60]. In dieser Untersuchung wurde weiterhin der klinisch wichtige Befund erhoben, daß nach Absetzen des AT_1-Rezeptorantagonisten kein „Rebound-Phänomen" beobachtet wurde, d.h. daß es bei keinem Patienten zu einem überschießenden Blutdruckanstieg nach Beendigung der Therapie kam [60]. Vielmehr war noch nach einer Woche gegenüber Plazebo eine Blutdrucksenkung von 2,8/3,1 mmHg zu verzeichnen. Hieraus kann geschlossen werden, daß die Therapie mit AT_1-Antagonisten als Monotherapie oder aber die Kombinationstherapie mit Hydrochlorothiazid oder anderen antihypertensiven Medikamenten eine gute, anderen Therapieprinzipien äquipotente Langzeitblutdruckkontrolle bei der Mehrheit der Hypertoniker darstellt.

3.7 Spezielle Aspekte in einzelnen Gruppen

Ältere Patienten

Messungen der Plasma-Renin-Aktivität konnten aufzeigen, daß die Aktivität des Renin-Angiotensin-Systems mit zunehmendem Alter abnimmt [44, 56]. Es konnte jedoch auch gezeigt werden, daß Angiotensin-Converting-Enzyme (ACE)-Hemmer auch bei älteren Patienten erfolgreich eingesetzt werden können [33]. Als Gründe für diese widersprüchliche Beobachtung sind die Akkumulation von Bradykinin und Prostaglandin, aber auch die Suppression des Gewebe-Renin-Angiotensin-Systems durch die ACE-Hemmer diskutiert worden [72]. In einer Studie zur Evaluierung der Rolle des Renin-Angiotensin-Systems bei älteren Patienten mit Bluthochdruck wurde die antihypertensive Antwort auf entweder Enalapril oder den AT_1-Rezeptorantagonisten Candesartan bei älteren Patienten mit essentieller Hypertonie untersucht. Während nach einer Einmalgabe von 10 mg Enalapril eine Zunahme der Plasma-Renin-Aktivität bei gleichzeitiger Abnahme der Angiotensin-II-Konzentration zu beobachten war, trat nach einer Einzeldosis von 4 mg Candesartan eine Zunahme sowohl der Plasma-Renin-Aktivität als auch der Angiotensin-II-Konzentration auf [55]. Nach beiden Medikamenten kam es zu einer signifikanten Blutdruckreduktion vier Stunden nach Verabreichung der entsprechenden Medikamente. Die basalen Spiegel von Plasma-Renin-Aktivität und Ang II nahmen altersabhängig ab. Die Veränderungen im Blutdruck, die durch die Gabe von Candesartan oder Enalapril hervorgerufen wurden, korrelierten nicht mit dem Alter. Diese Ergebnisse zeigen erneut, daß die Aktivität des Renin-Angiotensin-Systems im Plasma mit zunehmendem Lebensalter abnimmt, aber die Blutdrucksenkung bei älteren und jüngeren Patienten auf AT_1-Antagonisten gleichermaßen stark ist.

Die Wirksamkeit in der Langzeittherapie bei älteren Patienten mit essentieller Hypertonie war vergleichbar mit der Wirksamkeit in der Langzeittherapie bei jüngeren Patienten. Die Wirksamkeit von Irbesartan wurde anhand sämtlicher gesammelter Daten für alle Phase-2- und Phase-3-Plazebo-kontrollierten Studien hinsichtlich des Alters analysiert. Hierbei wurden die Patienten, die das 65. Lebensjahr überschritten hatten, als ältere Patienten eingestuft. Insgesamt konnten Daten für 168 ältere Patienten bei Dosierung von 75 mg, 100 mg und 300 mg Irbesartan analysiert werden. Hierbei zeigte sich, daß die Blutdruckantwort bei älteren Patienten zu den Blutdruckantworten der Patientengruppe, die jünger als 65 Jahre war, vergleichbar war.

Eine Studie zum randomisierten doppelblinden Vergleich der antihypertensiven Wirksamkeit und Verträglichkeit einer Kombinationstherapie mit Losartan und Hydrochlorothiazid versus Captopril und Hydrochlorothiazid bei älteren und jüngeren Patienten wurde vor kurzem veröffentlicht [16]. Innerhalb der Studie konnten 325 essentielle Hypertoniker im mittleren Alter von 59 Jahren (Bereich 23 – 85 Jahre) eingeschlossen werden. 96 (44 %) waren ≥ 65 Jahre in der Losartan/Hydrochlorothiazid-Gruppe, 51 (57 %) in der Captopril/Hydrochlorothiazid-Gruppe. Der mittlere diastolische Blutdruck im Sitzen betrug 102 mmHg (Bereich 95–115 mmHg), der mittlere systolische Blutdruck betrug 163 mmHg. Nach vierwöchiger Plazebo-Phase erfolgten 12 Wochen Behandlung mit 1 × täglich Losartan 50 mg + Hydrochlorothiazid 12,5 mg (n = 62) bzw. Captopril 50 mg + Hydrochlorothiazid 25 mg (n = 109). Die mittleren Blutdrucksenkungsraten betrugen nach 12 Wochen in der Losartan/Hydrochlorothiazid-Gruppe 21,5 mmHg systolisch, 12,6 mmHg diastolisch und in der Captopril/Hydrochlorothiazid-Gruppe 20,6 mmHg bzw. 13,4 mmHg. Die Ansprechraten lagen bei 71 % versus 75 %, definiert als diastolischer Blutdruck im Sitzen < 90 mmHg oder Senkung um mindestens 10 mmHg. Es zeigte sich keine relevante Abhängigkeit der Blutdrucksenkung von Alter, Geschlecht oder Rasse. Aus der vorliegenden Untersuchung konnte geschlossen werden, daß die 1 × tägliche Gabe von 50 mg Losartan mit 12,5 mg Hydrochlorothiazid bei älteren genauso wie bei jüngeren Patienten mit leichter bis mittelschwerer essentieller Hypertonie wirksam ist und daß die antihypertensive Wirksamkeit vergleichbar mit der von 50 mg Captopril + 25 mg Hydrochlorothiazid ist. Insgesamt war jedoch die Verträglichkeit der AT_1-Rezeptorantagonisten-Kombination klinisch wie auch metabolisch eindeutig besser als die Therapie mit der ACE-Hemmer-Kombination.

Schwere Hypertonie

In einer Reihe von klinischen Studien wurde die antihypertensive Wirkung von AT_1-Rezeptorantagonisten bei schwerer artieller Hypertonie analysiert. So wurde bei Hypertonikern

(N = 182) mit einem diastolischen Blutdruck > 115 mmHg der ACE-Hemmer Enalapril 20 mg/Tag mit dem AT_1-Rezeptorantagonisten Irbesartan 150 mg/Tag verglichen [42]. Nur 12 % mit Irbesartan und 7 % mit Enalapril hatten unter Monotherapie einen diastolischen Blutdruck < 90 mmHg nach 4 Wochen und nach Zugabe von Hydrochlorothiazid betrug der Prozentsatz 24 % mit Irbesartan und 18 % mit Enalapril. Letztlich war bei den meisten Patienten eine Drei- und Vierfachtherapie erforderlich. Zwar schien der blutdrucksenkende Effekt unter Irbesartan schneller einzutreten als unter Enalapril (nach 2 Wochen: Irbesartan – 23/19 mmHg versus Enalapril – 20/17 mmHg), aber danach war die antihypertensive Wirkung vergleichbar [42]. Entscheidend ist also aufgrund dieser und anderer Studien mit Irbesartan, Candesartan, Telmisartan und Losartan, daß die Klasse der AT_1-Rezeptorantagonisten mit den anderen Monotherapien vergleichbar ist.

3.8 Vergleichsuntersuchungen: AT_1-Rezeptorantagonisten versus andere Antihypertensiva

Die Wirksamkeit von AT_1-Rezeptorantagonisten zur Behandlung der essentiellen Hypertonie wurde mit verschiedenen anderen Antihypertonikern verglichen. Als Kriterium galt in diesen Studien meist der Gelegenheitsblutdruck 24 Stunden nach Einnahme der Substanz. Bei 132 älteren Patienten mit primärer Hypertonie wurde der AT_1-Rezeptorantagonist Losartan (50 – 100 mg) mit dem Kalziumantagonisten Felodipin (5 – 10 mg) doppelblind verglichen [11]. Nach zwölfwöchiger Therapie sank der Blutdruck in beiden Gruppen um etwa 18/14 mmHg (systolisch/diastolisch). Bei 16 nicht-diabetischen Patienten senkte Losartan den Blutdruck stärker als Felodipin; Felodipin war wirksamer bei 12 diabetischen Patienten, vor allem wenn der Blutdruck im Stehen gemessen wurde [45].

In einer weiteren doppelblinden Studie wurde Losartan mit dem β-Rezeptorenblocker Atenolol (je 50 – 100 mg) verglichen. Bei über 200 Patienten zeigten beide Substanzen eine vergleichbare antihypertensive Wirkung mit einer Drucksenkung nach zwölf Wochen etwa 12/9 mmHg (systolisch/diastolisch) [18]. Auch der Vergleich mit anderen AT_1-Rezeptorantagonisten kam zu einem ähnlichen Ergebnis der vergleichbaren Blutdrucksenkung mit β-Blockern.

Interessant ist eine weitere Untersuchung, in der die Wirkung und Verträglichkeit von verschiedenen Dosierungen von Losartan mit Plazebo und Enalapril 20 mg bei Patienten mit milder bis mäßiger essentieller Hypertonie in einer randomisierten doppelblinden Studie untersucht wurde. Nach einer vierwöchigen Plazebo-Auswaschphase wurden 576 Patienten acht Wochen lang zu einer 1 × täglichen Doppelblindbehandlung mit entweder Losartan 10 mg, 25 mg, 50 mg, 100 mg oder 150 mg oder Enalapril 20 mg oder Plazebo randomisiert. Die Losartan-Dosierung von 50 – 150 mg und Enalapril 20 mg bewirkten eine klinisch wichtige und statistisch signifikante Abnahme des Blutdrucks. Hierbei waren die Blutdruckveränderungen, die unter Losartan 50 mg beobachtet wurden, nahezu identisch mit den Blutdruckveränderungen, die unter der Gabe von Enalapril 20 mg auftraten [28].

Inzwischen liegt auch ein Bericht zur Sicherheit und Verträglichkeit des zuerst eingeführten AT_1-Rezeptorantagonisten Losartan aus der gesammelten Auswertung sämtlicher klinischer Doppelblindstudien bei fast 6000 Hypertonikern vor. Hierbei wurden die Ergebnisse von mehr als 20 Doppelblindstudien zusammengefaßt. Innerhalb dieser Studien wurde Losartan bzw. Losartan + Hydrochlorothiazid mit Plazebo und/oder mit antihypertensiven Klassen wie ACE-Hemmern (Captopril, Enalapril oder Lisinopril), einem Kalziumantagonisten (Felodipin), einem β-Rezeptorenblocker (Atenolol) und einem Diuretikum (Hydrochlorothiazid) verglichen. Die Dauer der Doppelblindbehandlung erstreckte sich allgemein über 8 – 12 Wochen. Die Patienten litten an unkomplizierter milder, mittelschwerer oder schwerer essentieller Hypertonie. Die Häufigkeit der unerwünschten Wirkungen wurde in der gesamten Studienpopulation bestimmt sowie getrennt nach Alter (ältere Patienten ≥ 65 Jahre versus jüngere Patienten < 65 Jahre), Rasse (farbig versus nichtfarbig) und Geschlecht, um Trends im Sicherheitsprofil bei diesen demographischen Untersuchungen feststellen zu können. Lediglich 2,3 % der Patienten, die ausschließlich Losartan erhielten, und 2,8 % der Patienten, die Losartan + Hydrochlorothiazid erhielten, brachen die Behandlung aufgrund von unerwünschten klinischen Wirkungen ab. Die Absetzrate war bei Patienten, die mit ACE-Hemmern (2,5 %) oder mit Hydrochlorothiazid (3 %) behandelt wurden, vergleichbar. Mit Plazebo behandelte Patienten wiesen eine höhere Absetzrate auf (3,7 %). Demgegenüber war die Absetzrate bei Patienten, die mit dem β-Blocker oder mit dem Kalziumantagonisten behandelt wurden, wesentlich höher (8,8 % bzw. 9,3 %) als bei mit Losartan behandelten Patienten [25].

Auch liegen die Ergebnisse von europäischen Vergleichsstudien zu Irbesartan und Atenolol bzw. Enalapril vor. Es handelt sich hierbei um randomisierte Doppelblindstudien mit 12 Wochen Studiendauer. Übereinstimmend hatten die 231 eingeschlossenen Patienten eine milde bis moderate Hypertonie. Innerhalb der Vergleichsstudie von Irbesartan und Atenolol schloß sich an eine Phase von 12 Wochen Monotherapie eine erneute 12-wöchige Phase an, wo eine Open-Label-Therapie für Patienten mit einem diastolischen Blutdruck im Sitzen von ≥ 90 mmHg nach den ersten 12 Wochen der Monotherapie möglich war [71]. Während der 12-wöchigen Monotherapie konnte die Studienmedikation zum Zeitpunkt Woche 6 verdoppelt werden, wenn die Patienten einen diastolischen Blutdruck im Sitzen von ≥ 90 mmHg aufwiesen. Innerhalb dieser Studie war die Abnahme des diastolischen Blutdrucks im Sitzen unter Irbesartan mit – 12,3 mmHg und des systolischen Blutdrucks im Sitzen von – 15 mmHg vergleichbar zu der antihypertensiven Wirkung von Atenolol (Abnahme des diastolischen Blutdrucks im Sitzen – 11,6 mmHg und des systolischen Blutdrucks im Sitzen – 13,2 mmHg). Der Anteil der Patienten, die als totale Responder eingestuft wurden (definiert als diastolischer Blutdruck im Sitzen < 90 mmHg oder diastolischer Blutdruck im Sitzen ≥ 90 mmHg, aber Abnahme des Blutdrucks um mindestens ≥ 10 mmHg gegenüber Baseline), lag in der mit Irbesartan behandelten Gruppe mit 72 % deutlich höher als in der mit Atenolol behandelten Gruppe (63 %). Innerhalb der Vergleichsstudie von Irbesartan und Enalapril wurde die Studienmedikation alle 4 Wochen verdoppelt bei Patienten, bei denen der diastolische Blutdruck im Sitzen weiterhin ≥ 90 mmHg betrug [48]. Innerhalb dieser Studie zeigte sich eine vergleichbare Senkung der diastolischen und systolischen Blutdruckwerte im Sitzen sowie der Rate an Blutdrucknormalisierungen und Responderraten. Tabelle 3.3 faßt die wesentlichen Veränderungen der Blutdruckwerte im Vergleich zu Baseline in den Vergleichsstudien zusammen.

Insgesamt liegen die Ergebnisse aus sieben klinischen Studien zum Vergleich von AT_1-Rezeptorantagonisten mit verschiedenen ACE-Hemmern vor [32]. Innerhalb dieser Studien wurde die Wirksamkeit und Verträglichkeit von Angiotensin-II-Rezeptorantagonisten direkt mit ACE-Hemmern verglichen, oder aber ein ACE-Hemmer diente zur aktiven Kontrolle. So wurde in einer vergleichenden Untersuchung an insgesamt 183 Patienten die Wirksamkeit von 80 mg Valsartan geprüft. Nach acht Wochen Behandlung betrug die mittlere Senkung des systolischen Blutdrucks unter dem AT_1-Rezeptorantagonisten Valsartan

Tabelle 3.3. Veränderungen der Blutdruckwerte im Vergleich zu Baseline in Vergleichsstudien [43a, 62a]

	Studiendauer			
	12 Wochen	12 Wochen	8 Wochen	
Irbesartan (Dosis (mg))	**75/150**	**75/150/300**	**150**	**300**
Diastolischer Blutdruck im Sitzen mmHg	– 12,3	– 12,7	– 9,7	– 11,7*
Systolischer Blutdruck im Sitzen mmHg	– 15,0	– 29,0	– 12,1	– 16,7*
% Total Responder	72 %	74 %	60 %	63 %
% Normalisiert	61 %	66 %	44 %	52 %
Atenolol (Dosis (mg))	**50/100**			
Diastolischer Blutdruck im Sitzen mmHg	– 11,6			
Systolischer Blutdruck im Sitzen mmHg	– 13,2			
% Total Responder	63 %			
% Normalisiert	55 %			
Enalapril (Dosis (mg))		**10/20/40**		
Diastolischer Blutdruck im Sitzen mmHg		– 14,1		
Systolischer Blutdruck im Sitzen mmHg		– 18,1		
% Total Responder		85 %		
% Normalisiert		63 %		
Losartan (Dosis (mg))				**100**
Diastolischer Blutdruck im Sitzen mmHg				– 8,7
Systolischer Blutdruck im Sitzen mmHg				– 11,3
% Total Responder				56 %
% Normalisiert				45 %

*p < 0,1 vs. 100 mg Losartan

– 17,2 mmHg versus 17,7 mmHg unter dem ACE-Hemmer, die mittlere Senkung des diastolischen Blutdrucks betrug nach acht Wochen – 13,2 mmHg bzw. – 12 mmHg unter dem ACE-Hemmer. Zusammenfassend ergab sich kein statistisch signifikanter Unterschied zwischen Angiotensin-II-Rezeptorantagonisten und ACE-Hemmern bezüglich der Wirksamkeit. Jedoch waren eine geringe Therapieabbruchrate und bessere Verträglichkeit sowie weniger Reizhusten bei der Behandlung mit Angiotensin-II-Rezeptorantagonisten als bei der Therapie mit ACE-Hemmer zu verzeichnen [29, 32].

Klinische Studien zum Vergleich der Wirkung und der Verträglichkeit mit den AT_1-Rezeptorantagonisten Eprosartan, Candesartan und Telmisartan bestätigten die Befunde. So konnten mit Eprosartan gegenüber Enalapril bei einer Gesamtzahl von 791 Patienten keine signifikanten Unterschiede zwischen dem blutdrucksenkenden Effekt beider Medikamente nachgewiesen werden. Der einzige signifikante Unterschied war eine tendenziell höhere primäre Responderrate unter Eprosartan von 81,7 % versus einer initialen Responderrate unter Enalapril von 73,4 %, wobei in dieser Studie die Responderrate insgesamt sehr hoch war [3].

3.9 Kombinationstherapie mit AT_1-Rezeptorantagonisten

Kombination mit Diuretika

Als geeigneter Kombinationspartner für eine antihypertensive Therapie mit AT_1-Rezeptorantagonisten dürfte analog zu den ACE-Hemmern die Zugabe eines Diuretikums sein. Insbesondere zur Kombination von AT_1-Rezeptorantagonisten mit Hydrochlorothiazid liegen inzwischen verschiedene publizierte Studien vor. In einer amerikanischen, multizentrischen, randomisierten, doppelblind Plazebo-kontrollierten Studie wurden die Wirksamkeit und Verträglichkeit von Losartan + Hydrochlorothiazid gegenüber der Gabe von

Tabelle 3.4. Antihypertensive Wirkung der Kombination AT_1-Rezeptorantagonist mit Diuretikum

Diastolischer Blutdruck im Sitzen am Ende des Dosierungsintervalls					
	n	Ausgangswert (mmHg)	Wert nach 12 Wochen (mmHg)	Änderungen (mmHg)	Responderrate (diast. RR < 90 mmHg bzw. Senkung ≥ 10 mmHg)
Plazebo	139	101	97	– 4	28,8 %
Hydrochlorothiazid 12,5 mg	137	101	94	– 7	43,1 %
Losartan 50 mg	138	101	92	– 9	52,2 %
Losartan 50 mg + Hydrochlorothiazid 6,25 mg	138	101	92	– 9	56,1 %
Losartan 50 mg + Hydrochlorothiazid 12,5 mg	135	102	89	– 13	77,8 %
Systolischer Blutdruck im Sitzen am Ende des Dosierungsintervalls					
	n	Ausgangswert (mmHg)	Wert nach 12 Wochen (mmHg)	Änderungen (mmHg)	
Plazebo	139	152	150	– 2	
Hydrochlorothiazid 12,5 mg	137	152	143	– 9	
Losartan 50 mg	138	152	141	– 11	
Losartan 50 mg + Hydrochlorothiazid 6,25 mg	138	153	141	– 12	
Losartan 50 mg + Hydrochlorothiazid 12,5 mg	135	151	134	– 17	

Losartan alleine, Hydrochlorothiazid alleine bzw. Plazebo bei Patienten mit leichter bis mittelschwerer Hypertonie untersucht [67]. In diese Studie wurden 703 Hypertoniker und Hypertonikerinnen im Alter von 22 – 79 Jahren (Mittelwert 53 Jahre) mit einem diastolischen Blutdruck im Sitzen von 95 – 115 mmHg eingeschlossen. Nach vierwöchiger Plazebo-Phase wurden Therapiegruppen gebildet: Plazebo (n = 139), Hydrochlorothiazid 12,5 mg (n = 237), Losartan 50 mg (n = 238) und in beiden Kombinationsgruppen Losartan 50 mg + Hydrochlorothiazid 6,25 mg (n = 138) sowie Losartan 50 mg + Hydrochlorothiazid 12,5 mg (n = 135). Alle Therapiegruppen wurden 12 Wochen lang behandelt. Die Ergebnisse der Therapievergleichsstudie sind in Tabelle 3.4 aufgeführt. Zusammenfassend kam es unter 50 mg Losartan zu einer alleinigen Senkung des diastolischen Blutdrucks um 9 mmHg und des systolischen Blutdrucks um 11 mmHg. Eine synergistische oder additive Senkung der Blutdruckwerte wurde durch die Zugabe von 12,5 mg Hydrochlorothiazid erreicht mit Senkung des diastolischen Blutdrucks um 13 mmHg bzw. des systolischen Blutdrucks um 17 mmHg. Vom Nebenwirkungsprofil her wurde die Kombinationstherapie gut vertragen, insgesamt gab es keine signifikanten Unterschiede in den angegebenen Nebenwirkungen zwischen den einzelnen Behandlungsgruppen.

In einer weiteren Untersuchung wurde die antihypertensive Wirkung einer zusätzlichen Gabe von verschiedenen Dosierungen von Hydrochlorothiazid als Zugabe zu einer laufenden Losartan-Therapie mit 50 mg untersucht. Patienten mit essentieller Hypertonie (≥ 95 mmHg war ein Einschlußkriterium) und einem mittleren diastolischen Blutdruck im Sitzen von 105 ± 4 mmHg wurden zunächst vier Wochen mit einer Monotherapie mit Losartan 50 mg 1 × täglich behandelt. Am Ende der Monotherapie wurden die Patienten, bei denen der Blutdruck zufriedenstellend eingestellt worden war, aus der Studie entlassen. Patienten, bei denen der Blutdruck nur teilweise erfolgreich behandelt worden war und die einen diastolischen Blutdruck im Sitzen von ≥ 92 mmHg aufwiesen, wurden einer 12wöchigen Doppelblindstudie zugeführt und entweder zu Plazebo (n = 80), Hydrochlorothiazid 6,25 mg (n = 80), Hydrochlorothiazid 12,5 mg (n = 72) oder Hydrochlorothiazid 25 mg (n = 80) zusätzlich zu Losartan 50 mg randomisiert [63]. Bei dem Vergleich der verschiedenen Blutdruckveränderungen der verschiedenen Behandlungsarme nach Beendigung der Losartan-Monotherapieperiode bis zum Ende der 12wöchigen Doppelblindphase der Studie ergab sich keine signifikante zusätzliche Änderung des diastolischen Blutdrucks im Sitzen im Vergleich zu der niedrigen Dosierung von Hydrochlorothiazid (6,25 mg) mit dem Losartan-/Plazeboarm (Unterschied zwischen den Gruppen = – 2 mmHg). Die gleichzeitige Gabe von Hydrochlorothiazid 12,5 mg oder 25 mg mit Losartan 50 mg führte jedoch zu einer signifikant verstärkten Reaktion des diastolischen Blutdrucks im Sitzen verglichen mit dem Losartan-/Plazeboarm (Unterschied zwischen den Gruppen – 4 mmHg für die 12,5-mg-Kombinationsgruppe; – 6 mmHg für die Hydrochlorothiazid-25-mg-Kombinationsgruppe). Der Anteil der Nebenwirkungsraten innerhalb der verschiedenen Gruppen, wie sie vom jeweiligen Untersucher erfaßt worden waren, war im allgemeinen vergleichbar zwischen allen Behandlungsgruppen.

Bei Patienten mit essentieller Hypertonie wurde der Effekt einer Dosisverdopplung von Valsartan verglichen mit der Zugabe von Hydrochlorothiazid. In dieser Studie wurden Patienten vier Wochen lang mit Valsartan 80 mg behandelt. Bei Patienten, deren diastolischer Blutdruck nicht unter 95 mmHg reduziert werden konnte, wurde folgendes Vorgehen gewählt: Entweder Beibehaltung der Dosis, Steigerung auf 160 mg Valsartan 1 × pro Tag, Zugabe von 12,5 mg Hydrochlorothiazid zu 80 mg Valsartan oder Zugabe von 25 mg Hydrochlorothiazid zu 80 mg Valsartan. Insgesamt konnten 708 schwer einzustellende Patienten mit Bluthochdruck für die Studie randomisiert werden. Die Ergebnisse bezüglich der mittleren Senkung des diastolischen und systolischen Blutdrucks unter den verschiedenen Behandlungsarmen zeigt Tabelle 3.5. Insgesamt ergab die Studie, daß eine Dosis-

Tabelle 3.5. Effekt einer Dosisverdopplung eines AT_1-Rezeptorantagonisten versus der Kombination mit einem Diuretikum

	Valsartan 80 mg (n = 183)	Valsartan 160 mg (n = 172)	Valsartan 80 mg + Hydrochlorothiazid 12,5 mg (n = 176)	Valsartan 80 mg + Hydrochlorothiazid 25 mg (n = 177)
Mittlere Senkung des diastolischen Blutdrucks (mmHg)	– 5,3	– 5,7	– 7,9	– 10,4
Mittlere Senkung des systolischen Blutdrucks (mmHg)	– 3,9	– 5,9	– 9,3	–15,7

verdopplung von Valsartan zumindest bei einigen Patienten eine weitere Blutdrucksenkung bewirken konnte. Die Kombination von Valsartan mit Hydrochlorothiazid führte zu einer zusätzlichen Blutdrucksenkung innerhalb dieses schwer einzustellenden Patientenkollektivs mit Bluthochdruck.

In einer weiteren klinischen Studie wurde Hydrochlorothiazid 12,5 mg zu Plazebo oder Irbesartan-Monotherapie (100 mg, 200 mg oder 300 mg) bei Patienten mit einem diastolischen Blutdruck im Sitzen ≥ 90 mmHg über 14 Tage verabreicht. Vorausgegangen waren acht Wochen Monotherapie mit Irbesartan. Die Zugabe von 12,5 mg Hydrochlorothiazid zu 300 mg Irbesartan führte zu einer weiteren Reduktion des trough diastolischen Blutdrucks im Sitzen versus der Plazebo-Gabe (7,7 mmHg versus 1,6 mmHg). Insgesamt wurden 319 Patienten in diese Studie randomisiert [60]. In einer weiteren Untersuchung wurde umgekehrt analysiert, wie die antihypertensive Wirkung von Irbesartan bei einer vorbestehenden Diuretika-Therapie ist. Insgesamt 238 hypertone Patienten, die 4 Wochen Monotherapie mit Hydrochlorothiazid erhalten hatten und trotzdem einen diastolischen Blutdruck von > 92 mmHg aufwiesen, erhielten entweder Irbesartan 75 mg bzw. bei Therapieresistenz 150 mg/Tag zusätzlich oder Plazebo. Die Kombination bewirkte nach 12 Wochen eine zusätzliche diastolische Blutdrucksenkung von 7,1 mmHg gegenüber Plazebo. Die diastolische Blutdrucksenkung war bei der Therapie mit Irbesartan /Hydrochlorothiazid mit – 12,1 mmHg gegenüber der unter Plazebo/Hydrochlorothiazid (– 5,0 mmHg) signifikant größer [62].

Die Ergebnisse der bislang vorliegenden Studien zur Kombination von Angiotensin-II-Rezeptorantagonisten mit Hydrochlorothiazid in den Dosierungen von 12,5 mg bzw. 25 mg weisen eine ausgezeichnete antihypertensive Wirkung bei gleichzeitig ausgesprochen guter Verträglichkeit auf. Somit stellen Thiazide optimale Partner für die Kombinationsbehandlung mit AT_1-Rezeptorantagonisten dar (z.B. 150 mg bzw. 300 mg Irbesartan mit 12,5 mg Hydrochlorothiazid), wobei der Dosierung von 12,5 mg/Tag wegen der geringeren metabolischen Nebenwirkungen der Vorzug gegeben wird.

Kombination mit ACE-Hemmern

ACE-Hemmer sind nicht in der Lage, Plasma-Angiotensin-II-Spiegel kontinuierlich über 24 Stunden auf dasselbe Niveau abzusenken, wie es wenige Stunden nach initialer ACE-Hemmergabe zu beobachten ist [24, 51]. Dieser intermittierende partielle „Escape“ ist durch einen renininduzierten reaktiven Anstieg im Plasma-Angiotensin I, oder aber durch das Vorhandensein anderer Angiotensin II vermehrende enzymatische Stoffwechselwege erklärt worden [4, 75]. Diese Beobachtung stellte das Rational für eine Studie zur Evaluierung der simultanen Inhibition von Angiotensin-II-AT_1-Rezeptoren und des Konversionsenzyms dar. In einer doppelblind durchgeführten „Four-way-cross-of-a-single-dosis-Studie" an 12 freiwilligen Normotonikern unter kochsalzarmer Diät wurden der blutdrucksenkende Effekt von Losartan + Captopril und die Auswirkung auf Angiotensin-II-Spiegel und Renin-Aktivitäten untersucht [4]. Bei der Alleingabe von Captopril 50 mg oder Losartan 50 mg waren die Höhe der blutdrucksenkenden Wirkung sowie die Auswirkung auf Plasma-Renin-Aktivität, Angiotensin II und Aldosteron vergleichbar. Die Kombination von Losartan und Captopril führte zu einer kompletten Unterdrückung des Anstiegs von Plasma-Angiotensin II, welches bei Losartan zwei Stunden nach Einnahme des Medikaments induziert worden war (3,3 ± 3,6 pg/ml versus 20,3 ± 19 pg/ml, $p < 0{,}05$). Sechs Stunden nach Einnahme der Medikamente führte die Losartan/Captopril-Kombination zu einem signifikant starken Abfall des mittleren Blutdrucks gegenüber dem Blutdruckabfall bei alleiniger Losartan- oder Captoprilgabe (73 ± 7 mmHg versus 79 ± 8 mmHg versus 81 ± 7 mmHg, $p < 0{,}05$). Die maximale Plazebo-abgezogene Abnahme des mittleren Blutdrucks für die Losartan/Captopril-Kombination, Captopril-50-mg-Dosierung und Losartan 50 mg betrugen 14 ± 5 mmHg, 10 ± 3 mmHg und 9 ± 6 mmHg jeweils ($p < 0{,}05$). Nach kombinierter Losartan/Captopril-Administration kam es zu einer signifikanten Erhöhung der Renin-Aktivitäten gegenüber der gemessenen Renin-Aktivität jeweils nach Gabe der Monosubstanzen. Die Kombination hatte jedoch keine additiven Effekte auf die Abnahme des Plasma-Aldosterons gegenüber den Monotherapien.

Zusammenfassend führt die gemeinsame Gabe eines standarddosierten ACE-Hemmers und eines AT_1-Rezeptorantagonisten bei Normotonikern unter kochsalzarmer Diät zu einer deutlichen Zunahme der Renin-Aktivität und einer zusätzlichen signifikanten mittleren Blutdruckreduktion. Andererseits wurde in einer weiteren Studie bei einem identischen Probandengut unter der Kombination von Losartan/Enalapril zwar ein additiver Anstieg des renalen Blutflusses, aber kein Wirkungszuwachs hinsichtlich des Blutdrucks verzeichnet [46a]. Studien zur Langzeitwirkung bei Hypertonikern für diese interessante Kombination initiiert, liegen aber noch nicht vor.

Kombination mit anderen Antihypertensiva (Kalziumantagonisten, β-Blocker)

Wenn auch keine großen kontrollierten Studien zur Kombination von AT_1-Rezeptorantagonisten mit β-Blockern und Kalziumantagonisten vorliegen, so ist dennoch aufgrund des gegenwärtigen Kenntnisstandes aus der Praxis festzuhalten, daß eine additive Wirkung der antihypertensiven Komponenten entsteht. Erneut sei hier an die verschiedenen Vergleichsstudien erinnert, in denen sich AT_1-Rezeptorantagonisten gegen Kalziumantagonisten und β-Blockern als äquipotent erwiesen haben.

3.10 Zusammenfassung und Ausblick

Seit mehr als vier Jahren steht mit den AT_1-Rezeptorantagonisten eine neue Klasse von Antihypertonika zur Verfügung. In Deutschland sind Losartan, Valsartan, Irbesartan, Candesartan, Eprosartan und Telmisartan zur Behandlung der essentiellen Hypertonie zugelassen worden.

Die bislang durchgeführten Untersuchungen und Open-Label-Programme zeigen eine adäquate, über 24 Stunden anhaltende Blutdrucksenkung bei Einmalgabe. Bei zusätzlich guter Verträglichkeit und geringer Nebenwirkungsrate erfüllen die AT_1-Rezeptorantagonisten die aktuellen Forderungen an ein modernes Antihypertensivum. Über die kardio-, vaso- und renoprotektiven Eigenschaften wird an anderer Stelle innerhalb dieses Buches berichtet.

Thiazide stellen optimale Kombinationspartner dar. Bezüglich der Zugabe anderer Kombinationspartner müssen vorerst noch die Ergebnisse weiterer Studien abgewartet werden, sie scheinen jedoch ebenfalls empfohlen werden zu können. Ebenso können zur Beeinflussung von kardio- und zerebrovaskulärer Mortalität von Hochdruckpatienten durch AT_1-Rezeptorantagonisten noch keine sicheren Angaben gemacht werden, da solche Studien zwar initiiert sind, aber noch nicht ausreichend auswertbar sind.

Aufgrund der noch offenen Fragen wird von den Hypertoniefachgesellschaften im In- und Ausland der Einsatz von AT_1-Rezeptorantagonisten in der ersten Reihe der Antihypertensiva derzeit zwar noch nicht generell empfohlen, aber dies ist aufgrund der antihypertensiven Effektivität und guten Verträglichkeit dieser Medikamentenklasse gerechtfertigt. Die neuen Empfehlungen der WHO/ISH 1999 [76b] tragen dem bereits Rechnung, indem als Mittel der ersten Wahl Diuretika, Betablocker, Kalziumantagonisten, ACE-Hemmer, Angiotensin II-Antagonisten und Alphablocker genannt werden. Hierbei ist eine individuale Therapie und Auswahl der Medikamente nach Begleiterkrankungen oder Risikofaktoren anzustreben. Ergebnisse aus Studien mit organprotektiver Zielsetzung und Beurteilung der kardiovaskulären Letalität werden eine definitive Antwort geben.

Literatur

1. Adler AL, Lee JY, Warner RB, Cowan C, Opgenorth TJ (1993) The angiotensin II antagonist Abott-81988 reverses hypertension and ventricular hypertrophy without altering lipid profile in SHR [abstract]. FASEB J 7: A245

2a. Alderman MH (1992) Which antihypertensive drugs first and why? JAMA 267: 2786–2787

2b. Anderson K, Neldam S (1997) A comparison of the antihypertensive effects of candesartan, cilexetil and losartan in patients with mild to moderate hypertension. J Hum Hypertens 11 (Suppl 2): S63–S64

3. Angiotensin II antagonist eprosartan. Satellite Symposium, American Society of Hypertension, San Francisco, CA, USA

4. Azizi M, Chatellier G, Guyene TT, Murieta-Geoffroy D, Menard J (1995) Additive effects of combined angiotensin converting enzyme inhibition and angiotensin II antagonisms on blood pressure and renin release in sodium depleted normotensives. Circulation 92: 825–834

5. Brunier M, Hagman M, Nussberger J, Biollaz J, Armagnac C, Brouar DR, Waeber B, Brunner HR (1995) Short-term and systemic effects of angiotensin II receptor blockade in healthy subjects. Hypertension 25 [Part I]: 602–609

6. Bulpitt CJ, Palmer AJ, Fletcher AE et al. (1994) Optimal blood pressure control in treated hypertensive patients. Report from the Department of Health Hypertension Care Computing Project (DHCCP). Circulation 90: 225–233
7. Bunkenburg B, Schnell C, Baum HP, Kumin F, Wood JM (1991) Prolonged angiotensin II antagonism in spontaneously hypertensive rats: hemodynamic and biochemical consequences. Hypertension 18: 278–288
8. Byyny RL (1995) Losartan potassium lowers blood pressure measured by ambulatory blood pressure monitoring. J Hypertens 13 (suppl 1): S29–S33
9. Cachofeiro V, Nasjletti A (1991) Role of kinins and nitric oxide in the acute depressor effect of angiotensin converting enzyme inhibitors in SHR. Hypertension 18: 386
10. Carini DJ, Duncia JV (1988) Angiotensin II receptor blocking imidazoles. Eur Patent Application 0253310
11. Chan JCN, Critchley JAJH, Lappe JT, Raskin SJ, Snavely D, Goldberg AI, Sweet CS (1995) Randomized double-blind parallel study of the antihypertensive efficacy and safety of losartan compared with felodipine ER in elderly patients with mild to moderate hypertension. J Human Hypertens 9: 765–771
12. Christen Y, Waeber B, Nussberger J et al. (1991) Oral administration of DUP753, a specific angiotensin II receptor antagonist to normal male volunteers. Circulation 83: 1333
13. Christen Y, Waeber W, Nussberger J, Lee RJ, Timmermans PBMWM, Brunner HR (1991) Dose response relationships following oral administration of DuP753 to normal humans. Am J Hypertens 4: 350S–353S
14. Collins R, Peto R, McMahon S, Hebert P, Fiebach NH, Eberlein KA et al. (1990) Pressure, stroke and coronary heart disease. Part II, Short time reductions in blood-pressure: Overview of randomized drug trials in the epidemiological context. Lancet 335: 827–838
15. Criscione L, Bradley WA, Bühlmayer P, Whitebread S, Glazer R, Lloyd P, Müller P, de Gasparo M (1995) Valsartan: Preclinical and clinical profile of an antihypertensive angiotensin II antagonist. Cardiovasc Drug Rev 13: 230–259
16. Critchley JAJH, Gilchrist N, Ikeda L, Dubois C, Bradstreet DC, Shaw WC, Goldberg AI, Sweet CS (1996) A randomized double-masked comparison of the antihypertensive efficacy and safety of combinational therapy with losartan and hydrochlorothiazide versus captopril and hydrochlorothiazide in elderly and younger patients. Curr Ther Res 57: 392–407
17. Croog SH, Levine S, Testa MA et al. (1986) The effects of antihypertensive therapy on quality of life. N Engl J Med 314: 1657–1664
18. Dahlöf B, Keller SE, Makris L, Goldberg AI, Sweet CS, Lim NY (1995) Efficacy and tolerability of losartan and atenolol in patients with mild to moderate essential hypertension. Am J Hypertens 8: 578–583
19. Delacrétaz E, Nussberger J, Biollaz J, Waeber B, Brunner HR (1995) Characterization of the angiotensin II receptor antagonist TCV-116 in healthy volunteers. Hypertension 25: 14–21
20. Empfehlung der Deutschen Hochdruckliga, Heidelberg, 1994
21. Ferrario CM (1990) Importance of the renin-angiotensin-aldosterone system (RAAS) in the physiology and pathology of hypertension. Drugs 39 (Suppl 2): 1–8
22. Fogari R, Ambrosoli S, Corradi L et al. (1997) 24-hour blood pressure control by once-daily administration of irbesartan assessed by ambulatory blood pressure monitoring. J Hypertension 15: 1511–1518
23. Foucart S, Patrick SK, Oster L, De Champlain J (1994) Effect of chronic treatment with losartan and enalaprilat on [$_3$H] noradrenaline release from isolated atria SHR rats [abstract 488]. J Hypertens 12 (Suppl 3): S88
24. Gadsbøll N, Nielsen MD, Giese J, Leth A, Lonborg-Jensen H (1990) Diurnal monitoring of blood pressure and the renin angiotensin system in hypertensive patients in long-term angiotensin converting enzyme inhibition. J Hypertens 8: 733–740
25. Goldberg AI,Dunlay NC, Sweet CS (1995) Safety and tolerability of losartan potassium and angiotensin II receptor antagonist compared with hydrochlorothiazide, atenolol, felodipine ER and angiotensin converting enzyme inhibitors for the treatment of systemic hypertension. Am J Cardiol 75: 793–795
26. Goldberg MR, Tanaka W, Barchiowsky A, Bradstreet TE, McCrea J, Lo MW, McWilliams jr EJ, Bjornsson TD (1993) Effects of losartan on blood pressure, plasma renin activity, and angiotensin II in volunteers. Hypertension 21: 704–713
27. Gradman AH, Arcuri KE, Goldberg AI et al. (1995) A randomized placebo-controlled double-blind parallel study of various doses of losartan potassium compared with enalapril maleat in patients with essential hypertension. Hypertension 25: 1345–1350
28. Gradman AH, Arcuri KE, Goldberg AI, Ikeda L, Nelson EB, Snavely DB, Sweet CS (1995) Randomized placebo-controlled double-blind parallel study of various doses of losartan potassium compared with enalapril maleat in patients with essential hypertension. Hypertension 25: 1345–1350
29. Gruen A, Francillon A, Bodin F et al. (1995) Comparison of efficacy and tolerability of a new angiotensin II antagonist valsartan with enalapril in patients with mild to moderate essential hypertension. Eur Heart J 16 (abstract, suppl): 61
30. Hansson L (1996) The benefits of lowering elevated blood pressure: a critical review of studies of cardiovascular morbidity and mortality in hypertension. J Hypertens 14: 537–554

31. Hansson L, Zanchetti A, Carruthers SG for the HOT study group (1998) Effect of intensive blood-pressure lowering and low-dos aspirin in patients with hypertension: principle results of the hypertension optimal treatment (HOT) randomised trial. Lancet 351: 1755–1762
32. Integrated Summary of Efficacy for Valsartan (CGP48933) (1995) Ciba Geigy Cooperation, Summit, USA
33. Jenkins AC, Knill JR, Dreslinski GR (1985) Captopril in the treatment of elderly hypertensive patients. Arch Intern Med 145: 2029–2031
34. Joint National Committee (1997) The 5th Report of the Joint National Committee on Detection, Evaluation, and Treatment of High Blood Pressure (JNCV). Arch Intern Med 157: 2413–46
35. Kahan T (1998) The importance of left ventricular hypertrophy in human hypertension. J Hypertens Suppl 16 (7): S23–9
36. Kaplan NM (1996) Long-term antihypertensive therapy. Circulation 93: 697–703
37. Kassler Taub K, Littlejohn T, Elliott W, Ruddy T, Adler E (1998) Comparative efficacy of two angiotensin II receptor antagonists, irbesartan and losartan, in mild to moderate hypertension. Am J Hypertension 11: 445–453
38. Kavano Y, Yoshida K, Koramochi M, Omae T (1992) Chronic effects of losartan, an angiotensin AT_1-receptor antagonist on blood pressure and baroreceptor reflex in spontaneously hypertensive rats [abstract]. J Hypertens 10 (Suppl 4): 244
39. Kirby RF, Nanda A, Henry M, Johnson AK (1992) Preweaning losartan treatment reduces adult blood pressure in the spontaneously hypertensive rat. FASEB J 6: A1872
40. Kohara K, Mikami H, Okoda N, Ogihara T (1993) Peripheral versus central blockade of the renin angiotensin system in spontaneously hypertensive rats: Comparison of novel AT_1-receptor antagonist TCV-116 with angiotensin converting enzyme inhibitor delapril. Hypertens Res 16: 239–246
41. Laragh JH (1993) The renin system: a new understanding of the complications of hypertension and their treatment. Arzneimittelforschung Drug Res 43: 247–254
42. Larochelle P, Flack JM, Marburg TC et al. (1997) Antihypertensive effects and tolerability of irbesartan versus enalapril: a randomized atrial in patients with severe hypertension. Am J Cardiol 80: 1613–1615
43. Littlejohn T, Saini RK, Badiak H et al. (1997) Long-term safety and antihypertensive efficacy of irbesartan, the angiotensin II receptor antagonist: pooled results of six open-label studies. Am J Hypertension 10: 119 A
44. Loth RA, Lassman MN, Tan SY et al. (1977) Age and the renin aldosterone system. Arch Intern Med 137: 1414–1427
45. MacFadyen RJ, Reid JL (1994) Angiotensin receptor antagonists as a treatment for hypertension. J Hypertens 12: 1333–1338
46a. Martinez F, Schmitt F, Natov S et al. (1993) Renal effects of losartan and enalapril alone and in combination in healthy volunteers. Paper presented at the XII. International Congress of Nephrology, Jerusalem, June 13–18, p 228
46b. Mazzolai L, Maillard M, Rossat J, Nussberger J, Brunner HR (1999) Angiotensin II Receptor Blockade in Normotensive Subjects. A direct comparison of three AT_1 Receptor Antagonists. Hpertension 33: 850–855
47. Messerli FH, Weber MA, Brunner HR (1996) Angiotensin receptor inhibition a new therapeutic principle. Arch Intern Med 156: 1957–1965
48. Mimran A, Penilope L, Kerwin L et al. (1998) A randomised, double-blind comparison of the angiotensin II receptor antagonist, irbesartan, with the full dose range of enalapril for the treatment of mild to moderate hypertension. J Human Hypertension 12: 203–208
49. Mizuno K, Niimura S, Tani M, Haga H, Gomibuchi T, Sanada H et al. (1992) Antihypertensive and hormonal activity of MK954 in spontaneously hypertensive rats. Eur J Pharmacol 215: 305–308
50. Mizuno K, Niimura S, Tani M, Saito I, Sanada H, Takahashi M et al. (1992) Hypotensive activity of TCV-116 a newly developed angiotensin II receptor antagonist in spontaneously hypertensive rats. Life Sc 51: 183–187
51. Mooser V, Nussberger J, Juillerat L, Burnier M, Waeber B, Bideville J, Pauly N, Brunner HR (1990) Reactive hyperreninemia is a major determinant of plasma angiotensin II during ACE-inhibition. J Cardiovasc Pharmacol 15: 276–282
52. Mori T, Nishimura H, Ueyama M, Kobota J, Kawamura K (1995) Comparable effects of angiotensin II and converting enzyme blockade on hemodynamics and cardiac hypertrophy in spontaneously hypertensive rats. Jap Circ J 59: 604–630
53. Morimoto S, Ogihara T (1994) TCV-116: An new angiotensin II type 1 receptor antagonist. Cardiovasc Drug Rev 12: 153–164
54. Morton JJ, Beattie EC, MacPherson F (1992) Angiotensin II receptor antagonist losartan has persistent effects on pressure in the young spontaneously hypertensive rat: lack of relation to vascular structure. J Vasc Res 29: 264–269
55. Nagano M, Higaki J, Mikami H, Ogihara T (1994) Role of the renin angiotensin system in hypertension in the elderly. Blood Pressure 3 (Suppl 5): 130–133
56. Nakamaru M, Ogihara T, Higaki J et al. (1981) Effect of age on active and inactive plasma renin in normal subjects and in patients with essential hypertension. J Am Geriat Soc 29: 379–382

57. Oddi CJ, Dilley RJ, Kanelleakes P, Bobik A (1993) Chronic angiotensin II type receptor antagonism and genetic hypertension: effects on vascular structure and reactivity. J Hypertens 11: 717–724
58. Ogihara T, Arakawa K, Limura O, Abe K, Saruta T, Ishii M, Hiwada K, Fujishima M, Fukiyama K (1994) Open clinical studies on new angiotensin II receptor antagonist, TCV-116. J Hypertens 12 (suppl 9): S35–S38
59. Ogihara T, Nagano M, Mikami H, Higaki J, Kohara K, Aruma J, Aoki T, Hamanaka Y (1994) Effects of the angiotensin II receptor antagonist, TCV-116, on blood pressure and the renin angiotensin II system in healthy subjects. J Clin Therap 16: 74–86
60. Pool JL, Guthrie RM, Littlejohn III TW (1998) Dose-related effects of irbesartan in patients with mild to moderate hypertension. Am J Hypertension 11: 462–470
61. Reeves RA, Lin CS, Kassler-Taub K, Pouleur H (1998) Dose-related efficacy of irbesartan for hypertension. Hypertension 31: 1311–1316
62. Rosenstock J, Rossi L, Cin CS, MacNeil D, Osbakken M (1997) The efficacy and safety of irbesartan added to hydrochlor thiazide for the treatment of hypertension in patients non responsive to hydrochloro thiazide alone. J Hypertension 15 (suppl 4): 189 A
63. Ruilope LM, Simpson RL, Tho J, Arcuri KE, Goldberg AI, Sweet CS (1996) Controlled trial of losartan given concomitantly with different doses of hydrochlorothiazide in hypertensive patients. Blood Pressure 5: 32–40
64. Schmieder RE, Langenfeld MRW, Friedrich A, Schobel HP, Gatzka C, Weihprecht H (1996) Angiotensin II related to sodium excretion modulates left ventricular structure in human essential hypertension. Circulation 94: 1304–1309
65. Schmieder RE, Martus P, Klingbeil A (1996) Reversal of left ventricular hypertrophy in essential hypertension. JAMA 275: 1507–1513
66. Schmieder RE, Rockstroh JK (1996) Lebensqualität unter antihypertensiver Therapie. Klinikarzt 25: 308–313
67. Schoenberger JA for the Losartan Research Group (1995) Losartan with hydrochlorothiazide in the treatment of hypertension. J Hypertens 13 (suppl 1): S43–S47
68. Smith RD, Chiu AT, Wong PC, Herblin WF, Timmermans PBMWM (1992) Pharmacology of nonpeptide angiotensin II receptor antagonists. Ann Rev Pharmacol Toxicol 32: 136–165
69. Soltes EE (1993) Alterations in vascular structure and function after short-term losartan treatment in spontaneously hypertensive rats. J Pharmacol Exp Ther 266: 642–646
70. Staessen J, Bert P, Bulpit CJ (1993) Nitrendipine in older patients with isolated systolic hypertension: second progress report on the SYST-EUR trial. J Human Hypertens 7: 265–271
71. Stumpe KO, Haworth D, Hoglund C, Kerwin L, Martin A, Simon T, Masson C, Kassler Taub K, Osbaaken M (1998) Comparison of the angiotensin II receptor antagonist irbesartan with atenolol for treatment of hypertension. Blood pressure 7: 31–37
72. Swartz SL, Williams GH, Hollenberg NK et al. (1980) Captopril-induced changes in prostaglandine production: relationship to vascular response in normal men. J Clin Invest 65: 1257–1264
73. Timmermans PBMWM, Wong PC, Shiu AT, Smith RD (1995) A preclinical basis of a therapeutic evaluation of losartan. J Hypertens 13 (suppl 1): S1–S13
74. Timmermans PBMWM, Wong PC, Shiu AT, Herblin WF, Benfield P, Carini DJ et al. (1993) Angiotensin II receptors and angiotensin II receptor antagonists. Pharmacology Rev 45: 205–251
75. Urata H, Healy B, Stewart RW, Bumpuss M, Husain A (1990) Angiotensin II is forming pathways in normal and failing human hearts. Circ Res 66: 883–890
76a. Wong PC, Price WA, Chiu AT, Duncia JV, Carini DJ, Wexler RR et al. (1990) Non-peptide angiotensin II receptor antagonists. IX Antihypertensive activity in rats of DUP753, an orally active antihypertensive agent. J Pharmacol Exp Ther 252: 726–732
76b. World Health Organisation – International Society of Hypertension (1999) Guidelines for the Management Hypertension. J Hypertension 17: 151–183
77. Zanchetti A (1997) Twenty four embulatory blood pressure evaluation of antihypertensive agents. J Hypertension 15 (Suppl 7): 21–25

Für die Verfasser: Prof. Dr. med. Roland E. Schmieder
Medizinische Klinik 4, Klinikum Süd, Universität Erlangen-Nürnberg
Breslauer Straße 201, 90471 Nürnberg, Germany

KAPITEL 4

Behandlung von Nierenerkrankungen mit AT_1-Rezeptorantagonisten

J. MANN, K. F. HILGERS, R. VEELKEN

4.1 Einleitung

AT_1-Rezeptorantagonisten können die verschiedenen Funktionen der Niere von Nierengesunden und -kranken beeinflussen [15, 22]. Positive und negative renale Wirkungen der AT_1-Rezeptorantagonisten sind denkbar. Beim Einsatz der AT_1-Rezeptorantagonisten in der Therapie z.B. von Patienten mit arterieller Hypertonie sollte der behandelnde Arzt diese renalen Wirkungen kennen, um erwünschte Effekte zu erzielen und unerwünschte möglichst zu vermeiden.

AT_1-Rezeptoren sind der vorherrschende Typ von Angiotensin-Rezeptoren in der Niere. Sie finden sich in den Gefäßen, insbesondere in den Arteriolen der Nierenrinde, auf den Mesangiumzellen, auf tubulären Zellen vor allem des proximalen Tubulus und im Interstitium. AT_2-Rezeptoren sind während der intrauterinen Entwicklung stark in der Niere exprimiert, besonders im noch undifferenzierten Mesenchym. Möglicherweise spielen sie dort eine Rolle beim Untergang nicht differenzierter mesenchymaler Zellen durch Apoptose; diese Hypothesen sind noch nicht eindeutig geklärt. Nach der Geburt sind nur wenige AT_2-Rezeptoren in den Aa. arcuatae und interlobulares zu finden [9, 10].

Angiotensin II (Ang II) hat eine Reihe von Wirkungen auf die Niere, die über AT_1-Rezeptoren vermittelt werden [10, 15 und Kap. 1]. Damit steht zu erwarten, daß Antagonisten der Typ-I-Angiotensin-II-Rezeptoren die Funktion der gesunden und der kranken Niere beeinflussen werden. Bei der Behandlung von Patienten mit Hypertonie und mit Nierenerkrankungen mit AT_1-Rezeptorantagonisten stehen folgende Fragen im Vordergrund:

- Wie wirken AT_1-Rezeptorantagonisten auf die glomeruläre Hämodynamik?
- Wie wird die renale Natrium-Ausscheidung beeinflußt?
- Wie wird eine Proteinurie von AT_1-Rezeptorantagonisten beeinflußt?
- Könnten AT_1-Rezeptorantagonisten die Progression chronischer Nierenerkrankungen hin zur terminalen Niereninsuffizienz aufhalten?

Wir werden die eben genannten Fragestellungen der Reihe nach behandeln. Besonderes Augenmerk werden wir auf den Vergleich mit den renalen Wirkungen von ACE-Hemmern legen. Diese Substanzen sind im klinischen Alltag vertraut und hemmen ebenfalls das Renin-System.

Die ersten 4 Abschnitte dieses Kapitels sind so gegliedert, daß zuerst Physiologie und Pathophysiologie besprochen werden, dann experimentelle Ergebnisse und schließlich Daten bei Probanden oder Patienten. Wir versuchen jeweils exemplarische Arbeiten zu referieren und nicht einen Überblick über die gesamte publizierte Literatur zu geben.

4.2 AT_1-Rezeptorantagonisten und Kontrolle der glomerulären Filtrationsrate (GFR)

Über weite Grenzen des aortalen Blutdrucks werden GFR und renaler Blutfluß konstant gehalten. Diese Autoregulation ist physiologisch weitgehend unabhängig von Ang II. In pathophysiologischen Situationen mit einer stark reduzierten Nierendurchblutung (z.B. bei Nierenarterienstenose, schwere Herzinsuffizienz) oder mit ausgeprägtem Volumenverlust (z.B. Diarrhoe) kann jedoch Ang II die GFR stabilisieren und zur Autoregulation beitragen [15, 22]. Ang II verengt präferentiell die efferenten glomerulären Arteriolen; damit steigt der renale Gefäßwiderstand, der renale Blutfluß kann sinken, aber die GFR bleibt konstant (Abb. 4.1). Die eben aufgeführten Veränderungen der intrarenalen Hämodynamik werden beobachtet, wenn endogenes Ang II gebildet wird und bei Infusion sehr geringer Mengen von Ang II in die Nierenarterie. Höhere Konzentrationen von i.v.-Angiotensin können auch die afferente Arteriole verengen. Bei einer i.v.-Infusion von Ang II entsteht aber ein unphysiologischer „Gradient“ von Ang II mit höheren Konzentrationen vor als nach dem Glomerulus. Bei Stimulation des endogenen Renin-Angiotensin-Systems mit juxtaglomerulärer Freisetzung von Renin entstehen die höchsten Ang-II-Spiegel postglomerulär, d.h. an der efferenten Arteriole.

Eine Hemmung des Renin-Systems mit einem ACE-Hemmer kann in den eben beschriebenen Situationen (z.B. schwere Diarrhoe; s. vorangehender Abschnitt) die GFR erheblich vermindern bis hin zu einem akuten Nierenversagen. Da unter diesen Bedingungen das Renin-System in der Regel erheblich stimuliert ist, wurde diese Nebenwirkung der ACE-Hemmer zurückgeführt auf eine Hemmung der Ang-II-vermittelten Konstriktion der efferenten glomerulären Arteriole (Abb. 4.1).

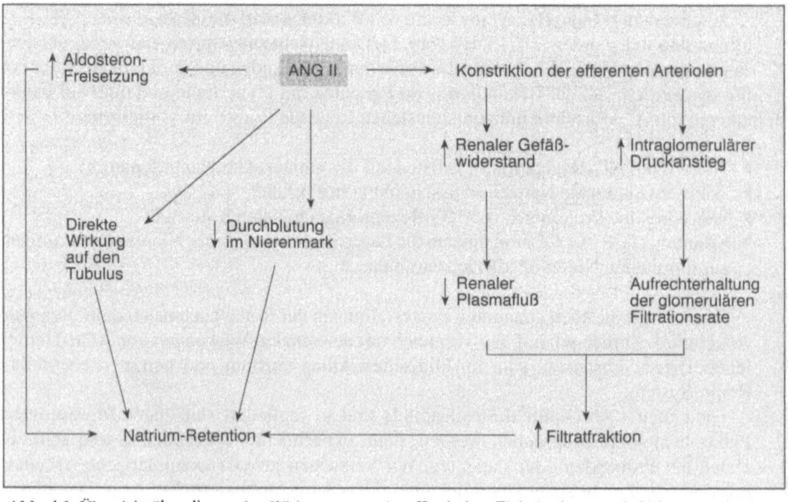

Abb. 4.1. Übersicht über die renalen Wirkungen von Ang II mit dem Ziel, das intravasale Volumen aufrecht zu erhalten.

Würde die Konstriktion der efferenten Arteriole ausschließlich von Ang II und nicht von Bradykinin kontrolliert, dann sollte die GFR von ACE-Hemmern und AT_1-Rezeptorantagonisten in gleicher Weise verändert werden. Nach experimentellen Ergebnissen ist dies aber überraschenderweise nicht der Fall. Als Beispiel sollen zwei Arbeiten angeführt werden. Kon et al. [18] untersuchten exsikkierte Ratten mit Messung des systemischen Blutdrucks und Mikropunktion oberflächlicher Glomeruli. An diesen Tieren konnte also die Hämodynamik einzelner Glomeruli studiert werden. In einem ersten Experiment wurde bei diesen exsikkierten Tieren die Wirkung eines AT_1-Rezeptorantagonisten und eines ACE-Hemmers verglichen. Wie Abb. 4.2 zeigt, wurde der Blutdruck mit beiden Pharmaka in gleicher Weise und gering gesenkt. Die glomeruläre Hämodynamik wurde aber unterschiedlich beeinflußt: Mit dem ACE-Hemmer fiel der glomeruläre Kapillardruck deutlicher ab als mit dem AT_1-Rezeptorantagonisten (Abb. 4.2), die Einzelnephron-GFR fiel mit dem ACE-Hemmer ab und stieg mit dem AT_1-Rezeptorantagonisten an. Die Daten zeigen eindeutig, daß der AT_1-Rezeptorantagonist an der afferenten und efferenten Arteriole in etwa gleicher Ausprägung wirkt, der ACE-Hemmer hingegen wesentlich stärker auf der efferenten Seite. In einem weiteren Versuch mit dem gleichen Rattenmodell wurde nach einer

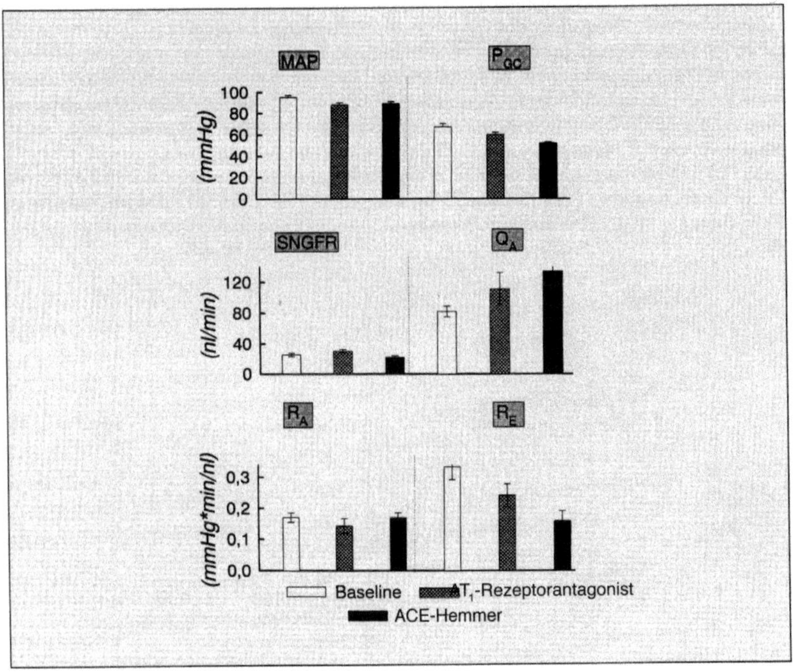

Abb. 4.2. Zusammenfassung der Daten von Kon et al. [18]. Ratten wurden exsikkiert durch 2-tägigen Wasserentzug und Furosemid. Dann wurde akut Losartan oder Enalapril in hohen Dosen gegeben. An oberflächlichen Glomeruli wurde die Hämodynamik studiert.
MAP: Mittlerer arterieller Druck in der Aorta; PGC: glomerulärer Kapillardruck; SNGFR: Einzelnephron-Filtrationsrate; QA: Blutfluß durch das Einzelnephron; RA, RE Gefäßwiderstand der afferenten (= präglomerulären) bzw. efferenten (postglomerulären) Arteriole

Kontrollperiode der ACE-Hemmer gegeben, der wiederum zu der erwarteten Erweiterung der efferenten Arteriole führte und zu einem Abfall des glomerulären Kapillardrucks. Wenn zusätzlich zu dem ACE-Hemmer ein Bradykinin-Antagonist gegeben wurde, dann stieg der glomeruläre Kapillardruck wieder deutlich an. Diese Daten sprechen für eine Kontrolle des muskulären Tonus der efferenten Arteriole auch durch Bradykinin, jedenfalls in speziellen experimentellen Situationen bei der Ratte.

Die Befunde zu Bradykinin werden unterstützt von Untersuchungen bei diabetischen Ratten. Die Hyperfiltration dieser Tiere konnte mit dem ACE-Hemmer Ramiprilat akut normalisiert werden, nicht jedoch mit dem AT_1-Rezeptorantagonisten Valsartan oder mit einer Kombination aus ACE-Hemmer und Bradykinin-Antagonist (Abb. 4.3) [17].

Die eben genannten zwei Beispiele experimenteller Untersuchungen lassen die Hypothese zu, daß AT_1-Rezeptorantagonisten möglicherweise seltener eine akute Verschlechterung der GFR, mit anderen Worten eine akute Erhöhung von Serum-Kreatinin, verursachen als ACE-Hemmer. Man muß an dieser Stelle die außerordentlichen Speziesunterschiede im Hinblick auf den physiologischen Einfluß des Kinin-Systems betonen. Es wäre also voreilig, die eben genannten Rattenbefunde ungeprüft auf den Menschen zu übertragen. Kontrollierte, vergleichende Untersuchungen bei Patienten z.B. mit schwerer Herzinsuffizienz oder mit Nierenarterienstenose liegen nicht vor. Außerdem läßt eine gut kontrollierte Untersuchung bei salzverarmten Freiwilligen vermuten, daß die eben genannten tierexperimentellen Daten nicht der Situation beim Menschen entsprechen. Doig et al. [4] haben gesunde Freiwillige untersucht, während sie eine normale oder eine streng kochsalzarme Diät zu sich nahmen. Während beider Diätformen wurde akut entweder Plazebo oder der AT_1-Rezeptorantagonist Losartan gegeben. Im Zustand der Kochsalzverarmung ging die Kreatinin-Clearance nach Gabe von Losartan um etwa 50 % zurück mit einem Maximum nach 8 Stunden. Nach 24 Stunden waren die Ausgangswerte wieder erreicht (Abb. 4.4). Diese drastische Verschlechterung der Kreatinin-Clearance wurde begleitet von einem deutlichen Abfall des Blutdrucks im Liegen um 15 – 20 mmHg und im Stehen um 20 – 30 mmHg. In den drei anderen Perioden (Losartan bei normaler Diät bzw. Plazebo bei

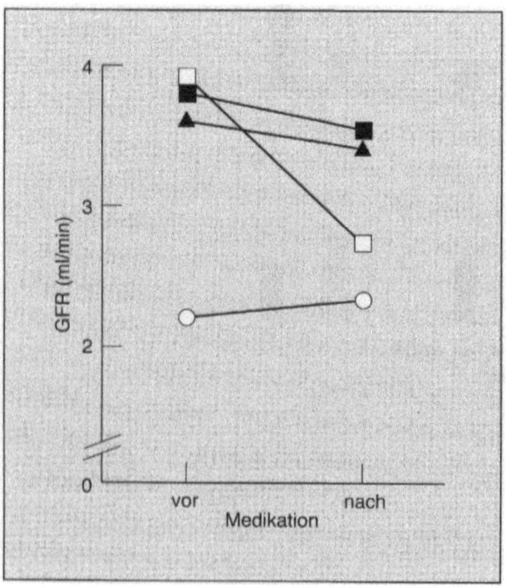

Abb. 4.3. Diabetische Hyperfiltration der Ratte [16]. Ordinate: glomeruläre Filtrationsrate in ml/min. Offene Kreise: nicht-diabetische Kontrolltiere (keine Veränderung der GFR nach Gabe von Lösungsmittel und Ramiprilat); offene Vierecke: Ramiprilat normalisiert die GFR; schwarze Symbole: Ramiprilat zusammen mit einem Bradykinin-Antagonisten (Vierecke) und Valsartan (Dreiecke) verhindern nicht die Hyperfiltration. Bemerke: Nur Akutinterventionen von < 2 Stunden.

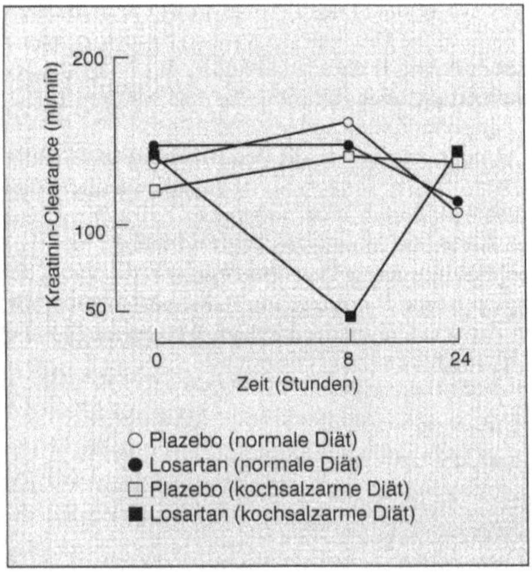

Abb. 4.4. Acht gesunde Freiwillige erhalten eine salzarme Diät für 4 Tage und Furosemid oder eine normale Kochsalzzufuhr. Dann wird doppelblind entweder Losartan oder Plazebo gegeben [4]. Ordinate: Endogene Kreatinin-Clearance. Schwarze Symbole: Losartan; Vierecke: Salzarme Diät + Furosemid.

normaler Diät und bei Kochsalzverarmung) zeigten sich keine Änderungen der Kreatinin-Clearance. Natürlich läßt eine solche klinische Studie mit enormen akuten Druckabfällen normotensiver Probanden keine Schlüsse zu auf die intrarenale Hämodynamik, selbst wenn der Autoregulationsbereich nicht unterschritten wurde.

AT_1-Rezeptorantagonisten wurden bei vielen hundert Patienten mit primärer (essentieller) Hypertonie verabreicht mit häufiger Kontrolle des Serum-Kreatinins [8, 11]. Ein renales Risiko der AT_1-Rezeptorantagonisten für Nierengesunde wurde in diesen Untersuchungen weitgehend ausgeschlossen, so auch bei Herzkranken in der ELITE-Studie (s. Kap. 5).

4.3 AT_1-Rezeptorantagonisten und Natriurese

Ang II fördert über verschiedene Mechanismen die Natrium-Rückresorption der Niere, d.h. das Oktapeptid wirkt antinatriuretisch (Abb. 4.1). Gut bekannt ist die Ang-II-Wirkung auf die Zona glomerulosa der Nebennierenrinde, wo Ang II die Aldosteron-Sekretion steigert. Daneben hat Ang II direkte Angriffspunkte am proximalen Tubulus, wo es direkt die Natrium-Rückresorption fördert. Über welche Ang-II-Rezeptoren der antinatriuretische Effekt vermittelt wird, ist noch nicht völlig geklärt. Möglicherweise spielen auch AT_2-Rezeptoren oder Rezeptoren für die Angiotensin-Metabolite Ang (3–8) oder Ang (1–7) eine Rolle. Die Mehrzahl der In-vivo-Untersuchungen sprechen allerdings dafür, daß vor allem AT_1-Rezeptoren die Ang-II-Wirkung auf die proximal-tubuläre Natrium-Rückresorption übermitteln. Außerdem bewirkt Ang II über die Verengung der efferenten Arteriole eine gesteigerte Filtratfraktion; damit wird der Wasseranteil des Plasmas in den peritubulären Kapillaren vermindert, d.h. der kolliod-osmotische Druck gesteigert und damit die Potenz zur tubulären Rückresorption. Auch reduziert Ang II die Durchblutung des Nierenmarks und vermindert den Druck im Niereninterstitium, alles Faktoren, die eine Natrium-Rückresorption fördern.

Tatsächlich können schon geringste Mengen von Ang II, die den Blutdruck vollständig unbeeinflußt lassen, eine Antinatriurese hervorrufen. Umgekehrt ist gut dokumentiert, daß ACE-Hemmer natriuretisch wirken, wenn dies auch nicht allgemein bekannt zu sein scheint. So konnte bei experimentellen Tieren, bei normotensiven Freiwilligen und bei hypertensiven Patienten konsistent eine Natriurese mit kurz- und langwirksamen ACE-Hemmern ausgelöst werden. Offensichtlich ist die Natriurese um so stärker, je höher die Plasma-Renin-Aktivität ist. Die Natrium-Ausscheidung kann durchaus Werte erreichen, die der Wirkung einer mittleren Dosis von Hydrochlorothiazid entspricht.

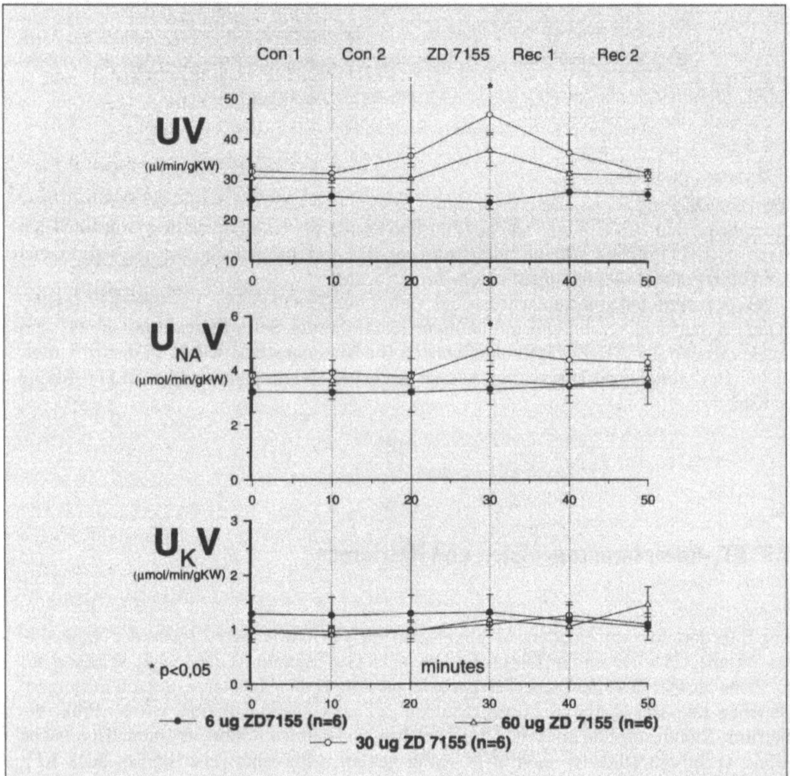

Abb. 4.5. Gabe des AT_1-Rezeptorantagonisten ZD7155 bei der wachen Ratte. ZD7155 ist diuretisch wirksam [32]. CON: Kontrollperioden; REC: „recovery" Erholungsperioden; ZD7155 wurde in 3 Dosierungen gegeben. UV: Urinfluß; $U_{NA}V$ Urinnatrium; U_KV Urinkalium.

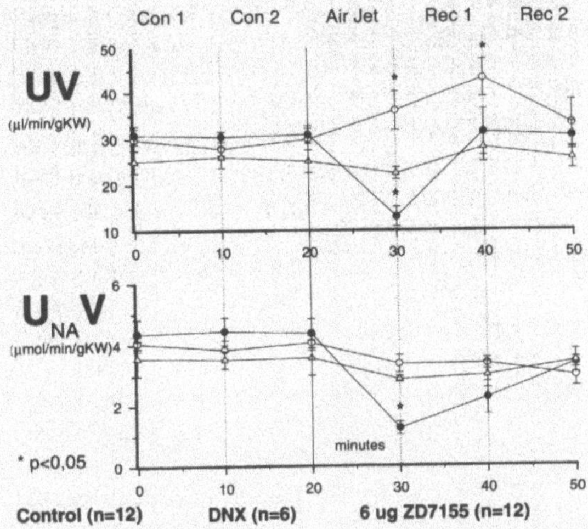

Abb. 4.6. Ein kalter Luftstrom (Air Jet), auf die Nase der Ratte gerichtet, löst eine milde Streßreaktion aus: Die Aktivität der Nierennerven verdoppelt sich, Blutdruck und Herzfrequenz ändern sich aber nicht (nicht dargestellt), Urinvolumen und Urin-Na nehmen ab. Letzteres wird durch Denervation der Nierennerven (DNX) aufgehoben. Der AT_1-Rezeptorantagonisten ZD7155 in der sehr niedrigen, systemisch nicht wirksamen Dosis von 6 μg, verhindert die antinatriuretische Wirkung des Stresses [32]. Siehe auch Legende zu Abb. 4.5.

Auch AT_1-Rezeptorantagonisten können in klinisch wirksamer Dosis eine Natriurese bewirken. In experimentellen Studien konnte dies von uns [32] und anderen [1] gezeigt werden (Abb. 4.5). Wir untersuchten auch die Mechanismen der AT_1-Rezeptorantagonisten-induzierten Natriurese in einem Rattenmodell [32]. Wir testeten die Hypothese, daß AT_1-Rezeptorantagonisten über eine Interaktion mit dem Sympathikus diuretisch wirken. Dazu wurden Ratten voll instrumentiert zur Messung von Blutdruck, Herzfrequenz, glomerulärer Filtrationsrate (GFR), renalem Blutfluß (RBF) und Aktivität der sympathischen Nierennerven. Die Tiere wurden einem leichten Streß ausgesetzt, der Blutdruck und Herzfrequenz unbeeindruckt ließ, jedoch den Sympathikus aktivierte und die Natriurese verminderte. Nach Gabe einer sehr niedrigen, systemisch nicht wirksamen Dosis eines AT_1-Rezeptorantagonisten zeigte sich eine deutliche natriuretische Wirkung (Abb. 4.6), die die streßbedingte Antinatriurese ausglich. GFR und RBF blieben unverändert, ebenso der systemische Blutdruck. Es ist daher anzunehmen, daß der AT_1-Rezeptorantagonist über einen tubulären Angriffspunkt natriuretisch wirkt, wenn auch Veränderungen der intrarenalen Blutverteilung etc. nicht ausgeschlossen sind. Auch von anderen Arbeitsgruppen gibt es Belege für einen natriuretischen Effekt von AT_1-Rezeptorantagonisten über einen proximalen tubulären Angriff [33]. In weiteren Experimenten konnten wir zeigen, daß die gewählte Dosis des AT_1-Rezeptorantagonisten die pressorische Wirkung von 20 ng Ang II i.v. nicht veränderte. Diese niedrige Dosis des AT_1-Rezeptorantagonisten hemmte aber vollständig die antinatriuretische Wirkung von Ang II bei Infusion in nicht-pressorischen Dosen (Abb. 4.7).

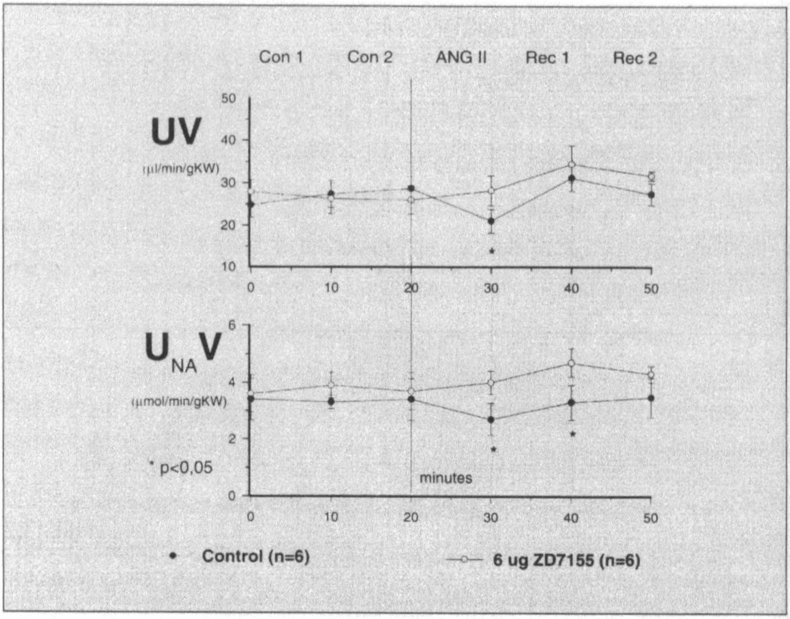

Abb. 4.7. Ang II bewirkt eine Antinatriurese. ZD7155 in der niedrigen Dosis von 6 µg ist antagonistisch [31].

Lassen sich die natriuretischen Wirkungen auch beim Menschen dokumentieren? Diese Frage ist von Bedeutung, da wir in der Regel bei der Therapie der primären und der renalen Hypertonie einen natriuretischen Effekt wünschen. Umgekehrt gibt es eine Reihe von antihypertensiven Medikamenten, die zu einer Kochsalz-Retention und damit zu Wassereinlagerungen führen. Typisch wäre dies für reine Vasodilatatoren vom Typ Hydralazin. In einer sauber kontrollierten Untersuchung erhielten normale Probanden eine fixierte Diät mit 100 mmol Natrium am Tag [3]. Acht Tage nach Diätbeginn wurde Plazebo oder der AT_1-Rezeptorantagonist Irbesartan in zwei verschiedenen Dosierungen gegeben. Es konnte ein deutlicher natriuretischer Effekt des AT_1-Rezeptorantagonisten nachgewiesen werden, der etwa eine Stunde nach Einnahme begann und eine Dosisabhängigkeit zeigte (Abb. 4.8).

Irbesartan steigerte die Kochsalz-Ausscheidung kurzfristig um mehr als das Doppelte [3], der AT_1-Rezeptorantagonist verminderte die Plasma-Aldosteron-Spiegel, ließ aber den Blutdruck, die Herzfrequenz, die GFR und den RBF dieser normotensiven Probanden unverändert.

Wie Abb. 4.8 zeigt, sind also AT_1-Rezeptorantagonisten kurzfristig beim Menschen natriuretisch wirksam. Auffällig war aber bei den Untersuchungen von Burnier [3], daß die Natrium-Ausscheidung über 24 Stunden von Irbesartan, das ja eine sehr lange Wirkdauer hat, nicht verändert wurde. Auch ging das Körpergewicht der Probanden nicht zurück. Mit Losartan wurden beim Menschen ähnliche, relativ kurzfristige natriuretische Effekte beobachtet [2]. Es muß daher noch weiter geklärt werden, ob AT_1-Rezeptorantagonisten, ähnlich wie ACE-Hemmer, auch langfristig eine negative Natrium-Bilanz induzieren

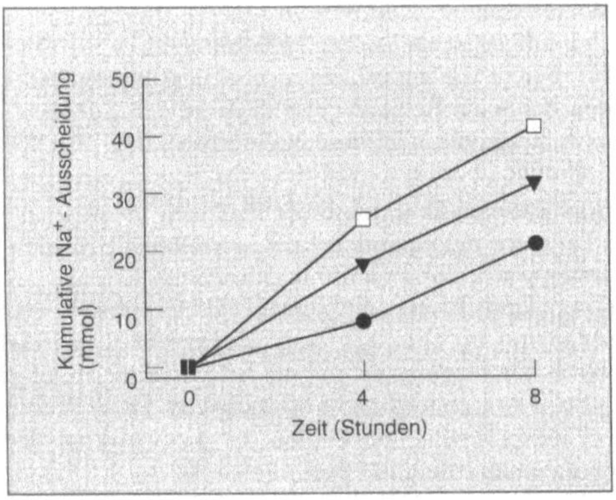

Abb. 4.8. Gabe des AT_1-Rezeptorantagonisten Irbesartan in 2 antihypertensiv wirksamen Dosen (10 und 50 mg; mittlere bzw. obere Kurve) bei normalen Probanden verstärkt, über 8 Stunden, die Natrium-Ausscheidung. Die Probanden nahmen eine konstante Diät ein, d.h. die Natrium-Zufuhr war bei 100 mmol/Tag stabil. Schwarze Kreise, untere Kurve: Plazebo [2].

können. Für Patienten mit Hypertonie ist eine nur wenige Stunden andauernde Natriurese, die von einer „Rebound-Antinatriurese" gefolgt ist, bedeutungslos. Übrigens wurde auch beim Menschen berichtet, daß AT_1-Rezeptorantagonisten die Natrium-Ausscheidung wahrscheinlich über einen proximal-tubulären Angriff verstärken [3].

Losartan hat einen deutlichen *urikosurischen* Effekt auf die Niere. Diese Wirkung ist substanzspezifisch und vollständig unabhängig von der AT_1-Rezeptorblockade. Andere AT_1-Rezeptorantagonisten, auch der aktive Metabolit E 3174 des Losartan, sind nicht urikosurisch wirksam [25]. Die Steigerung der Urin-Harnsäuremenge ist erheblich, so daß die Serum-Harnsäure um 0,5 – 2 mg/dl abfällt. Ein besonderes Risiko für Patienten mit Bildung von Harnsäuresteinen ist nicht bekannt, aber Überwachungsmaßnahmen sind hier geboten.

4.4 AT_1-Rezeptorantagonisten und Proteinurie

Niedrige intrarenale Konzentrationen von Ang II lösen eine Proteinurie aus. Die Mechanismen, die dazu führen, sind vielfältig: Wie mehrfach erwähnt erhöht Ang II den glomerulären Kapillardruck. Außerdem vergrößert das Oktapeptid die Größe der glomerulären Filtrationsporen bzw. die Anzahl der großen Poren. Auch Änderungen der Ladungseigenschaft der glomerulären Basalmembran sind unter Ang II beschrieben worden. Tatsächlich wurde umgekehrt gezeigt, daß ACE-Hemmer eine vorhandene Proteinurie vermindern und zwar über ihre antihypertensive Wirkung hinaus [6, 7]. Diese antiproteinurische Wirkung kann durch eine sehr hohe Salzzufuhr, mithin durch eine Suppression des Renin-Systems, antagonisiert werden [6].

Die Auswirkungen von AT_1-Rezeptorantagonisten auf die Proteinurie verschiedener Tiermodelle sind in der Literatur recht konsistent. Unabhängig von der Art der experimentellen Nierenschädigung wurde beobachtet, daß die *akute* Wirkung der AT_1-Rezeptorantagonisten auf die Proteinurie erheblich geringer ist als die der ACE-Hemmer [1, 14]. Bei *chronischer,* d.h. wochenlanger Gabe, gleicht die antiproteinurische Wirkung der AT_1-Rezeptorantagonisten der Wirksamkeit der ACE-Hemmer, und diese beiden Substanzgruppen sind anderen Antihypertensiva bezüglich der Proteinurie-Absenkung und des Vermeidens einer Glomerulosklerose deutlich überlegen [20].

Wie sind die eben genannten experimentellen Ergebnisse auf Patienten übertragbar? Gansevoort et al. [7] untersuchten 11 Patienten mit nicht-diabetischer Proteinurie, Hypertonie und fast normaler GFR. Die Patienten wurden insgesamt 7 mal untersucht (3 mal unter Plazebo, Losartan 50 mg und 100 mg, Enalapril 10 mg und 20 mg). Jede Untersuchungsperiode dauerte 4 Wochen. Die Daten sind in Abb. 4.9 zusammengefaßt. Über die 4-Wochen-Perioden zeigten die AT_1-Rezeptorantagonisten und die ACE-Hemmer bezüglich aller gemessenen Parameter (s. Abb. 4.9) eine identische Wirksamkeit. Diese Studie klärt allerdings nicht die Frage, ob, wie in experimentellen Studien, die akute Wirkung der beiden Substanzen auf die Proteinurie unterschiedlich ist. Diese Frage hat für die Klinik auch eine relativ geringe Bedeutung. Eine genauere Inspektion von Abb. 4.9 zeigt, daß offensichtlich das Maximum der Wirkung von ACE-Hemmern früher erreicht wird als unter dem AT_1-Rezeptorantagonisten. Außerdem zeigt die Abbildung eindrücklich, daß bei einer Dosissteigerung der antihypertensive Effekt des AT_1-Rezeptorantagonisten nicht zunimmt, aber der anitproteinurische. Dies könnte man dahingehend interpretieren, daß die Absenkung der Proteinurie sicher nicht nur vom Blutdruck abhängt. Man muß allerdings berücksichtigen, daß kein 24-h-Blutdruck analysiert wurde und damit genaue Aussagen über die Zusammenhänge zwischen Blutdruck und Proteinurie nicht möglich sind. Auch könnte die Zunahme des antiproteinurischen Effekts zeit- und nicht dosisbedingt sein.

Die antiproteinurischen Effekte der AT_1-Rezeptorantagonisten wurden in weiteren Arbeiten bestätigt. Diese Untersuchungen hatten allerdings keine Plazebo-Gruppe eingeschlossen. Holdaas et al. [12] untersuchten sehr sorgfältig 15 Patienten mit nicht-diabetischer Nierenerkrankung mit einer Proteinurie von 3,51 g/Tag. Losartan wurde mit Amlodipin in dieser doppelblinden, überkreuzten Studie verglichen. Mit beiden Antihypertensiva ging der Blutdruck in gleichem Ausmaß zurück. Losartan senkte die Proteinurie auf 2,68 g/Tag, unter Amlodipin stieg sie auf 3,75 g/Tag. Die Nierenhämodynamik änderte sich nicht signifikant außer einem Abfall der Filtrationsfraktion unter Losartan. Auf die Porengröße der glomerulären Basalmembran hatten beide Medikamente keinen Einfluß. In einer größeren, aber unkontrollierten Studie an 112 Patienten über 3 Monate konnten Toto et al. [30] diese Ergebnisse bestätigen. Hier ging die Proteinurie um etwa 0,8 g/Tag, entsprechend 23 % vom Ausgangswert, zurück. Auch bei Mikroalbuminurie wurde eine antiproteinurische Wirkung von AT_1-Rezeptorantagonisten beschrieben [13, 31].

Die Proteinurie bei Nierenkrankheiten ist ein sehr guter prognostischer Maßstab; je höher die Urin-Eiweißausscheidung eines Patienten mit einer Nierenerkrankung, desto größer ist sein Risiko, eine dialysepflichtige Niereninsuffizienz zu erreichen oder vorzeitig – vor allem an kardialen Komplikationen – zu sterben. Umgekehrt hat sich erwiesen, daß eine medikamentöse Reduktion einer Proteinurie in der Regel mit einer verbesserten renalen Prognose verbunden ist. Verschiedene Untersuchungen bei proteinurischen Patienten haben gezeigt, daß eine Senkung des Blutdrucks im allgemeinen mit einer Verminderung von Urin-Eiweiß verbunden ist, die bei Einsatz eines ACE-Hemmers besonders ausgeprägt ist. Die Tatsache, daß AT_1-Rezeptorantagonisten bei Patienten die Proteinurie ebenso senken wie ein ACE-Hemmer, gibt Anlaß zu Optimismus bezüglich der Langzeitwirkungen der AT_1-Rezeptorantagonisten auf den Verlauf chronisch progredienter Nierenerkrankungen. Die Wirksamkeit der AT_1-Rezeptorantagonisten in langfristigen Studien an Patienten wird die Zukunft zeigen.

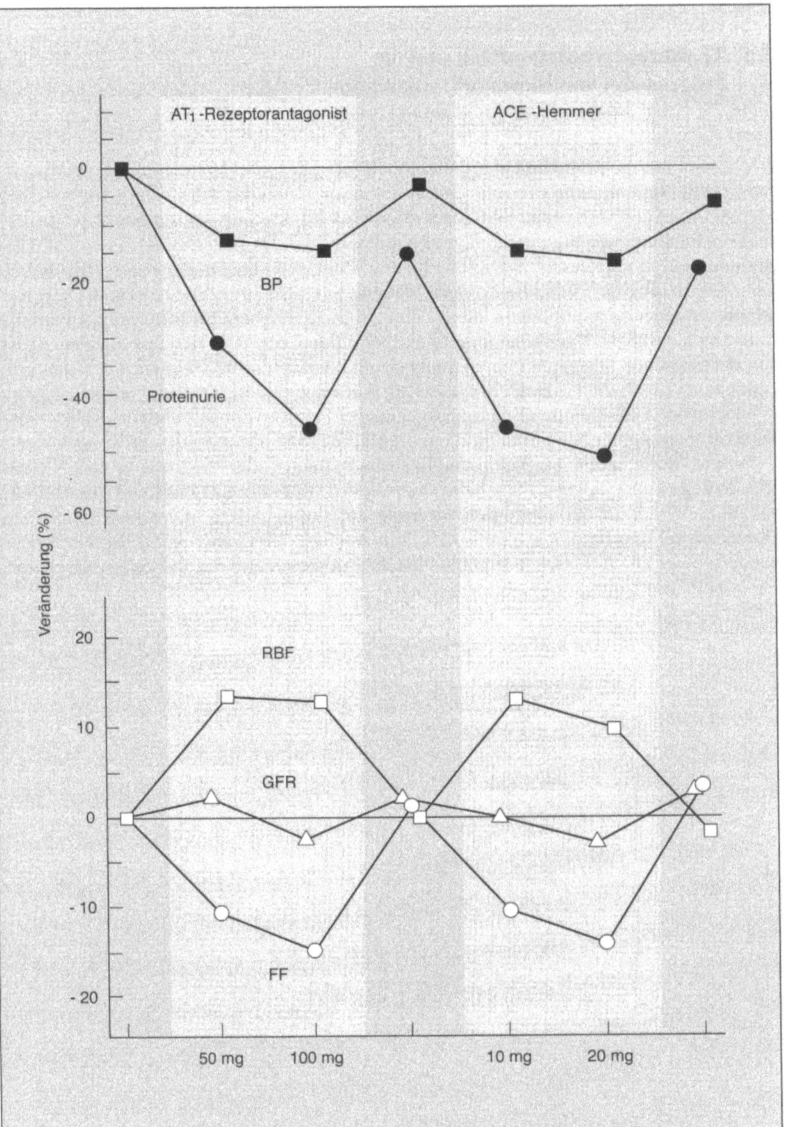

Abb. 4.9. Patienten mit chronischer Glomerulonephritis und Proteinurie, jedoch fast normalem Serum-Kreatinin, erhielten Losartan und Enalapril. Beide Medikamente wurden 4 Wochen mit 50 bzw. 10 mg und direkt danach 4 Wochen mit 100 bzw. 20 mg/Tag (Einmaldosis) dosiert. Zwischen den Medikamenten und davor lag eine 4wöchige Periode ohne Medikamente. Die Zuteilung, ob mit Losartan oder Enalapril begonnen wurde, erfolgte zufällig (randomisiert) und doppelblind. Die Patienten hielten eine mäßig NaCl-reduzierte Diät ein [7].

4.5 AT_1-Rezeptorantagonisten und die Progression von Nierenerkrankungen

Wir bezeichnen ein Medikament als renoprotektiv, wenn es bei Nierenkranken verhindert, daß sich die Nierenfunktion verschlechtert oder wenn es zumindest das Voranschreiten einer Nierenerkrankung verlangsamt. In diesem Sinne ist eine Senkung des Blutdrucks bei hypertensiven Patienten mit Nierenerkrankungen renoprotektiv. Darüber hinaus haben sich ACE-Hemmer als renoprotektiv erwiesen. So hat Captopril das Risiko einer erheblichen Verschlechterung der Nierenfunktion bei Patienten mit Nephropathie bei Typ-I-Diabetes-mellitus in einer doppelblinden Untersuchung über 3 Jahre bei über 400 Patienten um die Hälfte reduziert [21]. Daß die nephroprotektive Wirkung der ACE-Hemmer unabhängig ist von der zugrunde liegenden Nierenkrankheit und damit für alle Niereninsuffiziente gilt, wurde von uns kürzlich gezeigt. In dieser Untersuchung mit fast 600 Patienten über 3 Jahre reduzierte der ACE-Hemmer Benazepril gegenüber Plazebo (doppelblind) das Risiko einer Verschlechterung der Nierenfunktion um die Hälfte [23].

Welche Rolle spielt das Renin-Angiotensin-System in der Progression von Nierenerkrankungen und welchen Platz haben hier die AT_1-Rezeptorantagonisten? Ang II greift bekanntermaßen an der efferenten Arteriole an, verengt diese und erhöht damit den glomerulären Kapillardruck (Abb. 4.10). Ein Anstieg des glomerulären Kapillardrucks wiederum vermittelt in vielen Tiermodellen der Nierenschädigung eine relativ rasch vor-

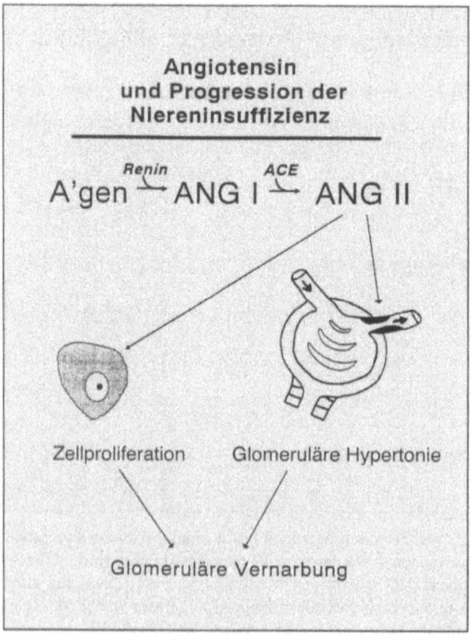

Abb. 4.10. Angiotensin und Progression der Niereninsuffizienz. Stark vereinfachtes Schema des Renin-Angiotensin-Systems und der Wirkmechanismen hinsichtlich einer Glomerulosklerosenentwicklung.

anschreitende Vernarbung der Glomeruli, d.h. eine Glomerulosklerose. Man nimmt an, daß die glomerulo-kapilläre Hypertonie die Wandspannung der Kapillaren erhöht und damit zu einer Ablösung der Podozyten führt, was wiederum entzündliche Mediatoren freisetzt, die lokale und einwandernde Zellen zur Bildung von extrazellulärer Matrix anregt. Ang II erzielt neben der rein hämodynamischen Wirkung auch Effekte auf die Bildung extrazellulärer Matrix. Die Bildung extrazellulärer Matrix wird wahrscheinlich über komplexe Veränderungen im Wachstums- und Produktionsverhalten von verschiedenen Zellarten bewirkt. Zu diesen Zellen zählen Mesangiumzellen und Monozyten-Makrophagen [23].

Wie sich ein AT_1-Rezeptorantagonist auf die Bildung der extrazellulären Matrix, d.h. auch auf die glomeruläre oder interstitielle Vernarbung der Niere auswirkt, ist nicht einfach vorherzusagen. Wenn die Typ-1-Rezeptoren von Ang II blockiert sind, dann kann das in sehr hohen Konzentrationen zirkulierende Oktapeptid an seine Typ-2-Rezeptoren andocken. Wie in Kapitel 1 dargestellt, werden über die Typ-2-Rezeptoren wachstumshemmende Signale vermittelt. Dies würde für den Einsatz von AT_1-Rezeptorantagonisten bei chronischen Nierenerkrankungen sprechen.

Es gibt aber auch Überlegungen in eine andere Richtung: So ist gezeigt worden, daß das Ausmaß vernarbender Prozesse auch abhängt von der Degradation der extrazellulären Matrix. Ein Regulator des Abbaus von extrazellulärer Matrix ist der Plasminogen-Aktivator-Inhibitor (PAI-1). In Zellkulturexperimenten mit Mesangialzellen führt jedenfalls eine Hemmung von PAI-1 zu einem Mehrfachanstieg der Menge von extrazellulärer Matrix. Ang II vermittelt über seine Typ-1-Rezeptoren eine Induktion von PAI-1. Außerdem aktiviert Bradykinin die Freisetzung von PAI-1. Falls Bradykinin hier eine bedeutende Rolle spielt, dann müßten ACE-Hemmer den Abbau extrazellulärer Matrix deutlich besser fördern können als AT_1-Rezeptorantagonisten [15].

Zur Untersuchung von chronisch progredientem Nierenversagen existieren eine Reihe von Tiermodellen. In einem typischen Rattenmodell wird Puromycinaminonucleosid (PAN), eine nephrotoxische Substanz, gegeben. Dies führt zu einem selbstlimitierenden, kurzfristigen nephrotischen Syndrom, bedingt durch ultrastrukturelle Veränderungen, die identisch sind mit einer Minimal-change-Nephropathie [33]. Mehrere Wochen nachdem die Proteinurie abgeklungen ist, tritt sie spontan wieder auf und histologisch ist eine zunehmende Glomerulosklerose zu beobachten. In diesem Modell wurde die Wirkung eines ACE-Hemmers mit einem AT_1-Rezeptorantagonisten verglichen. Die initiale Proteinurie wurde wesentlich besser mit dem ACE-Hemmer als mit dem AT_1-Rezeptorantagonisten vermindert [33]. Die akute antiproteinurische Wirkung des ACE-Hemmers konnte mit einem Bradykinin-Antagonisten gebremst werden. Wenn Tiere mit einer PAN-Schädigung in der chronischen Phase mit einem ACE-Hemmer oder einem AT_1-Rezeptorantagonisten behandelt wurden, zeigte sich eine gleichwertige nephroprotektive Wirkung gegenüber nicht behandelten Tieren. D.h. im Modell der chronischen PAN-Nephropathie wird die Glomerulosklerose gleich effektiv von AT_1-Rezeptorantagonisten und von ACE-Hemmern verhindert.

Als zweites Beispiel möchten wir Experimente mit subtotal nephrektomierten Ratten anführen [20]. Bei diesem Modell wird eine Niere entfernt und die verbleibende um etwa zwei Drittel verkleinert durch Abbinden verschiedener Segmentgefäße der Nierenarterie. Es bleibt etwa ein Sechstel funktionierendes Nierengewebe zurück. In den verbleibenden Nephronen entstehen eine glomeruläre Hypertonie und eine recht rasch voranschreitende Glomerulosklerose. Es ist bekannt, daß ACE-Hemmer diese Glomerulosklerose weitgehend verhindern können. Lafayette et al. haben in subtotal nephrektomierten Tieren Plazebo verglichen mit Losartan, Enalapril und mit einer antihypertensiven Tripeltherapie, bestehend aus Hydralazin, Reserpin und Hydrochlorothiazid. Die arterielle Hypertonie der Tiere wurde mit allen drei Interventionen gleich gut gegenüber Plazebo normalisiert. Es zeigte sich aber, daß die zunehmende Proteinurie mit den beiden Hemmsubstanzen des Renin-Systems wesentlich besser behandelt wurde als mit der Tripeltherapie (Abb. 4.11). Parallel zur Proteinurie zeigte die Histologie der Nieren nach einem Verlauf von 12 Wochen deutliche Unterschiede in dem Ausmaß der Glomerulosklerose: 41 % bei Plazebo, 33 % bei Tripeltherapie, 9 % mit Losartan und 4 % mit Enalapril (jeweils in % der glomerulären Oberfläche).

Inzwischen wurden ACE-Hemmer und AT_1-Rezeptorantagonisten in verschiedensten Modellen der Nierenschädigung der Ratte miteinander verglichen. Alle Forschungsgruppen fanden, daß beide Substanzgruppen in gleicher Weise und sehr effektiv eine chronische Nierenschädigung verhindern können (Übersicht bei [26]). Auch in einem Modell der genetisch bedingten Niereninsuffizienz war Irbesartan nephroprotektiv [34].

Auch bei diabetischer Nephropathie wurden ACE-Hemmer und AT_1-Rezeptorantagonisten verglichen. Dieses Tiermodell entwickelt erst im Verlauf vieler Monate eine glomerulo-kapilläre Hypertonie und Proteinurie. Eine Niereninsuffizienz tritt in der Regel

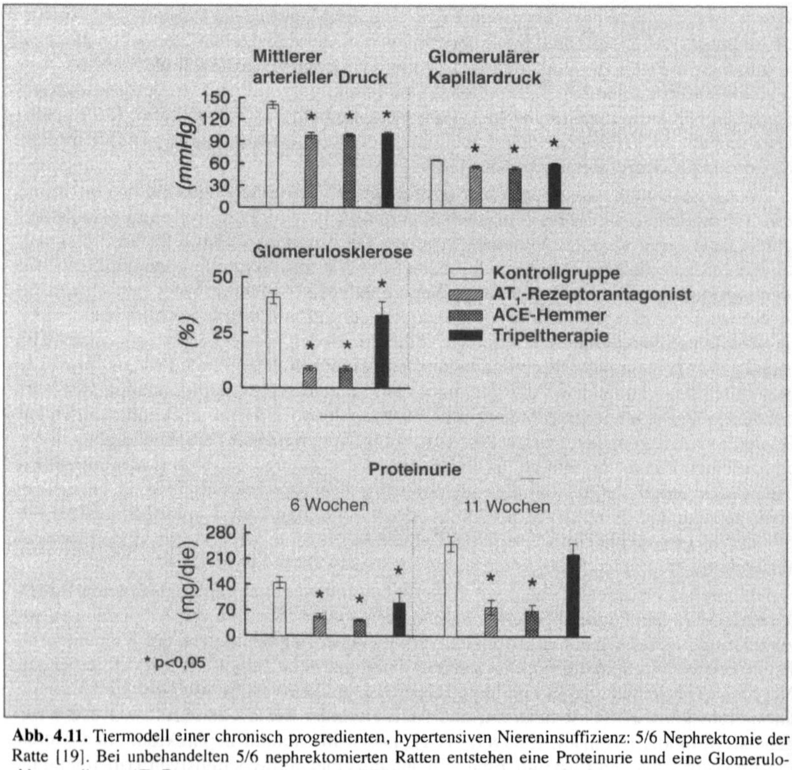

Abb. 4.11. Tiermodell einer chronisch progredienten, hypertensiven Niereninsuffizienz: 5/6 Nephrektomie der Ratte [19]. Bei unbehandelten 5/6 nephrektomierten Ratten entstehen eine Proteinurie und eine Glomerulosklerose, die von AT_1-Rezeptorantagonisten und ACE-Hemmern weitgehend verhindert wird. Wesentlich weniger effektiv, trotz gleicher systemischer (aortaler) Drucksenkung, ist eine Tripeltherapie ohne Hemmung des Renin-Systems (Reserpin, Hydralazin, Diuretikum).

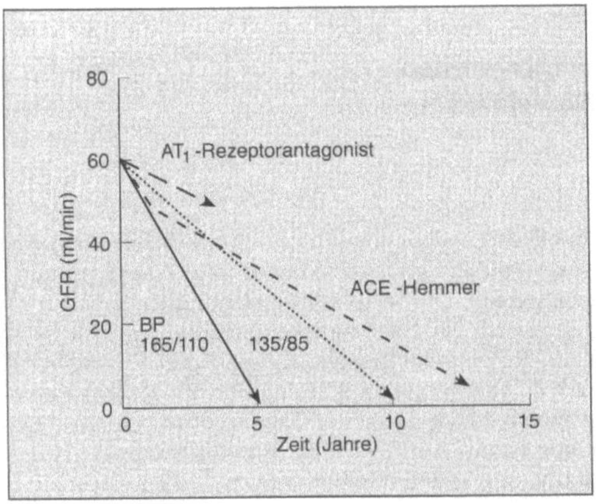

Abb. 4.12. Schema Progression der Niereninsuffizienz und Einfluß von konventionellen blutdrucksenkenden Substanzen und von ACE-Hemmern. Bei AT_1-Rezeptorantagonisten muß noch ein dickes Fragezeichen stehen, denn klinische Studien sind noch in Arbeit.

allerdings nicht auf. Es wurde gezeigt, daß in diesem diabetischen Modell ACE-Hemmer und AT_1-Rezeptorantagonisten gleich effektiv sind in der Normalisierung des glomerulären Kapillardrucks und in der Vermeidung der Proteinurie [28]. Auch die bei Diabetes vermehrte Produktion extrazellulärer Matrix wird durch AT_1-Rezeptorantagonisten gebremst [24].

Bei Patienten mit chronisch progredientem Nierenversagen gibt es selbstverständlich noch keine längerfristigen prospektiven Untersuchungen zur Wirkung der erst kürzlich eingeführten AT_1-Rezeptorantagonisten. Abb. 4.12 soll darstellen, daß – wie weiter oben angeführt – Patienten mit eingeschränkter Nierenfunktion und Hypertonie relativ rasch auf die dialysepflichtige Niereninsuffizienz zusteuern. Bei unbehandelter Hypertonie wird in der Regel um 10 ml/min GFR pro Jahr verloren. Dieser Verlust kann mit einer Senkung des Blutdrucks erheblich vermindert werden. Zusätzlich zur Blutdrucksenkung sind ACE-Hemmer wirksam in der Verlangsamung der Progression der Niereninsuffizienz. Wie sich AT_1-Rezeptorantagonisten in dieses Bild einfügen, muß im Augenblick unklar bleiben (Abb. 4.12).

Bei 60 Patienten mit chronischer Niereninsuffizienz und einer GFR um 19 ml/min (Serum-Kreatinin um 4 mg/dl) zeigten in einer doppelblinden, Plazebo-kontrollierten Behandlung über ein halbes Jahr folgendes: Der AT_1-Rezeptorantagonist Valsartan senkt den Blutdruck gegenüber Plazebo um 9/13 mmHg (diast./syst.) und der GFR-Verlust (Inulin-Clearance) bzw. der Kreatinin-Anstieg in diesem Zeitraum war zwischen Valsartan und Plazebo völlig identisch [5]. In 2 weiteren Studien über 3 Monate wurde bestätigt, daß AT_1-Rezeptorantagonisten über mehrere Monate keinen schädigenden renalen Effekt bei Nierenkranken auslösen [12, 30]. In beiden Studien – die eine kleiner und gut kontrolliert [12], die andere wenig kontrolliert aber mit 112 Patienten [30] – blieb die Kreatinin-Clearance stabil bei deutlicher Senkung des Blutdrucks um 12 – 16 mmHg und der Proteinurie um etwa 25 %. Diese Daten zeigen auf jeden Fall, daß mit dem Einsatz der AT_1-Rezeptorantagonisten bei Patienten mit chronisch stabiler Niereninsuffizienz keine erkennbaren Gefahren bestehen. Ob besondere Vorteile im Sinne der oben definierten Renoprotektion bestehen, können nur Studien zeigen, die über mindestens 2 – 5 Jahre gehen und mehrere hundert Patienten pro Gruppe einschließen. Diese Studien werden sicher in der Zukunft vorliegen.

4.6 Stellung der AT_1-Rezeptorantagonisten in der Behandlung von Nierenkranken: Stand Anfang 1999

AT_1-Rezeptorantagonisten haben in vielen Ländern eine Zulassung zur Behandlung der arteriellen Hypertonie. Die Hauptvertreter dieser Substanzen können bis zu einer Kreatinin-Clearance von ≥ 10 ml/min eingesetzt werden. Die bisher verfügbaren Daten demonstrieren, daß die AT_1-Rezeptorantagonisten auch bei Nierenkranken effektiv den Blutdruck senken [5]. Außerdem vermindern AT_1-Rezeptorantagonisten langfristig eine Proteinurie ebenso wirksam wie ACE-Hemmer [7]. Eine negative Wirkung der AT_1-Rezeptorantagonisten auf die Nierenfunktion ist auch bei mehrmonatiger Gabe nicht zu erkennen. Ob AT_1-Rezeptorantagonisten besser als andere Antihypertensiva einer Progression der Niereninsuffizienz entgegenwirken [21, 23], müssen Studien zeigen, die im Augenblick erstellt werden. Es gibt bereits erste Hinweise darauf, daß AT_1-Rezeptorantagonisten die Proteinurie bei hypertensiven Typ-II-Diabetikern vermindern [27]. Größere klinische Studien, die diese Ergebnisse bestätigen sollen, sind derzeit unterwegs (Irbesartan Diabetic Nephropathy Trial – IDNT, Irbesartan in Patients with Microalbuminuria and Type II Diabetes – IRMA II). Darüber hinaus wird derzeit in der RENAAL (The Losartan Renal Protection Study) -Studie der Einfluß einer Losartan-Behandlung auf die Progression der diabetischen Nephropathie bei Typ-II-Diabetikern untersucht.

Gibt es Nierenkranke, bei denen wir eine besondere Indikation oder Kontraindikation für AT_1-Rezeptorantagonisten sehen? Patienten mit chronisch progredientem Nierenversagen und Proteinurie (inkl. diabetischer Nephropathie) verordnen wir AT_1-Rezeptorantagonisten, wenn ACE-Hemmer nicht vertragen werden, z.B. wegen Hustens [19] oder Hautausschlag. Auch Nierenkranken mit zusätzlicher Herzinsuffizienz (und umgekehrt), die ACE-Hemmer und Hydralazin plus Nitrate nicht vertragen, verordnen wir AT_1-Rezeptorantagonisten. Diese, durchaus persönliche, Indikation basiert (noch) nicht auf kontrollierten klinischen Studien, aber auf den experimentell und klinisch dokumentierten Ähnlichkeiten der Effekte von AT_1-Rezeptorantagonisten und ACE-Hemmern und auf den Hinweisen, daß AT_1-Rezeptorantagonisten in der bisherigen Anwendung bei Nierenkranken keine besonderen Gefahren, wie z.B. arzneimittelinduzierte Nephritis, erkennen lassen.

Tierexperimentelle Hinweise, daß AT_1-Rezeptorantagonisten seltener ein akutes Nierenversagen auslösen als ACE-Hemmer, sind sehr vorsichtig zu interpretieren. Bei folgenden Patienten sollte man sowohl AT_1-Rezeptorantagonisten als auch ACE-Hemmer nicht oder nur unter stationärer Einstellung mit 1–2tägiger Kreatinin-Kontrolle einsetzen:

- Nierenarterienstenose,
- sehr hoher Diuretika-Bedarf,
- Herzinsuffizienz mit höhergradiger Niereninsuffizienz,
- Leberzirrhose mit Niereninsuffizienz.

Es ist aber vertretbar, in spezialisierten Zentren unter streng kontrollierten Bedingungen AT_1-Rezeptorantagonisten, beginnend mit sehr niedrigen Dosen, bei den o.a. Patienten einzuschleichen, wenn eine besondere Indikation gesehen wird. Typische Beispiele wären Patienten mit einer Herzinsuffizienz NYHA II-IV, niedrigem Blutdruck und hohem Diuretika-Bedarf, die ACE-Hemmer oder die Kombination Hydralazin plus Nitrate nicht vertragen, oder Patienten mit Nierenarterienstenose, die mit konventionellen Antihypertensiva keine Blutdruckkontrolle erreichen. Gerade AT_1-Rezeptorantagonisten haben sich in Tierversuchen in der Behandlung der renovaskulären Hypertonie als sehr wirksam erwiesen ohne mittelfristigen Schaden für die Niere distal der Nierenarterienstenose [16]. Es ist zu hoffen, daß bald Daten publiziert werden, wie AT_1-Rezeptorantagonisten die Nierenfunktion bei Patienten beeinflussen, die unter ACE-Hemmern einen plötzlichen Kreatinin-Anstieg erlebten.

Nierenkranke, die AT_1-Rezeptorantagonisten oder ACE-Hemmer erhalten, sollte man anweisen, bei Erbrechen, Diarrhoe oder anderen Ursachen einer *Exsikkose* die Medikamente abzusetzen und den Arzt zu konsultieren. Findet sich ein Kreatinin-Anstieg, dann empfiehlt sich die Gabe von NaCl.

Bei jedem Patienten mit Niereninsuffizienz sollte man mit Beginn einer deutlichen Senkung eines erhöhten Blutdrucks der Kreatinin-Werte initial engmaschig überwachen. Dies gilt in besonderem Maße für ACE-Hemmer und AT_1-Rezeptorantagonisten. Wir kontrollieren die Kreatinin- und Kalium-Werte im Serum in der Regel innerhalb einer Woche und nach etwa 4 Wochen. Als Faustregel gilt in unserer Klinik, daß bei Kreatinin-Anstiegen über 50 % des Ausgangswerts oder Kalium-Werten über 6 mmol/l die Therapie mit einem ACE-Hemmer oder einem AT_1-Rezeptorantagonisten abgebrochen wird. Ein solcher Therapieabbruch ist selten, viel häufiger findet sich eine Erklärung z.B. zu hohe Dosen eines Diuretikums oder ein Therapiebeginn mit hohen Dosen der Hemmsubstanz des Renin-Systems. In diesem Zusammenhang ist der Hinweis wichtig, daß man AT_1-Rezeptorantagonisten bei Niereninsuffizienz und bei Zuständen mit Stimulation des Renin-Systems einschleichend dosieren sollte. Gerade in der Therapie der Hypertonie ist in der Regel keine Eile geboten.

4.7 Zusammenfassung

Die akuten Auswirkungen der AT_1-Rezeptorantagonisten auf die glomeruläre Hämodynamik sind in unterschiedlichen pathophysiologischen Situationen bei der Ratte geringer als die der ACE-Hemmer. Damit besteht potentiell die Chance, daß das Risiko eines akuten Nierenversagens mit AT_1-Rezeptorantagonisten geringer ist als mit ACE-Hemmern. Diese experimentellen Hinweise werden bisher aber nicht von klinischen Daten bestätigt, so daß hier Vorsicht geboten ist, bevor klare Aussagen gemacht werden können. AT_1-Rezeptorantagonisten sind natriuretisch wirksam. Diese Wirkung wird vermittelt über einen tubulären Angriff und beruht teilweise auf einer Interaktion mit dem sympathischen Nervensystem. Möglicherweise trägt die natiuretische Wirkung der AT_1-Rezeptorantagonisten zu ihrer antihypertensiven Wirkung bei. Allerdings ist im Augenblick noch unklar, ob der akute diuretische Effekt der AT_1-Rezeptorantagonisten auch langfristig erhalten bleibt und damit – wie bei einem Diuretikum – zu einer insgesamt negativen Kochsalz- und Flüssigkeitsbilanz führt. Die *akute* (Tage) Verminderung einer Proteinurie ist mit AT_1-Rezeptorantagonisten geringer als mit ACE-Hemmern. Klinisch bedeutender ist aber der Befund, daß *langfristig* (Wochen) die Proteinurie mit AT_1-Rezeptorantagonisten genauso gut wie mit ACE-Hemmern vermindert wird. Seit kurzem ist etabliert, daß ACE-Hemmer erhebliche Vorteile haben in der Behandlung von Patienten mit chronischer Niereninsuffizienz unterschiedlicher Genese und auch bei diabetischer Nephropathie vom Typ-I-Diabetes. Unter diesen Bedingungen verzögern ACE-Hemmer den Verlust an Nierenfunktion und können damit den Zeitpunkt einer Dialysepflichtigkeit hinausschieben. Ob dies auch für AT_1-Rezeptorantagonisten gilt, muß im Augenblick unklar bleiben. Tierexperimente sprechen dafür, daß die diesbezüglichen Unterschiede zwischen den beiden Substanzklassen wahrscheinlich gering sind.

AT_1-Rezeptorantagonisten müssen in der Regel bis zu einer Kreatinin-Clearance von 10 ml/min nicht in der Dosis verändert werden (dies gilt zumindest für Losartan, Valsartan und Irbesartan). Ihr Einsatz bei Patienten mit Nierenkrankheiten ist besonders dann zu erwägen, wenn ACE-Hemmer wegen Nebenwirkungen nicht toleriert werden, aber indiziert sind.

Literatur

1. Baboolal K, Meyer TW (1994) The effect of acute angiotensin II blockade on renal function in rats with reduced renal mass. Kidney Int 46: 980–985
2. Burnier M, Rutschmann B, Nussberger J, Versaggi J, Shahinfar S, Waeber B, Brunner HR (1993) Salt-dependent renal effects of an angiotensin II antagonist in healthy subjects. Hypertension 22: 339–347
3. Burnier M, Hagman M, Nussberger J, Biollaz J, Armagnac A, Brouard R, Waeber B, Brunner HR (1995) Short-term and sustained renal effects of Angiotensin II receptor blockade in healthy subjects. Hypertension 25: 602–609
4. Doig JK, MacFadyen RJ, Sweet CS, Reid JL (1995) Haemodynamic and renal responses to oral losartan potassium during salt depletion or salt repletion in normal human volunteers. J Cardiovasc Pharmacol 25: 511–517
5. Faulhaber H, Mann JFE, Mann J, Oddou-Stock P (1999) The effects of chronic treatment with valsartan in hypertensive patients with renal failure. J Hypertension (in press)
6. Gansevoort RT, de Zeeuw D, de Jong PE (1993) Dissociation between the course of the hemodynamic and antiproteinuric effects of angiotensin I converting enzyme inhibition. Kidney Int 44: 579–584
7. Gansevoort RT, de Zeeuw D, deJong PE (1994) Is the antiproteinuric effect of ACE inhibition mediated by interference in the renin-angiotensin system? Kidney Intern 45: 861–867
8. Goldberg AI, Dunlay MC, Sweet CS (1995) Safety and tolerability of losartan, an angiotensin II receptor antagonist, compared with hydrochlorothiazide, atenolol, felodpine ER, and angiotensin converting enzyme inhibitors for the treatment of systemic hypertension. Am J Cardiol 75: 793–795
9. Gomez RA (1994) Angiotensin receptors: relevance in development and disease states. Exp Nephrol 2: 259–268
10. Gomez RA, Norwood VF (1995) Developmental consequences of the renin-angiotensin system. Am J Kidney Dis 26: 409–431
11. Gradman AH, Arcuri KE, Goldberg AI, Ikeda LS, Nelson NS, Snavely DB, Sweet CS (1995) A randomized, placebo-controlled, double-blind, parallel study of various doses of losartan potassium compared with enalapril maleate in patients with essential hypertension. Hypertension 25: 1345–1350
12. Holdaas (1999) Effects of amlodipine and losartan in non-diabetic proteinuria. Nephrol Dial Transplant. In press
13. Hollenberg NK (1997) Non-insulin dependent diabetes mellitus, nephropathy, and the renin system. J Hypertension 15 (suppl 7): S7–S13
14. Hutchison FN, Webster SK (1992) Effect of ANG II receptor antagonist on albuminuria and renal function in passive Heymann nephritis. Am J Physiol 32: F311–F318
15. Ichikawa I (1996) Will angiotensin II receptor antagonists be renoprotective in humans? Kidney Intern 50: 684–692
16. Imamura A, Mackenzie HS, Lacy HR, Hutchison FN, Fitzgibbon WR, Ploth DW (1995) Effects of chronic treatment with angiotensin converting enzyme inhibitor or an angiotensin receptor antagonist in two-kidney, one-clip hypertensive rats. Kidney Intern 45: 1394–1402
17. Komers R, Cooper ME (1995) Acute renal hemodynamic effects of ACE inhibition in diabetic hyperfiltration: role of kinins. Am J Physiol 37: F588–F594
18. Kon V, Fogo A, Ichikawa I, Hellings AE, Bills T (1993) Bradykinin causes selective efferent arteriolar dilation during angiotensin I converting enzyme inhibition. Kidney Intern 44: 545–550
19. Lacourcière Y, Brunner HR, Irwin I, Karlberg BE, Ramsay LE, Snavely DB, Dobbins TW, Faison EP, Nelson EB and the losartan cough study group (1994) Effects of modulators of the renin-angiotensin-aldosterone system on cough. J Hypertension 12: 1387–1393

20. Lafayette RA, Mayer G, Park SK, Meyer TK (1992) Angiotensin II receptor blockade limits glomerular injury in rats with reduced renal mass. J Clin Invest 90: 766–711
21. Lewis EJ, Hunsicker LG, Bain RP, Rohde RD (1993) The effect of angiotensin-converting enzyme inhibition on diabetic nephropathy. New Engl J Med 329: 1456–1462
22. Mann J (1996) Angiotensin II Rezeptor Antagonisten. DMW 121: 568–72
23. Maschio G, Alberti D, Janin G, Locatelli F, Mann JFE, Motolese M, Ponticelli C, Ritz E, Zucchelli P (1996) Effect of the angiotensin converting enzyme inhibitor benazepril on the progression of chronic renal insufficiency. New Engl J Med 334: 939–945
24. Nakamura T, Takahashi T, Fukui M, Ebihara I, Osada S, Tomino Y, Koide H (1995) Enalapril attenuates increased gene expression of extracellular matrix components in diabetic rats. J Am Soc Nephrol 5: 1492–1497
25. Nakashima M, Uematsu T, Kosuge K, Kanamura M (1992) Pilot study of the uricosuric effect of DUP 753, a new angiotensin II receptor antagonist, in healthy subjects. Eur J Pharmacol 42: 333–335
26. Ots M, Mackenzie HS, Troy JL, Rennke HG, Brenner BM (1998) Effects of combination therapy with enalapril and losartan on the rate of progression of renal injury in rats with 5/6 renal mass ablation. J Am Soc Nephrol 9: 224–230
27. Pohl M, Cooper M, Ulrey J, Pauls J, Rhode R (1997) Safety and efficacy of irbesartan in hypertensive patients with type II diabetes and protenuria. Am J Hypertens 10: 105A
28. Remuzzi A, Perico N, Amuchastegnui CS, Malanchini B, Mazerska M, Battaglia C, Bertani T, Remuzzi G (1993) Short- and long-term effect of angiotensin II receptor blockade in rats with experimental diabetes. J Am Soc Nephrol 4: 40–49
29. Tanaka R, Kon V, Yoshioka T, Ichikawa I, Fogo A (1994) Angiotensin converting enzyme inhibitor modulates glomerular function and structure by distinct mechanisms. Kidney Intern 45: 537–543
30. Toto R, Shultz P, Raij L, Mitchell H, Shahinfar S (1998) Efficacy and tolerability of losartan in hypertensive patients with renal impairment. Hypertension 31: 684–691
31. Trenkwalder P (1997) Effects of candesartan in patients with microalbuminuria. 12th Scientific Meeting, ASH, abstract 685
32. Veelken R, Hilgers KF, Stetter A, Siebert HG, Schmieder RE, Mann JFE (1996) Nerve-mediated antidiuresis and antinatriuresis after air-jet stress is modulated by angiotensin II. Hypertension 28: 825–832
33. Xie MH, Liu FY, Wong PC, Timmermanns PBMWM, Cogan MG (1990) Proximal nephron and renal effects of DUP 753, a non-peptide angiotensin II antagonist. Kidney Intern 38: 473–479
34. Ziai F, Ots M, Provoost AP, Troy JL, Rennke HG, Brenner BM, Mackenzie HS (1996) The angiotensin receptor antagonist, irbesartan, reduces renal injury in experimental renal failure. Kidney Int 50 (suppl 57): S132–S136

Für die Verfasser:
Prof. Dr. Johannes Mann
Städt. Krankenhaus München-Schwabing
Kölner Platz 1
80804 München

KAPITEL 5 Behandlung von Herzerkrankungen mit AT_1-Rezeptorantagonisten

B. SCHIEFFER, H. DREXLER

5.1 Einleitung

Non-peptid-Angiotensin-II-Typ-1-(AT_1)-Rezeptorantagonisten stellen eine Klasse von sehr wirksamen Medikamenten dar, die das Potential besitzen, die medikamentöse Therapie der arteriellen Hypertonie und der chronischen Herzinsuffizienz zu erweitern. Bei Patienten mit manifester arterieller Hypertonie ist die Langzeittherapie mit Losartan (50–200 mg/Tag) effektiv, um den Blutdruck auf physiologische Werte zu senken und pathologische Umbauprozesse („Remodeling") im Myokard und dem Gefäßsystem zu verhindern. Bei chronischer Herzinsuffizienz zeigten experimentelle Untersuchungen und Studien mit Patienten nach Myokardinfarkt, daß die Therapie mit dem Non-peptid-AT_1-Rezeptorantagonisten Losartan (25–100 mg/Tag) nahezu äquipotent ist im Vergleich zu ACE-Inhibitoren (beispielsweise Enalapril 20 mg/Tag). Die selektive AT_1-Rezeptorblockade führt zu einer Normalisierung der neurohumoralen Aktivierung, einer Verbesserung der gestörten koronaren und globalen Hämodynamik, sowie zu einer Prävention bzw. Reduktion struktureller Gefäß- und Myokardveränderungen. Untersuchungen, die positive Effekte von ACE-Hemmern und von AT_1-Rezeptorantagonisten auf die Mortalität bei chronischer Herzinsuffizienz nach experimentellem Myokardinfarkt im Tiermodell vergleichen, zeigen, daß der Einsatz von selektiven Non-peptid-Angiotensin-II-Rezeptorantagonisten vergleichbar effektiv ist zur ACE-Hemmertherapie. Vorteil der AT_1-Rezeptorantagonisten ist, daß auch die Angiotensin-II-Effekte blockiert werden, die über Ang II vermittelt werden, das über Non-ACE-Enzyme (humane Herzchymase) gebildet wird. Unklar ist jedoch weiterhin, welche Bedeutung dem AT_2-Rezeptor unter chronischer AT_1-Rezeptorblockade zukommt, da es unter AT_1-Blockade zu erhöhten Ang-II-Spiegeln kommt und experimentelle Untersuchungen zeigten, daß der AT_2-Rezeptor wachstumsinhibierend und blutdrucksenkend wirkt. Ferner ist noch unklar, ob bei AT_1-Antagonisten – analog zu ACE-Hemmern – Bradykinin-vermittelte Effekte bei der chronischen AT_1-Rezeptorblockade eine Rolle spielen.

Die bisherigen Ergebnisse und Erfahrungen mit den AT_1-Rezeptorantagonisten sprechen dafür, daß diejenigen Patienten von dieser neuen Medikamentenklasse am meisten profitieren, die aufgrund von Nebenwirkungen oder Kontraindikationen auf die Therapie mit ACE-Hemmern verzichten mußten. Potentielle neue therapeutische Einsatzgebiete der AT_1-Rezeptorantagonisten (analog zu ACE-Hemmern) wie die diabetische Nephropathie und andere Formen der glomerulären Funktionsstörung, die Restenose nach Koronarangioplastie, sowie das Fortschreiten der Arteriosklerose sind z.Z. Gegenstand von experimentellen und klinischen Studien. Insgesamt zeigten bisherige Untersuchungen aber, daß die Klasse der AT_1-Rezeptorantagonisten das Potential besitzt, analog zu den ACE-Hemmern eine feste Therapieform in der Behandlung der arteriellen Hypertonie und der chronischen Herzinsuffizienz zu werden.

5.2 Physiologie des Renin-Angiotensin-Systems

Das Renin-Angiotensin-System (RAS) stellt ein wichtiges Kontrollsystem des Elektrolyt- und Volumenhaushaltes sowie des arteriellen Blutdruckes dar. Somit ist das RAS, neben dem sympathoadrenergen System, eines der Triggersysteme in der Pathogenese der arteriellen Hypertonie und der chronischen Herzinsuffizienz. Die enzymatische Reaktionskette, die zur Bildung der aktiven Metaboliten des RAS führt, schließt mehrere Organe ein (Leber, Niere und Nebenniere). Nieren und Nebennieren sind dabei Bildungsstätten wichtiger Teilkomponenten (Renin und Aldosteron), aber auch Effektororgane der gebildeten Wirkstoffe selbst. Rückkopplungsvorgänge garantieren einen homöostatischen Regelkreis. Darüber hinaus interferieren Renin- und Angiotensin-Wirkungen mit sympathoadrenergen Effekten. Renin, ein Enzym mit einem Molekulargewicht von 40.000 kDa, wird im juxtaglomerulären Apparat der Nieren synthetisiert und unter dem Einfluß verschiedener Stimuli in das nierenvenöse Blut sezerniert, dessen Renin-Spiegel ca. 24 % über dem des peripheren Blutes liegt. Renin bewirkt die Bildung des Dekapeptides Angiotensin I aus dem Renin-Substrat, dem Angiotensinogen (N2-Globulin, in der Leber synthetisiert). Renin und Aldosteron sind über einen weiten Bereich direkt korreliert [10]. In Abb. 5.1 ist die enzymatische Kette des RAS zusammengefaßt. Relevant für den Einsatz von ACE-Hemmern und AT_1-Rezeptorantagonisten ist hierbei, daß die Bildung von Angiotensin II auch durch Enzyme mit ähnlicher Substratspezifität vorgenommen werden kann, beispielsweise durch die sog. HHC (human heart chymase) oder andere Kininasen, wie CAGE oder Tonin [10, 32].

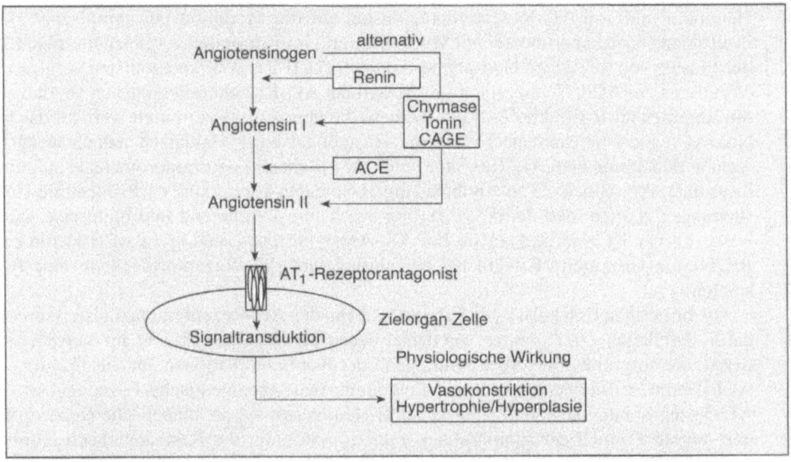

Abb. 5.1. Übersichtsschema über das Renin-Angiotensin-System. Darstellung der enzymatischen Kaskade, die zur Bildung von Angiotensin II führt. Angiotensinogen wird hauptsächlich in der Leber synthetisiert und von Renin in Angiotensin I gespalten. Das in der Lungenstrombahn lumenwärts gelegene Angiotensin-Konversionsenzym spaltet aus dem Dekapeptid Ang I das Oktapeptid Ang II. Alternative Enzyme, die ebenfalls zur Bildung von Angiotensin II führen, sind die Herzchymase, Tonin und CAGE.

Das RAS ist für die Homöostase des Wasser-Elektrolythaushalts verantwortlich und somit für die Aufrechterhaltung des Blutdruckes. Natrium-Restriktion, Saluretika, Orthostase und verminderter renaler Perfusionsdruck bewirken beim Gesunden einen Anstieg von Renin, Angiotensin I und II mit Antidiurese und Antinatriurese. Die gegenteilige Wirkung tritt bei Hypertonikern ein [33]. Umgekehrt löst eine Natriurese über osmosensible Rezeptoren in der Macula densa der distalen Tubuli eine vermehrte Renin-Produktion aus. Die radioimmunologisch bestimmten Vasopressin-Spiegel sind bei Flüssigkeitsrestriktion erhöht, bei Hydrierung erniedrigt. Die Renin-Sekretion hängt vom mittleren renalen Perfusionsdruck und vom extrazellulären Flüssigkeitsvolumen ab und wird über den Barorezeptor-Mechanismus in den afferenten Arteriolen geregelt. Neben renalen gelten auch extrarenale Renin-Wirkungen als gesichert [10].

Das vorwiegend in der Lunge wirksame Angiotensin-I-Konversionsenzym (ACE) führt Angiotensin I (Plasmaspiegel-Konzentration 50–100 pg/ml) über in das Oktapeptid Angiotensin II, das durch Angiotensinasen in inaktive Peptide katabolisiert wird. Angiotensin II (Halbwertszeit ca. 1 min) stimuliert die Aldosteron-Sekretion in der Zona glomerulosa der Nebennierenrinde mit Förderung der distal-tubulären Natrium-Absorption und verminderter Renin-Freisetzung (intrarenaler Feedback-Mechanismus).

Angiotensin II als Effektorpeptid des Renin-Angiotensin-Systems beeinflußt entscheidend über seine Zielorgane wie Niere, Nebenniere, Myokard und das Gefäßbett die Blutdruckregulation und den Flüssigkeitshaushalt des Körpers. Alle Funktionen dienen unter physiologischen Bedingungen der Aufrechterhaltung des Blutdrucks. Angiotensin-II-Funktionen sind in Tabelle 5.1 zusammengefaßt.

Neben seiner den Blutdruck regulierenden Funktion stimuliert Angiotensin II auch die Hypertrophie und Hyperplasie von glatten Gefäßmuskelzellen, Fibroblasten und kardialen Myozyten und ist somit eng in die Pathogenese der arteriellen Hypertonie wie auch der chronischen Herzinsuffizienz involviert [1, 10, 25, 33]. Vermittelt werden diese funktionellen Angiotensin-II-Wirkungen an den Zellen der Zielorgane über verschiedene Rezeptoren, die sog. Angiotensin-II-Rezeptoren, von denen Typ-1 (AT_1)- und Typ-2 (AT_2)-Rezeptoren unterschieden werden. Typ-2-Rezeptoren wurden erst kürzlich in ihrer DNA-Sequenz vollständig identifiziert. Ihre physiologische Bedeutung ist noch endgültig zu klären. Befunde der Arbeitsgruppe von Unger et al. deuten jedoch darauf hin, daß über AT_2-Rezeptoren eine wachstumsinhibierende Wirkung auf koronare Endothelzellen vermittelt wird und in die neuronale Regeneration involviert ist [8].

Im Gegensatz zu den AT_2-Rezeptoren ist die Sequenz der Typ-1-Rezeptoren seit längerem bekannt [6]. Über Typ-1-Rezeptoren werden nahezu alle physiologischen Wirkungen

Tabelle 5.1. Zusammenfassung der funktionellen Angiotensin-II-Wirkungen an den verschiedenen Zielorganen. Die angegebenen Wirkungen werden alle über den AT_1-Rezeptor vermittelt.

Funktionelle Angiotensin-II-Wirkung	Biochemische Wirkung
• Vasokonstriktion	• Steigerung des Na^+/H^+ Austauschs • Ca^{2+}-Calmodulin-Regulation • Kalzium-Freisetzung und Influx • Aktivierung von Proteinkinase C • Anstieg der Phosphoinositidhydrolyse • Blockade der Adenylatzyklase
• Hypertrophie oder Proliferation	• Aktivierung von Proteinkinase C • Induktion von c-fos- und c-jun-Protoonkogen • Produktion von PDGF, TGF-β
• Proinflammatorische Wirkung (?)	• Stimulation der Jak/Stat-Kaskade

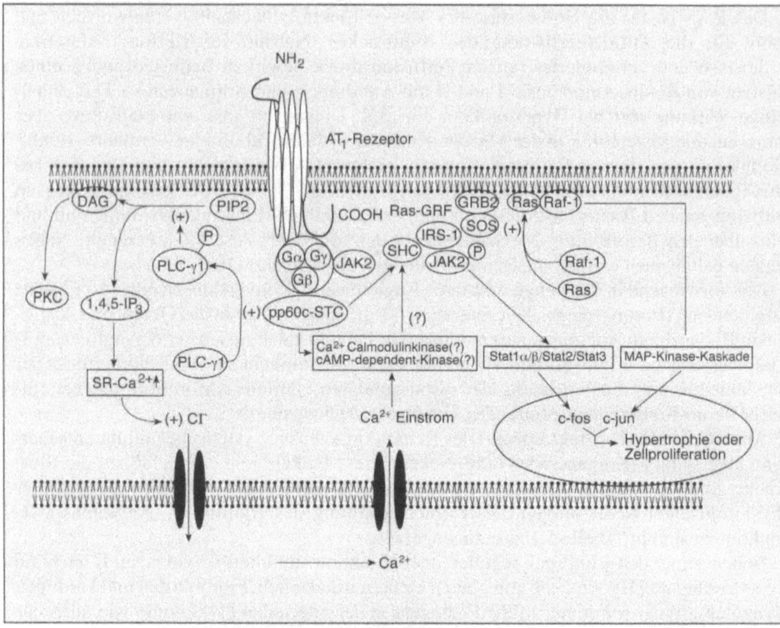

Abb. 5.2. Schematische Darstellung der Angiotensin-II-stimulierten Signaltransduktionswege, die zu Vasokonstriktion (Ca^{2+}-Freisetzung aus intrazellulären Kompartimenten) und Zellwachstum führen. Bisher nicht sicher identifizierte Signalschritte sind mit einem Fragezeichen versehen worden.
DAG = Diacyglycerol, PKC = Proteinkinase C, PIP-2 = Phosphoinositoldiphosphat, PLCγ1 = Phospholipase C gamma 1, SOS = son of sevenless, IRS-1 = insulin receptor substrat 1, SHC = sequence homology of collagen, MAP-Kinasen = mitogen activated protein kinases, JAK-2 = Janus-Kinase 2, STAT = signal transducers and activators of transcription, *c-fos* und *c-jun* sind frühe Wachstumsgene.

des Angiotensin II wie Vasokonstriktion, Aldosteron-Freisetzung, Katecholamin-Freisetzung und Wachstumsinduktion vermittelt [24, 29, 30]. Die Typ-1-Rezeptoren gehören in die Gruppe der klassischen G-Protein-gekoppelten Rezeptoren, die über sieben transmembranös reichende Helices verfügen und an unterschiedliche Signalkaskaden gekoppelt sind (Abb. 5.2). Neben den für die Rezeptorklasse typischen Komponenten der heterotrimeren G-Proteine ist neu am Konzept der AT_1-Rezeptor-Signaltransduktion, daß die Signalproteine direkt über die Phosphorylierung von Phosphotyrosinresten aktiviert werden [9, 15, 16, 23, 25]. Dies ist bisher nur für Rezeptoren von Wachstumsfaktoren bekannt gewesen. Neuere Befunde deuten darauf hin, daß auch Signaltransduktionswege, die vorher nur für Zytokine beschrieben wurden, in die AT_1-Rezeptorkaskade involviert sind. Unsere Arbeitsgruppe konnte zeigen, daß die Tyrosinkinase JAK-2 (eine Abkürzung für Janus-Kinase) konstitutiv an den AT_1-Rezeptor bindet. Vorläufige Daten unserer Arbeitsgruppe deuten darauf hin, daß JAK-2 an den AT_1-Rezeptor über die $\beta\gamma$-Untereinheit des heterotrimeren G-Proteines bindet, wie auch über eine spezifische Aminosäure-Sequenz, die YIPP-Sequenz am C-terminalen Ende des AT_1-Rezeptors, so daß sich ein Komplex bildet, in dem die Kinase JAK-2 aktiviert wird. Diese Beobachtungen legen den Schluß nahe, daß klassische G-Protein-gekoppelte (guanine nucleotid) Rezeptoren auch „klassische Tyrosinkinasen" aktivieren können und so einen zytoplasmatischen „cross talk" zwischen einzelnen Rezeptorklassen ermöglichen [25].

Die Bedeutung des JAK/STAT-Weges in der Angiotensin-II-Signaltransduktion ist noch weitgehend ungeklärt. Zytokine, die diese Signalkaskade aktivieren, wie IL-6, vermitteln hierüber die Freisetzung von Akute-Phase-Proteinen, wie das C-reaktive Protein (C-RP) und prothrombotische Mediatoren, wie den Plasminogenaktivator-Inhibitor 1 (PAI-1). In vitro konnte unsere Arbeitsgruppe zeigen, daß Angiotensin II PAI-1 und C-RP in humanen koronaren Gefäßmuskelzellen induziert und diese Induktion durch die Gabe eines spezifischen JAK-2-Inhibitors (AG490) blockierbar ist [26]. Die Spezifität der dargestellten Effekte konnte inhibiert werden durch den Einsatz der selektiven AT_1-Rezeptorantagonisten Losartan oder Irbesartan [9, 15, 16, 23]. In Abb. 5.2 sind Angiotensin-II-vermittelte Signaltransduktionswege, die über den AT_1-Rezeptor stimuliert werden, zusammengefaßt. Drei Signaltransduktionskaskaden sind hierbei von besonderer Bedeutung, da sie nachweislich in die Angiotensin-II-vermittelte Vasokonstriktion wie auch in die wachstumsinduzierende Wirkung von Angiotensin II involviert sind und direkt durch AT_1-Rezeptorantagonisten Irbesartan oder Losartan blockiert werden:

MAP-Kinasen (Mitogen Activated Protein)-Kaskade

Über verschiedene Verbindungsproteine, wie SHC, GRB-2, mSOS und IRS-1, die über SH2-Sequenzen an den Rezeptor binden, wird das Proto-Onkogen p21ras aktiviert, das zur Zellmembran transloziert und dort einen Komplex bildet mit Raf-1-Kinase. Dieser Komplex aktiviert die MAP-Kinasen via MEK-1. Mehr als 6 verschiedene MAP-Kinasen sind bekannt, die in den AT1-Rezeptor-Signaltransduktionsweg involviert sind. Der erste Schritt nach der Rezeptor-Ligandenbindung ist die Aktivierung der Tyrosinkinase pp60c-src, die via G-Proteine aktiviert wird [27].

Ca^{2+}-Freisetzung und Influx

Die Ca^{2+}-Freisetzung wird reguliert über die Tyrosinphosphorylierung von Phospholipase Cγ1 (PLCγ1), welche zur Spaltung von Phosphoinositoldiphosphat (PIP-2) in Diacylglycerol (DAG) und 1,4,5-Inositoltrisphosphate führt. Über diesen Mechanismus wird Ca^{2+} direkt aus dem endoplasmatischen Reticulum (ER) freigesetzt und gleichzeitig ein L-Typ-Ca^{2+}-Kanal geöffnet, der zum direkten Ca^{2+}-Einstrom in die Zelle führt [6]. Unklar ist, ob ein Ca^{2+}-Kanal direkt über den AT_1-Rezeptor geöffnet wird und bei Ligandenbindung an den AT_1-Rezeptor aktiviert wird. Entscheidend ist diese Aktivierung abhängig von der Proteintyrosinkinase pp60c-src. PLCγ1 ist ein Substrat der pp60c-src-Kinase und wird nach AT_1-Aktivierung via Gβ-Untereinheit aktiviert [27], was in der Tyrosinphosphorylierung von PLCγ1 resultiert [16]. Die Bedeutung einer weiteren Ca^{2+}-abhängigen Tyrosinkinase oder einer cAMP-abhängigen Ca^{2+}-Calmodulinkinase wird z.Z. noch untersucht. Die beobachteten Effekte der Aktivierung von löslichen Proteintyrosinkinasen über den AT_1-Rezeptor sind und mit dem selektiven AT_1-Rezeptorantagonisten Losartan blockierbar.

JAK/STAT Signaltransduktionskaskade (JAK = Janus Kinasen, STAT = signal transducers and activators of transcription)

Diese Signalkette wurde erstmals für Zytokine beschrieben, und man ging davon aus, daß sie zelltypspezifisch exprimiert wird in B- und T-Lymphozyten. Momentan sind 4 JAK-

Kinasen bekannt. Ihre Substrate sind die STAT-Transkriptionsfaktoren, von denen 6 Subtypen bekannt sind, die zelltypspezifisch exprimiert werden (STAT-1 bis STAT-6). Nur STAT-1α/β sowie STAT-2 und STAT-3 werden in allen Geweben exprimiert. Dieser Signalweg kann ohne *De-novo*-Proteinsynthese aktiviert werden und somit auf „direktem" Wege seine Signalfunktion auf DNA-Ebene übertragen. Bindungsstellen für die STAT-Faktoren sind beispielsweise die c-fos-Promotorregion. *c-fos* ist ein frühes Wachstumsgen, welches in das Zellwachstum involviert ist. Angiotensin II induziert die Aktivierung von JAK-2 und STAT-1α/β sowie STAT-2 und STAT-3 in glatten Gefäßmuskelzellen. Die zytosolische JAK-2-Kinase bindet dabei direkt an den AT_1-Rezeptor. *In-vitro*-Befunde deuten darauf hin, daß die Tyrosinkinase den AT_1-Rezeptor über sein Gβ-Protein bindet. Der Rezeptor selbst hat keine eindeutige Bindungsstelle für JAK-Kinasen. Diese Aktivierung ist blockierbar mit Losartan und wird nicht durch endogene Zytokin-Freisetzung induziert [15]. In-vitro-Experimente mit den C-terminalen Proteinen des AT_1-Rezeptors in der Säulenchromatographie zeigten jedoch, daß die Bindung dieser Kinase wahrscheinlich am C-terminalen Ende des Rezeptors stattfindet und über Pleckstrin-Domainen vermittelt wird. Diese Bindungsdomainen zeigen sehr heterogene Bindungseigenschaften und besitzen keine strenge Sequenzhomologie [27].

5.3 Therapie der arteriellen Hypertonie mit AT_1-Rezeptorantagonisten und Beeinflussung der kardialen Hypertrophie

Entscheidende Fortschritte konnten in den letzten drei Jahrzehnten bei der Entwicklung antihypertensiver Medikamente erzielt werden. Für die effiziente Therapie der arteriellen Hypertonie stehen uns heute eine Reihe von Antihypertensiva zur Verfügung, wie β-Blocker, Diuretika, Kalziumantagonisten, α1-Blocker und Vasodilatanzien (beispielsweise ACE-Hemmer) [33]. Nach dem Erfolg der ACE-Hemmer in der Therapie der arteriellen Hypertonie wurden auf der Suche nach spezifischeren Inhibitoren des Renin-Angiotensin-Systems die Angiotensin-II-Typ-1-Rezeptorantagonisten (AT_1-Rezeptorantagonisten) entwickelt [31]. Der Erfolg der Therapie mit AT_1-Rezeptorantagonisten wird an ihrem Einfluß auf drei Zielgrößen gemessen:

1. effektive Blutdrucksenkung,
2. Blockade von Wachstumsprozessen wie linksventrikuläre Hypertrophie (LVH) und interstitielle Fibrosierung und
3. Reduktion der Mortalität.

Untersuchungen, die die Einflüsse von AT_1-Rezeptorantagonisten auf die Blutdruckregulation und Mortalität in experimentellen Modellen, wie bei Patienten mit manifester Hypertonie, untersuchten, sind an anderer Stelle in diesem Buch aufgeführt.

Die Entwicklung einer linksventrikulären Hypertrophie (LVH) und einer interstitiellen Fibrose sind die offensichtlichsten Manifestationen der Erkrankung. Dieses Phänomen ist das Ergebnis eines chronischen Adaptationsmechanismus des linken Ventrikels an erhöhte Druckverhältnisse und ein prognostisch wichtiger Faktor für das Auftreten des plötzlichen

Herztodes und die Entwicklung einer Herzinsuffizienz. Von Levy et al. konnte basierend auf Daten aus der Framingham-Studie gezeigt werden, daß die Patienten mit einer linksventrikulären Hypertrophie (LVH) über einen Beobachtungszeitraum von 4 Jahren eine alterskorrigierte Gesamtmortalität hatten, die um 9 % über dem Vergleichskollektiv lag. Diese Unterschiede persistierten auch, nachdem die Daten blutdruckkorrigiert wurden [14]. Experimentelle Untersuchungen an einem klassischen Tiermodell der arteriellen Hypertonie, den spontan-hypertensiven Ratten (SHR), zeigten, daß durch den Einsatz von ACE-Hemmern die LVH und der Hydroxyprolin-Gehalt als Zeichen der interstitiellen Kollagenakkumulation signifikant gesenkt werden konnte [8]. In-vitro-Untersuchungen an glatten Gefäßmuskelzellen, isoliert aus Aorten von SHR-Ratten, zeigten weiterhin, daß die Blockade des AT_1-Rezeptors mit Losartan die DNA-Synthese und Zellproliferation inhibiert, wohingegen der AT_2-Rezeptorantagonist PD-123177 keinen Einfluß auf den Angiotensin-II-vermittelten Wachstumseffekt hatte [3]. Im Vergleich zwischen ACE-Hemmern und AT_1-Rezeptorantagonisten (FK-739) beim gleichen Tiermodell konnten zwar durch AT_1-Rezeptorblockade ähnliche hämodynamische Effekte und eine identische Reduktion der LVH im Vergleich zum ACE-Hemmer erreicht werden, der Kollagengehalt

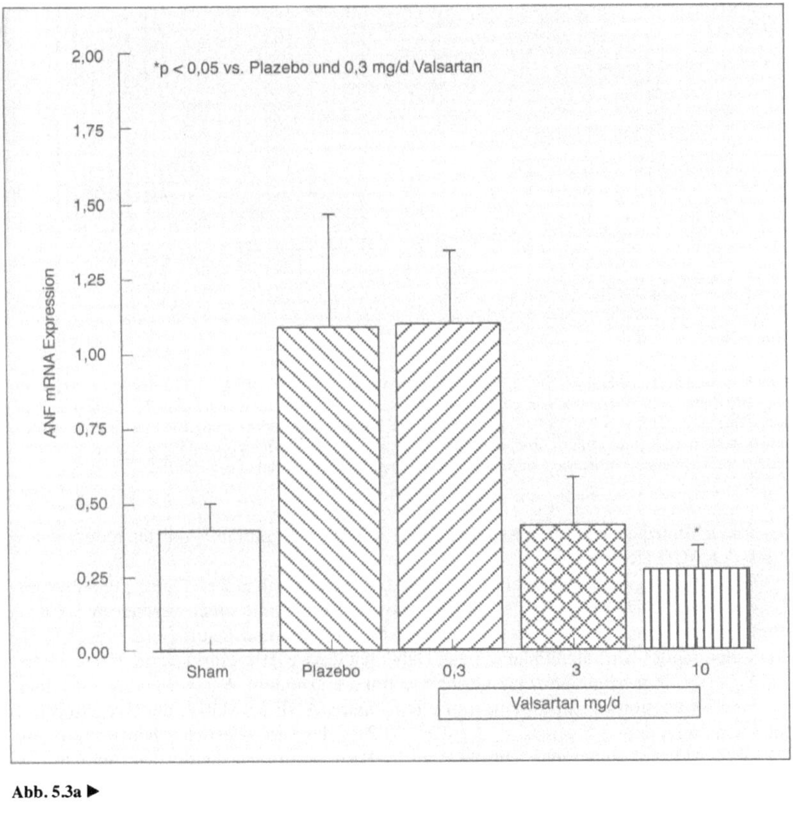

Abb. 5.3a ▶

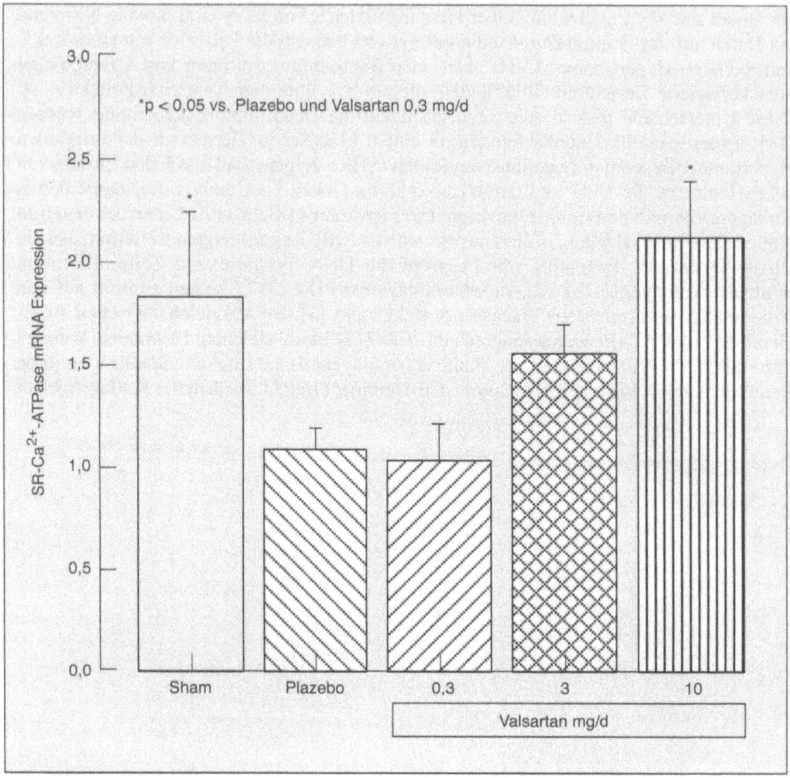

Abb. 5.3b

Abb. 5.3a. und b. Darstellung der SR-Ca^{2+}-ATPase-mRNA- (3b) und ANF-mRNA- (3a) Expression im Myokard von SHR-Ratten ohne (Plazebo) und nach Therapie mit unterschiedlichen Dosierungen des AT_1-Rezeptorantagonisten Valsartan. Als Kontrollen wurden normotensive WKY-Ratten verwendet (sham). Die Experimente wurden mittels Nothern Blot durchgeführt. Anschließend wurden die Expressionen mittels Laserdensitometrie bestimmt. Die Ergebnisse wurden normalisiert zur O-actin Expression (Mod. nach Zierhut et al. [36]).

des linken Ventrikels wurde aber stärker durch den AT_1-Rezeptorantagonisten reduziert als durch den ACE-Hemmer [35].

Die Ausbildung der kardialen Hypertrophie bedeutet jedoch nicht nur eine Zunahme des Protein- und DNA-Gehaltes der Zellen, sie geht auch mit einer veränderten Ca^{2+}-Homöostase einher, die zu linksventrikulärer Dysfunktion und Insuffizienz führen kann (Veränderung des kardialen Phänotypes). Daher hat unsere Arbeitsgruppe die Frage untersucht, ob die hypertonieinduziert vermehrte linksventrikuläre Wandspannung mit einer erhöhten Expression von atrial-natriuretischem Faktor (ANF, als Marker der Hypertrophie) und einer veränderten Expression der Ca^{2+}-ATPase des sarkoplasmatischen Retikulums (SR-Ca^{2+}-ATPase) einhergeht. Die SR-Ca^{2+}-ATPase ist ein entscheidendes Element der Ca^{2+}-Homöostase innerhalb der Zelle und hat dadurch bedeutenden Einfluß auf die LV-

Funktion. Unsere Untersuchungen zeigten, daß die vermehrte Wandspannung bei experimenteller renoparenchymatöser Hypertonie zu einer vermehrten Expression von ANF und einer „down regulation" der SR-Ca^{2+}-ATPase führt und hierdurch die LV-Funktion moduliert wird (Abb. 5.3a und 5.3b). Diese Ergebnisse zeigen, daß die LV-Hypertrophie infolge einer arteriellen Hypertonie mit einer Veränderung des myokardialen Phänotyps einhergeht. Es zeigte sich ferner, daß die ANF-Expression im Herzen linear mit dem Anstieg der Wandspannung korreliert. Sehr niedrige Dosierungen des AT_1-Rezeptorantagonisten Valsartan (über 12 Wochen, 0,3–3 mg/Tag) hatte keinen Effekt auf die LV-Hypertrophie und den Blutdruck sowie die Genexpression für ANF und SR-Ca^{2+}-ATPase. In höherer Dosierung (10 mg/Tag) reduzierte Valsartan über 12 Wochen signifikant den Blutdruck und die LV-Hypertrophie. Ferner führte diese Dosierung zu einer Normalisierung der Expression für ANF und SR-Ca^{2+}-ATPase. Diese Ergebnisse deuten darauf hin, daß die AT_1-Rezeptorblockade nicht nur entscheidend in die Reduktion des Blutdruckes eingreift, sondern auch zu einer Normalisierung der linksventrikulären Wandspannung und des kardialen Phänotypes führt [36].

Trotz all dieser interessanten Befunde wurde unter Losartan-Therapie, im Gegensatz zu ACE-Hemmern, keine Reduktion der Herzfrequenz beobachtet. Dies könnte ein Effekt der fehlenden Interaktion mit dem sympathoadrenergen System sein. Weitere experimentelle Untersuchungen zur Klärung dieser Frage sind nötig. Ferner ist auch noch ungeklärt, inwieweit die unter ACE-Hemmern beschriebene Bradykinin-Akkumulation einen Einfluß auf die Hypertonie-assoziierte Hypertrophie des linken Ventrikels wie auch auf die interstitielle Fibrosierung hat.

5.4 Pathophysiologie der chronischen Herzinsuffizienz

Die chronische Herzinsuffizienz stellt einen Symptomkomplex dar, der unterhalten wird durch eine Einschränkung der Pumpleistung des Myokards. Prinzipiell besteht ein Mißverhältnis zwischen der vom Herzen geförderten und der zur Aufrechterhaltung der metabolischen Prozesse in der Peripherie notwendigen Blutmenge [1]. Ursachen für diese Myokarddysfunktion sind koronare Herzerkrankung, hypertensive Herzerkrankung sowie angeborene und entzündliche Herzerkrankungen (Myokarditiden und Klappenstenose oder Insuffizienzen). Im Gegensatz zu Untersuchungen vor 20 Jahren ist heute die ischämische Herzerkrankung in über 70 % der Fälle die häufigste Ursache der chronischen Herzinsuffizienz (CHF). Ungefähr 25 % basieren auf einer hypertensiven Herzerkrankung. Aufgrund der Gesamtmortalität (innerhalb von 5 Jahren sterben nahezu 50 % der Patienten) hat die chronische Herzinsuffizienz eine vergleichbare Prognose wie chronische Tumorerkrankungen.

Pathophysiologisch antwortet der Organismus auf die Abnahme des Herzminutenvolumens mit der Aktivierung zweier humoraler Systeme: dem Renin-Angiotensin-System (RAS) und dem sympathikoadrenergen System. Infolge der Aktivierung werden in der Akutphase der Schädigung vermehrt Vasokonstriktoren wie Noradrenalin, Adrenalin und auch Angiotensin II synthetisiert und freigesetzt. Die Freisetzung führt zur Venokonstriktion und einem gesteigerten Rückfluß zum Herzen (Volumenbelastung des geschädigten

Ventrikels steigt an = Preload-Anstieg). Parallel kommt es im arteriellen Schenkel ebenfalls zur vermehrten Vasokonstriktion (der peripher arterielle Gefäßwiderstand steigt an = Afterload-Anstieg). Somit ist eine Situation geschaffen, in der das, in seiner Kontraktilität geschädigte Herz, einer zusätzlichen Volumenbelastung ausgesetzt ist und fortlaufend gegen einen erhöhten Gefäßwiderstand arbeiten muß. Dies hat ein weiteres Absinken der myokardialen Leistungsfähigkeit mit Absinken des Herzminutenvolumens und Anstieg der Füllungsdrücke zur Folge. Diese Situation unterhält eine konstante Aktivierung neurohumoraler Systeme (steigende Katecholamin-Spiegel, steigender Angiotensin-II-Spiegel), was den Beginn eines Circulus vitiosus darstellt [1, 21].

Die langfristig günstige Wirkung der ACE-Hemmer-Therapie beruht auf der Tatsache, daß sie die oben beschriebene neurohumorale Aktivierung hemmen. Es hat sich gezeigt, daß die Blockade durch ACE-Hemmer-Therapie signifikant die Mortalität von Patienten mit einer deutlichen Einschränkung der LV-Funktion verbessert [5]. In Abb. 5.4 sind potentielle Mechanismen zusammengefaßt, wie die Intervention mit ACE-Hemmern den Circulus vitiosus der kontinuierlichen, neurohumoralen Aktivierung durchbricht (Nummer 1–3).

Neben den globalen hämodynamischen Prozessen sind lokale Mechanismen von Bedeutung, wie (1) ein vermehrter Dehnungsreiz durch Volumenbelastung, (2) erhöhte zirkulierende und lokal exprimierte Angiotensin-II-Spiegel, die zu kompensatorischen Wachstumsprozessen führen. Auch wird diskutiert, daß die erhöhte Wandspannung im

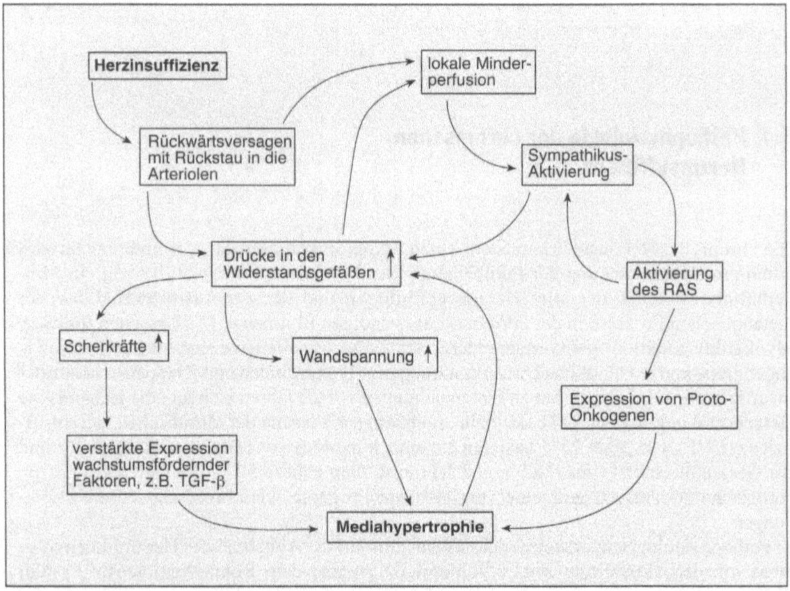

Abb. 5.4. Zusammenfassung des pathophysiologischen Wechselspieles, welches durch den Verlust von kontraktilem Gewebe nach Myokardinfarkt ausgelöst wird. Die Zahlen 1\n3 drücken mögliche pathophysiologische Mechanismen aus, die durch chronischen Einsatz von ACE-Hemmern bzw. AT_1-Rezeptorantagonisten durchbrochen werden können.

linken Ventrikel und reduzierte Scherkräfte (über eine verminderte Synthese von Stickstoffmonoxid = NO = EDRF) in den Widerstandsgefäßen eine Hypertrophie des Restmyokards und eine Mediahypertrophie der Widerstandsgefäße (80–200 μm Durchmesser) induzieren. Diese morphologischen Veränderungen stellen eine Manifestation der Erkrankung dar und können zur Progression der Erkrankung beitragen [21, 22].

Analog zu den funktionellen und strukturellen Veränderungen bei der arteriellen Hypertonie kommt es bei der chronischen Herzinsuffizienz zu Veränderungen der Hämodynamik (Anstieg des koronaren und totalen Gefäßwiderstandes), strukturellen Veränderungen im peripheren Gefäßsystem und dem Myokard, sowie zum Anstieg der Mortalität.

An ihrer Wirkung auf diese Parameter wird die Effektivität einer medikamentösen Therapie gemessen.

Der Einsatz von AT_1-Rezeptorantagonisten in der Behandlung der chronischen Herzinsuffizienz wurde erstmals am Rattenmodell nach experimentellem Myokardinfarkt untersucht und mit der Effektivität von ACE-Hemmern verglichen. Die Arbeitsgruppe von Daemen et al. untersuchte die Wirkung von Losartan auf hämodynamische und strukturelle Parameter in der akuten (Tag 1–21) und chronischen Phase (Tag 21–35) nach Myokardinfarkt [28]. Bei der Bestimmung der hämodynamischen Parameter fand sich keine Verbesserung des „cardiac output", jedoch führte die Losartan-Therapie zu einer signifikanten Reduktion des Blutdruckes und des peripheren Widerstandes. Die Herzfrequenz jedoch blieb unter Losartan-Therapie unverändert. Ferner konnte nur durch frühzeitige Therapie mit Losartan die Bildung der linksventrikulären Hypertrophie (LVH) wie der interstitiellen Fibrosierung gehemmt werden. Diese Ergebnisse zeigten erstmals, daß eine frühzeitige Therapie mit AT_1-Rezeptorantagonisten nach Myokardinfarkt strukturelle Veränderungen verhindern kann. Ein Kritikpunkt an dieser Studie ist jedoch, daß die Therapie zwischen Früh- und Spätphase nach Infarkt unterscheidet und das Therapieintervall insgesamt zu kurz gewählt wurde (je 3 Wochen). Ferner wurde eine niedrige Losartan-Dosierung als einzige Therapieform gewählt, die zwar mit einer Angiotensin-II-Dosis-Wirkungskurve kontrolliert wurde, jedoch Gewebekonzentrationen von ACE außer acht läßt. Eine Untersuchung unserer Arbeitsgruppe am gleichen Tiermodell nach Myokardinfarkt verglich eine längerdauernde Therapiephase von Losartan mit einer Enalapril-Therapie. Es zeigte sich, daß eine 6-wöchige Behandlung mit Losartan bzw. Enalapril zu einer signifikanten Reduktion der LVH führt [21]. Die interstitielle Fibrosierung des nicht-infarzierten Restmyokardes wurde durch Enalapril und Losartan in gleichem Maße verhindert. Ferner zeigte diese Untersuchung, daß die Koronarperfusion (bestimmt als maximaler koronarer Gefäßwiderstand, der nach Infarkt reduziert ist) durch eine chronische AT_1-Rezeptorblockade normalisiert werden kann (Abb. 5.5). Dieser Effekt war identisch, mit den nach Enalapril-Therapie gemessenen Werten [6, 17]. Die Senkung des Koronarwiderstandes ging einher mit einer signifikanten Senkung des mittleren arteriellen Druckes ohne Veränderung der Herzfrequenz. Beide Therapieformen verbesserten weiterhin den systemischen Gefäßwiderstand. Die Herzauswurfleistung (cardiac output) konnte allerdings nur durch die chronische ACE-Hemmung signifikant verbessert werden. Die Entwicklung morphologischer Veränderungen im nicht-infarzierten Restmyokard wurden von beiden Therapieformen, ACE-Hemmung und AT_1-Rezeptorblockade, in gleichem Maße verhindert. Die Ausbildung einer linksventrikulären Hypertrophie wie einer ausgedehnten interstitiellen Fibrose konnte durch beide Therapieformen in gleichem Maße gehemmt werden. Ferner wurde eine signifikante Verbesserung der Kapillardichte im nicht-infarzierten Myokard beobachtet. Dieser Effekt geht sicherlich einher mit der Reduktion der Myozytenhypertrophie, erreichte jedoch nicht die Werte von Kontrolltieren. Interessant bei dieser Untersuchung ist weiterhin, daß die ACE-Aktivität im Plasma, wie auch im Myokard durch beide, Losartan und Enalapril, in ähnlicher Weise gehemmt wurde (vgl. Abb. 5.5). Diese Daten deuten darauf

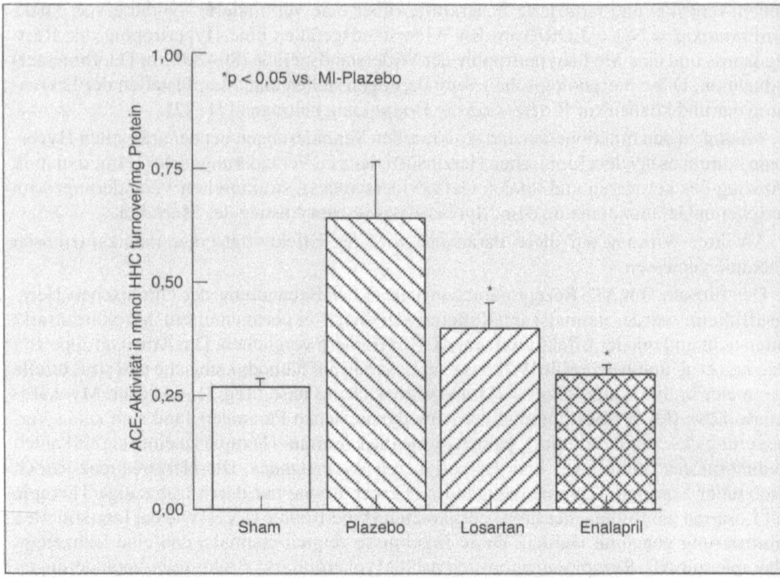

Abb. 5.5. ACE-Aktivität im Myokard von Ratten nach experimentellem Myokardinfarkt. Sieben Tage nach experimentellem Myokardinfarkt wurden die Tiere für 6 Wochen mit 150 mg/Tag Losartan therapiert. Die ACE-Aktivität wird mittels Hippursäure-Umsatz bestimmt. Die Myokardproben wurden aus dem linken Ventrikel isoliert. Das Infarktareal wurde herausgenommen. Die Ergebnisse zeigen, daß auch der AT_1-Rezeptorantagonist Losartan die Gewebe-ACE-Aktivität reduziert (Mod. nach Schieffer et al. [21]).

hin, daß die chronische AT_1-Rezeptorblockade nicht nur eine effektive Blockade der Angiotensin-II-Effekte bewirkt, es kommt auch zu einer reaktiven „down regulation" anderer Komponenten des gewebsständigen bzw. des zirkulierenden Renin-Angiotensin-Systems. Mechanismen hierfür sind einerseits in der Blockade des AT_1-Rezeptors durch die Nonpeptid-Antagonisten zu suchen, was einer chronischen Aktivierung des Rezeptors gleichkommt mit dem Ergebnis einer „down regulation" des AT_1-Rezeptors. Ferner wird spekuliert, daß der unter AT_1-Rezeptorblockade aktivierte AT_2-Rezeptor zu einer „down regulation" aller Angiotensin-II-Rezeptoren beiträgt. Entscheidend ist hierbei das Ergebnis einer Untersuchung der Arbeitsgruppe von Regitz-Zagrosek, die zeigen konnte, daß es unter AT_1-Rezeptorblockade zu einer „down regulation" der Angiotensin-II-Rezeptoren kommt [11].

Aufgrund der Tatsache, daß ACE-Hemmer keineswegs spezifische Inhibitoren des Renin-Angiotensin-Systems sind, sondern auch andere neurohumorale Systeme wie das sympathiko-adrenerge System und das Kallikrein-Kinin-System beeinflussen, wurde spekuliert, daß ein Teil der positiven Effekte der ACE-Hemmer zumindest partiell über andere Faktoren wie Bradykinin vermittelt wird. Aus diesem Grunde untersuchte unsere Arbeitsgruppe, ob eine chronische ACE-Hemmung bzw. AT_1-Rezeptorblockade über eine Akkumulation von Bradykinin Einfluß auf morphologische oder hämodynamische Parameter hat. Diese Untersuchung wurde auch am Rattenmodell nach experimentellem Myokardinfarkt durchgeführt. Die Studie von Wollert et al. [34] zeigte, daß die positiven Effekte einer chronischen ACE-Hemmung bzw. AT_1-Rezeptorblockade auf die interstitielle

Fibrosierung durch den Einsatz des Bradykinin-B_2-Rezeptorantagonisten HOE 140 blockiert werden können [34]. Die positiven Einflüsse auf den mittleren arteriellen Blutdruck, sowie auf die linksventrikuläre Hypertrophie hingegen wurden durch die Bradykinin-B_2-Rezeptorblockade nicht beeinflußt. Diese Ergebnisse deuten darauf hin, daß Blutdruckeffekte von ACE-Hemmern und AT_1-Rezeptorantagonisten unabhängig von Bradykinin reguliert werden, der positive Effekt beider Therapieformen auf die interstitielle Fibrosierung aber über Bradykinin vermittelt wird. Welche Faktoren in diese Kaskade involviert sind, wurde in einer Studie der Arbeitsgruppe von Unger untersucht [7]. Diese Studie konnte in spontan hypertensiven Ratten (SHRSP) zeigen, daß eine AT_1-Rezeptorblockade zu einer Erhöhung der Angiotensin-II-Spiegel führt, die über eine vermehrte Stimulation des AT_2-Rezeptors zu einem Anstieg von zyklischem GMP in der Gefäßwand führt. Die Effekte werden über den Bradykinin-B2-Rezeptor und NO vermittelt, da sowohl der B_2-Rezeptorantagonist (Icatibant), als auch das falsche Substrat des NO-Stoffwechsels (L-NMMA) diese Induktion von cGMP verhindern können. Es ist daher vorstellbar, daß auch AT_1-Antagonisten, analog zu den ACE-Hemmern, die Kollagensynthese via Bradykinin/NO oder eine chronische Aktivierung des AT_2-Rezeptors auf den Fibroblasten inhibieren. In Abb. 5.6 sind die potentiellen Zusammenhänge, wie es zu einer Stimulation von Bradykinin über den AT_2-Rezeptor kommen könnte, dargestellt.

Experimentelle Studien untersuchten weiterhin, ob AT_1-Rezeptorantagonisten, analog zu ACE-Inhibitoren, die Mortalität nach Myokardinfarkt in der chronischen Herzinsuffizienz

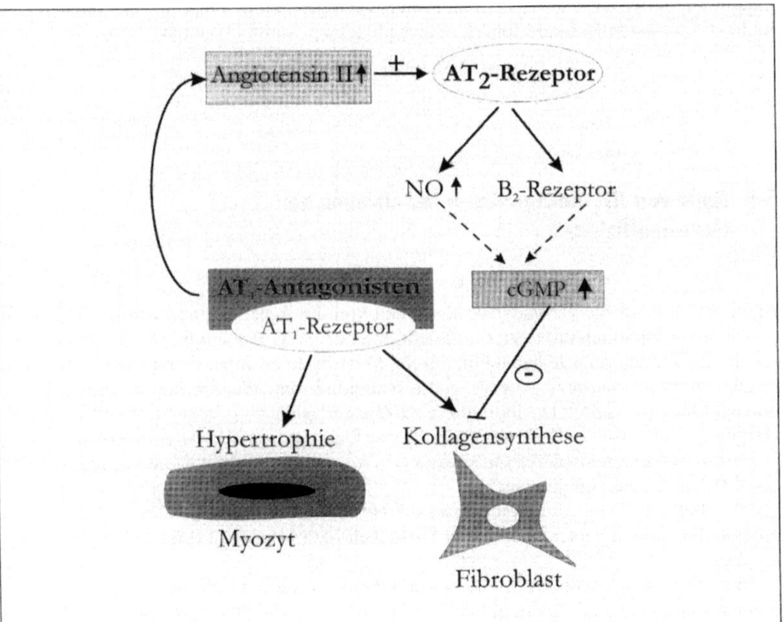

Abb. 5.6. Potentielle Mechanismen der Inhibition der Kollagensynthese durch AT_1-Rezeptorantagonisten. Eine AT_1-Rezeptorblockade führt zu erhöhten Angiotensin-II-Spiegeln, die den AT_2-Rezeptor stimulieren. Via AT_2-Rezeptor wird Kinin-abhängig und/oder NO-abhängig cGMP gebildet, was potentiell die Synthese von Kollagen im Fibroblasten inhibieren kann.

positiv beeinflussen. Dieser Effekt der AT_1-Rezeptorantagonisten am Rattenmodell der chronischen Herzinsuffizienz nach experimentellem Myokardinfarkt wurde von Milavetz et al. [17] untersucht. Losartan (100–150 mg/Tag) verbessert die Mortalität nach experimentellem Myokardinfarkt signifikant. Vergleicht man diese Ergebnisse mit einer ACE-Hemmer-Therapie (Captopril 150 mg/Tag) so zeigt sich bei beiden Therapieformen ein äquipotenter Therapieerfolg.

Soweit zeigten diese experimentellen Befunde keinen signifikanten Unterschied zwischen ACE-Hemmern und AT_1-Antagonisten in bezug auf hämodynamische und morphologische Effekte, wie auch auf die Mortalität nach experimentellem Myokardinfarkt.

Die hämodynamischen Befunde konnten bei Patienten mit chronischer Herzinsuffizienz bestätigt werden [12]. Eine kurzzeitige Blutdrucksenkung wurde bei Patienten mit chronischer Herzinsuffizienz bereits ab einer Dosierung von 25 mg/Tag beobachtet. Eine höhere Dosierung bis zu 150 mg/Tag brachte keinen zusätzlichen Therapiegewinn [4]. Gottlieb et al. [8] untersuchten den Kurzzeiteffekt verschiedener Dosierungen von Losartan (5, 10, 25, 75, 150 mg) auf die Plasma-Renin-, Aldosteron-, Noradrenalin- und Angiotensin-II-Spiegel bei Patienten mit symptomatischer chronischer Herzinsuffizienz. In dieser randomisierten Doppelblindstudie wurden 166 Patienten invasiv über 24 Stunden untersucht. Im Gegensatz zu Ergebnissen nach ACE-Hemmer-Therapie zeigte sich, daß mit steigender Losartan-Dosierung die Angiotensin-II-Plasma-Spiegel und Renin-Spiegel anstiegen, Aldosteron-Spiegel reduziert wurden und Noradrenalin-Serum-Spiegel unverändert blieben. Diese Ergebnisse stellen nach heutigem Stand einen wichtigen Schlüsselbefund dar, mit dem eine Reihe der positiven Befunde der AT_1-Blockade erklärt werden könnten.

5.5 Rolle von AT_1-Antagonisten bei chronischer Herzinsuffizienz

Akute Effekte auf die Hämodynamik wurden von der Arbeitsgruppe von Le Jemtel [6] berichtet, die Patienten mit Herzinsuffizienz unter dem AT_1-Antagonisten Irbesartan untersuchte. Es wurden serielle hämodynamische Messungen zu Beginn und nach 24 Stunden in einer multizentrischen, doppelblinden, randomisierten, Plazebo-kontrollierten Studie durchgeführt. Es wurden Dosierungen bis 200 mg Irbesartan angewandt. 96 Patienten mit Herzinsuffizienz Klasse II-IV nach NYHA und linksventrikulärer Auswurffraktion 35 %, einem pulmonalkapillaren Verschlußdruck (PCW) von 18 mmHg und einem Cardiac Index von 3,0 min/m^2 wurden untersucht.

In Tabelle 5.2 sind die Ergebnisse auf Herzfrequenz, mittleren arteriellen Druck, pulmonalkapillaren Verschlußdruck, systemischen Gefäßwiderstand und den Cardiac Index dargestellt.

Irbesartan wurde in dieser Studie von den Patienten gut toleriert, und es zeigte sich ein dosisabhängiger Abfall des pulmonalkapillaren Verschlußdruckes, der auch 24 Stunden nach Gabe noch vorhanden war. Hämodynamische Effekte scheinen maximal zwischen 100 und 200 mg Irbesartan ausgeprägt zu sein. Diese akuten hämodynamischen Effekte legen nahe, daß Irbesartan ein Potential zur chronischen Therapie von Herzinsuffizienzpatienten hat.

Tabelle 5.2. Effekt unterschiedlicher Dosierungen von Irbesartan auf die Hämodynamik von Patienten mit chronischer Herzinsuffizienz (Mod. nach LeJemtel et al. [5]).

Dosis	△ HF	△ MAP mmHg	△ PCW mmHg	△ SVR dynes·sec/cm⁵	△ CI (l/min/m²)
Plazebo	0,9	−0,3	−0,8	−40	0,00
25 mg	23	−1,2	−4,7*	−23	0,00
50 mg	−2,6	−1,7	−4,6*	3	−0,02
100 mg	−7,7*	−5,9	−7,6*	−295	0,07
200 mg	0,1	−8,4*	−4,1*	−238	0,14

* $p < 0{,}05$ vs. Plazebo; HF = Herzfrequenz; MAP = Mittlerer Arterieller Druck; PCW = Pulmonalkapillarer Verschlußdruck; SVR = Systemischer Gefäßwiderstand; CI = Cardiac Index

Erfahrungen und Langzeiteffekte auf Hämodynamikparameter im pulmonalen und Systemkreislauf wurden erstmals von Crozier et al. beschrieben [4]. In dieser Multicenter-Studie wurde Plazebo-kontrolliert der Effekt verschiedener Dosierungen von Losartan (2,5, 10, 25 und 50 mg/Tag Einmalgabe) bei 154 Patienten mit chronischer Herzinsuffizienz untersucht, deren Auswurffraktion ~ 40 % war. Nach der ersten Medikamentengabe und nach 12 Wochen Therapie wurden verschiedene hämodynamische Parameter wie der pulmonalkapillare Widerstand und pulmonalkapillare Verschlußdruck (PCW), der mittlere arterielle Blutdruck sowie der systemische Widerstand bestimmt. Nach der Erstdosis war nur bei einer Dosierung von 50 mg Losartan ein signifikanter Abfall des systemischen Gefäßwiderstandes und des Blutdruckes nachweisbar, wohingegen nach 12 Wochen Therapie signifikante Effekte auch mit 25 mg/Tag Losartan beobachtet wurden. In dieser Untersuchung zeigte sich, daß beide Dosierungen des AT_1-Rezeptorantagonisten entgegen den experimentellen Ergebnissen zu einem signifikanten Anstieg der Cardiac Index führten. Zusammenfassend zeigte diese Studie, daß die chronische AT_1-Rezeptorblockade mit Losartan 25 mg/Tag oder 50 mg/Tag die beste Dosierung ist, um eine Verbesserung der systemischen Hämodynamik bei Patienten mit eingeschränkter LV-Funktion zu induzieren [5]. Ob diese Verbesserung der systemischen Hämodynamik auch in einer Verbesserung der objektiven körperlichen Leistungsfähigkeit bei Patienten mit moderater oder schwerer Herzinsuffizienz resultiert, wurde in einer Studie von Dickstein et al. [5] untersucht. 166 Patienten mit Einschränkung der LV-Funktion NYHA Klasse III und IV wurden in diese doppelblinde, Plazebo-kontrollierte Untersuchung eingeschlossen. Nach einer Stabilisierungsphase von 4 Wochen wurden die Patienten für 8 Wochen entweder mit Losartan (25 mg/Tag oder 50 mg/Tag) oder Enalapril (20 mg/Tag) behandelt. Es fanden sich keine Unterschiede zwischen den Gruppen in bezug auf die Belastungsdauer, den klinischen Untersuchungsstatus, die neurohumoralen Faktoren (Noradrenalin, ANF-Serumspiegel), sowie die Anzahl der kardialen Ereignisse. Die Ergebnisse zeigten, daß Losartan und Enalapril vergleichbar sind in bezug auf die Toleranz des Medikamentes und die Wirksamkeit bei Patienten mit schwer eingeschränkter Myokardfunktion. In diesem Zusammenhang bleibt noch zu erwähnen, daß bei Patienten mit schwer eingeschränkter LV-Funktion von einigen Autoren der gleichzeitige Einsatz von AT_1-Rezeptorantagonisten und ACE-Hemmern diskutiert wird. Hierfür liegen z. Z. nur kleinere Studien vor, die von der Arbeitsgruppe von LeJemtel und den Untersuchern der RESOLVD-Studie berichtet wurden. Ein wichtiger Aspekt scheint hierbei ein additiver Effekt auf die periphere Vasodilatation beider Substanzen zu spielen. Ein weiterer theoretischer Ansatz könnte jedoch die Blockade von Angiotensin II sein, welches über sog. Non-ACE-Enzyme (human heart chymase) gebildet wird und dessen Effekte nur mit dem AT_1-Rezeptorantagonisten komplett blockiert werden können.

Soweit zeigten die Ergebnisse dieser Studien, daß die klinisch hämodynamischen Effekte wie auch die morphologischen Parameter von ACE-Hemmern und AT_1-Rezeptorantagonisten im wesentlichen vergleichbar sind. Unterschiede existieren zwischen beiden Therapieformen jedoch in bezug auf die Blockade neurohumoraler Systeme, insbesondere auf Plasma-Angiotensin-II-Spiegel. Ein weiterer Aspekt, der entscheidenden Einfluß auf die Wirksamkeit von AT_1-Rezeptorantagonisten hat, ist die Angiotensin-II-Rezeptorkomposition im menschlichen Herzen. Die Arbeitsgruppe von Regitz-Zagrosek et al. [19] zeigte, daß in normalem menschlichem Myokard nur ca. 1/3 aller Angiotensin-II-Rezeptoren der Klasse der AT_1-Rezeptoren angehören. Zwei Drittel sind AT_2-Rezeptoren, und diese sind vornehmlich in ventrikulären Myozyten lokalisiert. Diese Befunde sind unverändert in herzinsuffizientem Myokard nachweisbar. Die Arbeitsgruppe untersuchte weiterhin die AT_1- und AT_2-Rezeptordichte an explantierten Herzen von Patienten, die sich einer Herztransplantation aufgrund einer terminalen Herzinsuffizienz unterzogen. Der Grad der Rezeptorexpression wurde auf Proteinebene wie auch auf mRNA-Ebene mittels quantitativer PCR nachgewiesen. Die Ergebnisse zeigten, daß es bei terminaler Herzinsuffizienz zu einer ca. 65 %igen „down regulation" beider Angiotensin-II-Rezeptoren kommt. Diese „down regulation" betrifft beide Rezeptoren zu gleichen Teilen (zusammengefaßt unter [19]).

Insgesamt unklar bleibt bei dem pharmakologischen Einsatz der AT_1-Rezeptorantagonisten (analog zur Therapie der arteriellen Hypertonie) jedoch die Rolle des AT_2-Rezeptors. Da der AT_2-Rezeptor unter Blockade des AT_1-Rezeptors unblockiert ist und AT_1-Rezeptorblockade zu einem deutlichen Anstieg von Angiotensin II im Serum führt, kommt dem dann chronisch aktivierten AT_2-Rezeptor eine entscheidende Bedeutung zu. Da dieser Rezeptor antiproliferative Eigenschaften hat [29], ist es vorstellbar, daß die antiproliferativen, antihypertrophen Eigenschaften der chronischen AT_1-Rezeptorblockade über eine chronische AT_2-Rezeptoraktivierung vermittelt werden. Da aber die Arbeitsgruppe von Regitz-Zagrozek et al. zeigte [19], daß es bei Patienten mit chronischer Herzinsuffizienz zu einer „down regulation" der Typ-1- und Typ-2-Rezeptoren im insuffizienten Myokard zu gleichen Maßen kommt, ist es fraglich, ob dies von Bedeutung ist. Insgesamt könnten diese Effekte jedoch erklären, warum ACE-Hemmung und AT_1-Rezeptorblockade trotz aktivierter humaner Herzchymase die Entwicklung von Remodelingprozessen und Hypertrophie effektiv inhibieren. Bis zur vollständigen Klärung der AT_2-Rezeptor-Signaltransduktionswege in menschlichen Zellen wird die Funktion des AT_2-Rezeptors unter AT_1-Rezeptorblockade unklar bleiben.

Unterschiede zwischen der Therapie mit ACE-Hemmern und AT_1-Rezeptorantagonisten in bezug auf die klinisch hämodynamischen Effekte wie auch die morphologischen Veränderungen des linken Ventrikels bei experimenteller Herzinsuffizienz und bei Patienten mit chronischer Herzinsuffizienz lassen sich z. Z. nicht definieren. Wie sieht es nun mit der Mortalität von Patienten mit chronischer Herzinsuffizienz aus. Große multizentrische Studien, wie SAVE (Captopril), SOLVD (Enalapril) und AIRE (Ramipril), haben in den letzten 10 Jahren zeigen können, daß eine konsequente Blockade der Angiotensin-II-Bildung durch ACE-Inhibitoren zu einer bis zu 25 %igen Reduktion der Gesamtmortalität führt über einen 5-jährigen Beobachtungszeitraum hinweg (Daten der SAVE-Studie). Da aber eine chronische ACE-Hemmung „nur" zu einer ca. 30 %igen Reduktion der zirkulierenden Angiotensin-II-Spiegel führt, könnte man spekulieren, daß eine komplettere Blockade der Angiotensin-II-Effekte am Rezeptor einen günstigeren Effekt hat im Vergleich zum ACE-Inhibitor. Getestet wurde der Vergleich einer chronischen ACE-Hemmung mit einer AT_1-Blockade erstmals in der sog. ELITE-Studie (Evaluation of Losartan in the Elderly) [18]. Obwohl diese Studie primär als sog. *„safety-trial"* geplant wurde, verglich sie zum ersten Mal die Mortalität von Patienten über 65 Jahren, die niemals vorher mit einem ACE-Hemmer therapiert wurden, mit einem AT_1-Rezeptorantagonisten. 722 Patienten NYHA Klasse II-IV wurden in diese 48 Wochen dauernde Studie eingeschlossen und entweder mit Captopril (150 mg/Tag (N = 370) oder Losartan (50 mg/Tag, N = 352) therapiert. Der auffälligste Befund dieser Studie ist, daß deutlich weniger Patienten die Therapie mit Losartan abbrachen (12,2 %) im Vergleich zur Therapie mit Captopril (20,8 %). Das Fortschreiten der Herzinsuffizienz-Symptomatik war in beiden Therapiegruppen gleich. Unerwartet und sehr kontrovers diskutiert ist das Ergebnis der Gesamtmortalität. Bei Patienten in der Losartan-Gruppe war die Gesamtmortalität signifikant geringer im Vergleich zur Captopril-Gruppe ($p < 0{,}035$). Dies Ergebnis wird von den Untersuchern mit einer signifikanten Reduktion der „*Sudden-death*-Ereignisse" interpretiert. Einschränkend muß jedoch zu dieser Studie gesagt werden, daß die einzelnen Untersuchungsgruppen für eine statistisch relevante Aussage zu klein waren und der statistisch signifikante Unterschied mit einem $p < 0{,}035$ nur grenzwertig ist.

Insgesamt muß jedoch betont werden, daß die Ergebnisse großer Multicenter-Studien abgewartet werden müssen, bevor die Vor- und Nachteile in der Klinik von ACE-Hemmern versus AT_1-Blockade sicher beurteilt werden können. Zur Zeit laufen internationale Multicenter-Studien wie ELITE II, VALIANT, OPTIMAL und EUROPA, welche ACE-Hemmer, AT_1-Blocker und z.T. deren Kombination (VALIANT) bei Patienten mit chronischer Herzinsuffizienz bzw. nach Myokardinfarkt bezüglich der Prognose in jeweils großem Patientengut untersuchen.

Die Ergebnisse der ELITE-I-Studie haben allerdings Spekulationen in Gang gesetzt, wie eine Überlegenheit der AT_1-Antagonisten zu erklären wäre; warum der AT_1-Rezeptorantagonist im vergleichbaren Beobachtungszeitraum eine geringere Gesamtmortalität hat im Vergleich zum ACE-Hemmer. Es wurde beispielsweise spekuliert, daß Bradykinin dabei eine Rolle spielt. Da ACE-Hemmer, nicht aber AT_1-Antagonisten, den Bradykinin-Katabolismus reduzieren, der selbst wiederum Noradrenalin freisetzt, könnte so eine erhöhte Rate von „*Sudden-death*-Ereignissen" durch eine Bradykinin-induzierte Noradrenalin-Freisetzung erklärt werden. Ferner ist es vorstellbar, daß der AT_2-Rezeptor, der unter AT_1-Rezeptorblockade permanent stimuliert wird, eine wichtige Rolle spielt [8]. So ist aus experimentellen Untersuchungen bekannt, daß der AT_2-Rezeptor einen K^+-Kanal aktiviert und so das Membrangleichgewicht verändern kann. Diese Überlegungen sind jedoch rein spekulativ und zunächst ist es opportun, die Ergebnisse von großen Vergleichsstudien zwischen chronischer ACE-Hemmung und chronischer AT_1-Rezeptorblockade (ELITE II) abzuwarten. Die Ergebnisse dieser doppelblind randomisierten Studien werden zeigen, ob tatsächlich ein therapeutischer Vorteil der AT_1-Antagonisten besteht in bezug auf die Gesamtmortalität bei Patienten mit chronischer Herzinsuffizienz. Insgesamt sprechen die Ergebnisse der ELITE-Studie aber dafür, daß AT_1-Rezeptorantagonisten zumindest äquipotent sind im Vergleich zu ACE-Hemmern. Der große Vorteil in der Therapie im Gegensatz zu ACE-Hemmern ist jedoch die deutlich geringere Rate an Nebenwirkungen.

5.6 Rolle der AT_1-Antagonisten bei Artherosklerose

Eine weitere klinisch bedeutende Indikation für die Therapie mit AT_1-Rezeptoren könnte zukünftig in der Prävention der Progression der Artherosklerose und der Plaqueinstabilität liegen. Untersuchungen mit ACE-Hemmern haben gezeigt, daß die Re-Infarktrate signifikant gesenkt werden kann (vgl. SAVE und SOLVD). Erste Untersuchungen unserer Arbeitsgruppe an Artherektomiegewebe aus humanen Koronararterien von Patienten mit instabiler Angina pectoris zeigten, daß an der Stelle der größten Instabilität eines Plaques („culprit lesion") sowohl Angiotensin II als auch ACE und auch humane Herzchymase gebildet werden [24]. Im sog. Knock-out-Mausmodell der Artherosklerose, der das apoE-Gen ausgeschaltet wurde, konnte von der Arbeitsgruppe von Keidar et al. gezeigt werden, daß AT_1-Rezeptorblockade mit Losartan nicht nur die Oxidierung von LDL inhibiert, sondern auch die Bildung von artherosklerotischen Läsionen im Gefäßsystem [12, 13]. Es ist somit vorstellbar, daß Angiotensin II zur Instabilität des Plaques beiträgt und eine vorzeitige Plaqueruptur durch lokale Vasokonstriktion induziert. AT_1-Rezeptorblockade hemmt die Angiotensin-II-Wirkung und könnte somit zur Stabilität der „Culprit-lesion-Region" beitragen. Der Stellenwert einer AT_1-Rezeptorblockade für die Progression der Artherosklerose, wie auch bei der instabilen Angina pectoris muß jedoch in weiteren experimentellen und klinischen Studien untersucht werden.

5.7 Rolle des AT_2-Rezeptors unter chronischer AT_1-Blockade

Eine chronische AT_1-Rezeptorblockade führt zu erhöhten Angiotensin-II-Spiegeln, die chronisch den AT_2-Rezeptor stimulieren [8]. Vor diesem Hintergrund stellt sich, wie bereits erwähnt, die Frage, welche pathophysiologische Bedeutung dem AT_2-Rezeptor in der kardiovaskulären Pathophysiologie zukommt.

Der AT_2-Rezeptor wird primär in embryonalen Geweben und nur in geringen Mengen in adulten, terminal differenzierten Geweben exprimiert. Aufgrund seiner Sequenz gehört das AT_2-Rezeptorprotein zur Klasse der G-Protein-gekoppelten Rezeptoren. Zum AT_1-Rezeptoren weist der AT_2-Rezeptor eine Aminosäuresequenzhomologie von 34 % auf. Funktionsstudien haben gezeigt, daß in transfizierten PC-12-W- und COS7-Zellen der AT_2-Rezeptor eine Phosphotyrosin-Phosphatase (PTP) induziert und dieser Mechanismus wahrscheinlich über ein G_i-Protein (Pertussistoxin-sensitiver Mechanismus) vermittelt wird. In neonatalen Hypothalamuszellen der Ratte wurde ein Gi-Protein ebenfalls als Mediator des AT_2-induzierten K^+-Auswärtsstromes identifiziert. Weiterhin konnte gezeigt werden, daß durch den AT_2-Rezeptor die Aktivität eines T-Typ-Kalziumkanales in undifferenzierten NG-108-15-Zellen über ein bisher nicht identifiziertes G-Protein blockiert wird.

Einige der physiologischen Effekte des AT_2-Rezeptors scheinen jedoch auch G-Protein-unabhängig reguliert zu werden, wie beispielsweise die Aktivierung einer Phosphotyrosin-Phosphatase (PTP), welche zur Aktivierung einzelner zyklischer Guanylatzyklasen führt. Zyklische Guanylatzyklasen sind in die Bildung von Stickstoffmonoxid involviert. Diese Befunde deuten auf einen protektiven Effekt der AT_2-Rezeptorstimulation im kardiovaskulären System via Bildung von NO hin. Wie bereits erwähnt zeigte die Arbeitsgruppe von Unger [7], daß über den AT_2-Rezeptor in der Gefäßwand cGMP gebildet wird und dieser Prozeß NO-abhängig ist, da er mit L-NMMA inhibierbar war (vergl. Abb. 5.6). Inwieweit diese Mechanismen von klinischer Relevanz sind, müssen größere klinische Untersuchungen beweisen.

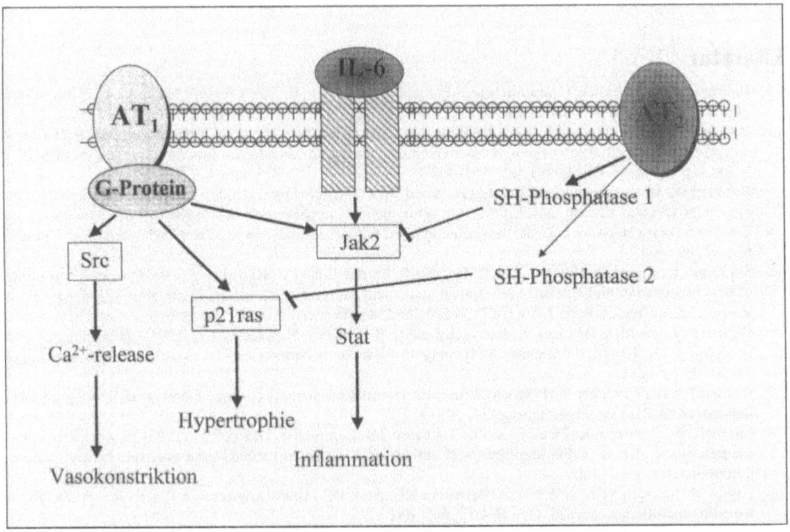

Abb. 5.7. Schematische Zusammenfassung des Wechselspieles zwischen AT_1-Rezeptor-stimulierten Signalproteinen und den Protein-Tyrosinphosphatasen SHP-1 und SHP-2, die über den AT_2-Rezeptor in ihrer Aktivität induziert werden. Angiotensin II stimuliert via AT_1-Rezeptor src-Kinase, das Onkogen p21ras und die Tyrosinkinase JAK-2. Gleiche Effekte wie für den AT_1-Rezeptor werden auch für Interleukin 6 (IL-6) beobachtet. Via AT_2-Rezeptor stimulieren erhöhte Angiotensin-II-Spiegel unter chronischer AT_1-Blockade die Phosphatasen SHP-1 und SHP-2, die nicht nur die AT_1-Effekte antagonisieren, sondern auch die potentiellen Effekte von proinflammatorischen Zytokinen, wie Interleukin 6.

Ergebnisse von verschiedenen Arbeitsgruppen zeigten weiterhin, daß Protein-Tyrosin-Phosphatasen (PTP, SHP-1 und SHP-2) via AT_2-Rezeptor aktiviert werden, die ihrerseits wichtige Signalproteine regulieren. SHP-1 kontrolliert die Aktivität der MAP-Kinase ERK-1 und ist an den AT_2-Rezeptor gebunden. Ihre Aktivierung benötigt keine Protein *De-novo*-Synthese, d.h. wenn der AT_2-Rezeptor fehlt, z.B. im sog. Knock-out-Modell, fehlt den Zellen ein wichtiger negativer Regulator der MAP-Kinasen. Weiterhin gibt es Hinweise, daß die PTP-SHP-2 via AT_2-Rezeptor aktiviert wird. Diese PTP reguliert die Tyrosinkinase JAK-2 in ihrer Aktivität. JAK-2 und ERK-1 werden aber nicht nur über den AT_1-Rezeptor aktiviert, sondern auch über eine Reihe von anderen Liganden wie Zytokinen der IL-6-Familie und Wachstumsfaktoren wie PDGF und EGF. Kommt es nun unter AT_1-Blockade zu erhöhten Angiotensin-II-Spiegeln, wird in allen Zellen die den AT_2-Rezeptor exprimieren, dieser stimuliert und auch Effekte von Zytokinen und Wachstumshormonen werden blockiert. Die Regulation beider AT_2-Rezeptor-assoziierter Phosphatasen scheint für die physiologische Balance und Wirkung der AT_1-Antagonisten somit von Bedeutung. Basierend auf diesen Überlegungen kommt dem AT_2-Rezeptor nicht nur eine regulatorische Funktion in bezug auf die AT_1-Wirkungen zu, sondern auch eine entscheidende regulatorische Funktion, wenn Zellen einer Reihe externer Stimuli ausgesetzt sind, wie beispielsweise bei chronischer Herzinsuffizienz, wo Wachstumsfaktoren und Zytokine neben dem RAS aktiviert sind. Eine schematische Darstellung der putativen regulatorischen Funktion des AT_2-Rezeptors auf Signalproteine ist in Abb. 5.7 dargestellt.

Literatur

1. Baumann G (1996) ACE Inhibition after Myocardial Infarction. In: Tan LB, Ball SG (eds) ACE Inhibition. Science Press Limited, London, pp 7–12
2. Bedecs K, Elbaz N, Sutren M, Masson M, Susinin C, Strosberg D, Nahimias C (1997) Angiotensin II Type 2 receptor mediate inhibition of mitogen-activated protein kinase cascade and functional activation of SHP-1 tyrosine phopshtase. Biochem J 325: 449–454
3. Bunkenburg B, van Amelsvoort T, Rogg H, Wood JM (1992) Receptor-mediated effects of angiotensin II on growth of vascular smooth muscle cels from spontaneously hypertensive rats. Hypertens 20: 746–754
4. Crozier I, Ikram H, Awan N (1995) Losartan in heart failure: hemodynamic effects and tolerability. Circulation 91: 691–697
5. Dickstein K, Chang P, Willenheimer R, Haunso S, Remes J, Hall C, Kjekshus J (1995) Comparison of the effects of Losartan and Enalapril on clinical status and exercise performanec in patients with moderate or severe chronic heart failure. J Am Coll Cardiol 26: 438–445
6. Dickstein K, Gottlieb S, Fleck E, Kostis J, Levine B, DeKock M, LeJemtel T (1994) Hemodynamic and neurohumoral effects of the angiotensin II antagonist losartan in patients with heart failure. J Hypertens Suppl 12: 31–35
7. Gohlke P, Pees C, Unger T (1998) AT2 receptor stimulation increases aortic cGMP in SHRSP by a kinin-dependent mechanism. Hypertension 31: 349–355
8. Gottlieb SS, Dickstein K, Fleck E, Kostis J, Levine TB, LeJemtel T, DeKock M (1993) Hemodynamic and neurohumoral effects of the angiotensin II antagonist losartan in patients with congestive heart failure. Circulation 88: 1602–1609
9. Ishida M, Marrero MB, Schieffer B, Bernstein KE, Berk BC (1995) Angiotensin II activates pp60c-src in vascular smooth muscle cells. Circ Res 77: 645–651
10. Johnston CI (1993) Angiotensin Converting Enzyme Inhibition. In: Robertson JIS, Nichols MG (eds) The renin angiotensin system. Gower Medical Publication. pp 87.1–87.15
11. Johnston CI (1995) Angiotensin receptor antagonist: focus on losartan. Lancet 346: 1403–1407
12. Keidar S, Kaplan M, Hofman A, Aviram M (1995) Angiotensin II stimulates macrophage-mediated oxidation of low-density lipotproteins. Atherosclerosis 115: 201–215
13. Keidar S, Attias J, Smith J, Breslow J, Hayek T (1997) The angiotensin II receptor antagonist, Losartan, inhibits LDL lipid perxodation and atherosclerosis in apolipoprotein E-deficient mice. Biochem Biophys Res Com 236: 622–625
14. Levy D, Garrison RJ, Savage DD, Kanel WB, Castelli WP (1990) Prognostic implications of echocardiographically determined left ventricular mass in the framigham study N Engl J Med 322: 1561–1566
15. Marrero MB, Schieffer B, Paxton WG, Heerdt L, Berk BC, Delafontaine P, Bernstein KE (1995) The angiotensin II type 1 receptor associates with and stimulates JAK2 in rat aortic smooth muscle cells. Nature 375: 247–250
16. Marrero MB, Schieffer B, Paxton WG, Schieffer E, Bernstein KE (1995) Electroporation of pp60c-src antibodies inhibits the angiotensin II activation of phospholipase-c1 in rat vascular smooth muscle cells. J Biol Chem 270: 15734–15738
17. Milavetz JJ, Raya TE, Johnson C, Morkin E, Goldmann S (1996) Survival after myocardial infarction in rats: Captopril versus losartan. J Am Col Cardiol 27: 714–719
18. Pitt B, Segal R, Martinez FA for the ELITE Investigators (1997) Randomized trial of losartan versus captopril in patinets over 65 with heart failure (Evaluation of Losartan in the Elderly Study [ELITE]). Lancet 349: 747–752
19. Regitz-Zagrosek V, Neuss M, Fleck E (1995) Effects of angiotensin receptor antagonists in heart failure: clinical and experimental aspects. Europ Heart J 16: 86–91
20. Ruzicka M, Yuan B, Leenen FHH (1994) Effects of Enalapril versus Losartan on regression of volume overload-induced cardiac hypertrophy in rats. Circulation 90: 484–491
21. Schieffer B, Wirger A, Meybrunn M, Seitz, Neragi S, Holtz J, Riede UN, Drexler H (1994) Comparative effects of chronic ACE-inhibition and AT1-blockade on cardiac remodeling after myocardial infaction. Circulation 89: 2273–2282
22. Schieffer B, Wollert KC, Berchtold M, Saal K, Hornig B, Schieffer E, Riede UN, Drexler H (1995) Development and prevention of skeletal muscle structural alterations in experimental chronic heart failure. Am J Physiol 269: H1507–H1513
23. Schieffer B, Paxton WG, Bernstein KE, Marrero MB (1996) Angiotensin II controls p21ras activity via pp60c-src in vascular smooth muscle cells. J Biol Chem 271: 10329–10333
24. Schieffer E, Herrmann G, Müller B, Günther R, Simon R, Studer R, Drexler H (1996) Expression of Angiotensin II forming enzymes in artherosclerotic human coronary arteries: selektive upregulation in unstable angina. Europ Heart J (Suppl 1): 2274

25. Schieffer B, Paxton WG, Marrero MB, Bernstein KE (1996) Importance of tyrosine phosphorylation in Angiotensin II AT1 receptor mediated signalling. Hypertension 27: 476–480
26. Schieffer B, Wyrwoll F, Wollert KC, Brauer N, Drexler H (1997a) Angiotensin II enhances the expression and release of interleukin-6 in human coronry smooth muscle cells: Involvement of the Jak-Stat pathway. Circulation Vol 97 (Suppl. II): –P635
27. Schieffer B, Wyrwoll F, Marrero MB, Drexler H (1997b) G_β-Subnunit connects the JAK/STAT pathway via gp130 and the p21ras/MAP Kinase cascade via SHC in angiotensin II stimulated vascular smooth muscle cells. Circulation 97 (Suppl. II): P773
28. Smits JFM, van Krimpen C, Schoemakers RG, Cleutjens JPM, Daemen MJAP (1992) Angiotensin II Receptor Blockade after Myocardial Infarction in Rats: Effect on Hemodynamics, Myocardial DNA Synthesis and Interstitial Collagen Content. J Cardiovasc Res 20: 272–278
29. Stoll M, Steckelings UM, Paul M, Bottari S, Metzger R, Unger T (1994) The angiotensin AT2-receptor mediates inhibition of coronary endothelial cells. J Clin Invest 95: 651–657
30. Timmermans PBMWM, Wong PC, Chiu AT, Herblin WF (1991) Nonpeptide angiotensin II receptor antagonists. Trends Pharmacol Sci 12: 55–62
31. Timmermanns PBMWM, Wong PC, Chiu AT, Duncia JV (1993) Angiotensin II receptors and angiotensin II receptor antagonists. Pharmacol Rev 45: 205–230
32. Urata H, Boehm K, Philip A (1993) Human chymase: cellular localization and regional distribution of a major angiotensin II-forming enzyme in the heart. J Clin Invest 91: 1269–1281
33. Whelton PK (1994) Epidemiology of Hypertension, Lancet 344: 101–104
34. Wollert KC, Studer R, Kästner S, Doerfer K, Schieffer E, Holubarsch C, Just HJ, Drexler H (1997) Differential effects of kinins on cardiomyocyte hypertrophy and interstitial collagen matrix in the surviving myocardium. Circulation 95: 1910–1917
35. Yonezawa T, Umemoto S, Fujii A, Katayama K, Matzsaki M (1996) Comparative effects of type 1 angiotensin II-receptor blockade with angiotensin-converting enzyme inhibitor on left ventricular distensibility and collagen metabolism in spontaneously hypertensive rats. J Cardiovasc Pharmacol 27: 119–124
36. Zierhut W, Studer R, Laurent D, Kästner S, Allegrini P, Whitebread S, Cumin F, Baum HP, de Gasparo M, Drexler H (1996) Left ventricular wall stress and sarcoplasmatic reticulum Ca2+-ATPase gene expression in renal hypertensive rats: dose-dependent effects of ACE inhibition and AT1-receptor blockade. J Cardiovasc Res 31: 758–768

Für die Verfasser:
Prof. Dr. H. Drexler
Abteilung Kardiologie und Angiologie
Zentrum Innere Medizin
Medizinische Hochschule Hannover
Carl-Neuberg-Straße 1
30625 Hannover

Kapitel 6 Unerwünschte Arzneimittelwirkungen und Wechselwirkungen von AT_1-Rezeptorantagonisten

J. Schrader, S. Lüders

6.1 Einleitung

Mit der Zulassung der ACE-Hemmer 1981 in der Bundesrepublik Deutschland stand eine antihypertensive Substanzklasse zur Verfügung, die einen Eingriff in das Renin-Angiotensin-System in der Langzeittherapie möglich machte. Es konnte sehr schnell gezeigt werden, daß diese Substanzklasse sich durch eine sehr gute subjektive und objektive Verträglichkeit auszeichnete. Die Häufigkeit unerwünschter Arzneimittelwirkungen war in den damals durchgeführten Studien geringer als mit anderen antihypertensiven Substanzen. Darüber hinaus konnten Studien zur Lebensqualität von Hochdruckpatienten zeigen, daß die Lebensqualität der Patienten nicht beeinträchtigt wird bzw. sich z.T. sogar verbesserte. Zwar war die Quantität von unerwünschten Wirkungen gering, es zeigten sich jedoch bei größerer Anwendung einige zwar sehr seltene, dafür allerdings bedrohliche unerwünschte Wirkungen, wobei insbesondere das angioneurotische Ödem erwähnt werden muß. Als häufigste substanzspezifische unerwünschte Wirkung stellte sich ein trockener Reizhusten heraus.

Mit der Entwicklung der AT_1-Rezeptorantagonisten, die die Wirkungen von Angiotensin II am Rezeptor verhindern, war die Hoffnung verbunden, daß bei vergleichbarer guter subjektiver Verträglichkeit einige unerwünschte Eigenschaften der ACE-Hemmer zu vermeiden sind, ohne daß andere oder neue unerwünschte Wirkungen hinzukommen [62, 129]. Insbesondere erhoffte man sich durch den Wirkmechanismus, daß die auf Bradykinin zurückzuführenden unerwünschten Wirkungen zu reduzieren bzw. zu vermeiden sind (z.B. Husten, angioneurotisches Ödem).

Die gute subjektive und objektive Verträglichkeit und die geringe Quantität von unerwünschten Arzneimittelwirkungen der AT_1-Rezeptorantagonisten wurden in allen vorliegenden Studien belegt. Auch ergeben sich Hinweise, daß einige möglicherweise auf Bradykinin zurückzuführende unerwünschte Wirkungen der ACE-Hemmer reduzierbar sind (Husten). Aufgrund des zunehmenden Einsatzes von AT_1-Rezeptorantagonisten können inzwischen verläßlichere Aussagen über die Häufigkeit unerwünschter Wirkungen oder die Unterschiede zu ACE-Hemmern gemacht werden. Bisher konnten sehr seltene unerwünschte Wirkungen, die in einer Häufigkeit von weniger als 1:10.000 auftreten, nicht abschließend beurteilt werden.

In der Bundesrepublik Deutschland sind derzeit mit Losartan, Valsartan, Eprosartan, Candesartan und Irbesartan fünf AT_1-Rezeptorantagonisten zur Therapie der arteriellen Hypertonie zugelassen.

Es zeigt sich aber bei dem Vergleich der verschiedenen AT_1-Rezeptorantagonisten, daß Unterschiede in der Häufigkeit von unerwünschten Wirkungen zwischen den verschiedenen Substanzen nicht zu finden sind. Alle Studien mit den verschiedensten zugelassenen und auch nicht zugelassenen AT_1-Rezeptorantagonisten erbrachten in Quantität und Qualität vergleichbare unerwünschte Wirkungen, auch beim Langzeit-follow-up [9, 49, 82, 92, 100, 106, 122, 128].

6.2 Unerwünschte Wirkungen im Vergleich zu Plazebo

In Plazebo-kontrollierten Studien zur Zulassung wurden über 2900 Patienten mit Losartan [49], über 2300 Patienten mit Valsartan [19, 25], über 1500 Patienten mit Eprosartan und über 1100 mit Candesartan behandelt. Alle Substanzen wiesen ein exzellentes Verträglichkeitsprofil auf [61].

Die Sicherheit und Verträglichkeit von Losartan wurde in klinischen Studien mit 3800 Hypertonikern bestimmt. Etwa 2900 dieser Patienten wurden in Doppelblindstudien entweder ausschließlich mit Losartan oder mit Losartan in Kombination mit anderen Antihypertonika behandelt.

Goldberg et al. analysierten die Ergebnisse von 16 Doppelblindstudien und berichteten u.a. über Ergebnisse von Losartan bzw. Losartan plus Hydrochlorothiazid im Vergleich mit Plazebo [49]. Die Untersuchungen wurden jeweils über 8–12 Wochen an Patienten mit unkomplizierter milder bis mittelschwerer oder schwerer essentieller Hypertonie durchgeführt. Es wurden unerwünschte Wirkungen der gesamten Studienpopulation sowie nach Alter, Rasse und Geschlecht getrennt ausgewertet.

Die in diesen Studien am häufigsten angegebenen unerwünschten Wirkungen waren Kopfschmerzen (14,1 %), Atemwegsinfektionen (6,5 %), Schwindel (4,1 %), Schwächegefühl/Müdigkeit (3,8 %) und Husten (3,1 %) bei Patienten, die ausschließlich Losartan erhalten hatten. Von den mit Plazebo behandelten Patienten wurden diese unerwünschten Wirkungen in ähnlicher Häufigkeit angegeben (Kopfschmerzen 17,2 %, Atemwegsinfektionen 5,5 %, Schwindel 2,4 %, Schwächegefühl 3,9 %, Husten 2,6 %).

Lediglich Schwindel war mit 4,1 % gegenüber 2,4 % unter Plazebo in der Losartan-Gruppe häufiger aufgefallen. Hierbei handelt es sich um eine nicht unerwartete Nebenwirkung eines Antihypertonikums, die besonders bei Patienten auftrat, die stark volumenver-

Tabelle 6.1. Prozentualer Anteil der Patienten, die unerwünschte Wirkungen angaben [49]

	Losartan (n = 2085)	Plazebo (n = 535)
Prozentanteil mit UE	46,8	52,0
Medikamentenbedingte UE	15,3	15,5
Schwächegefühl/Müdigkeit	3,8	3,9
Husten	3,1	2,6
Durchfall	1,9	1,9
Schwindel	4,1	2,4
Ödeme	1,7	1,9
Kopfschmerzen	14,1	17,2
Atemwegsinfektionen	6,5	5,6
Schlaflosigkeit	1,1	0,7

Tabelle 6.2. Unerwünschte Ereignisse mit einer Inzidenz > = 1% [19, 25]

	Valsartan (n = 2316)	Plazebo (n = 888)
Kopfschmerzen	9,8	13,5
Schwindel	3,6	3,5
Virusinfektion	3,1	1,9
Infekt der oberen Atemwege	2,5	2,4
Husten	2,3	1,5
Durchfall	2,1	1,8
Müdigkeit	2,1	1,2
Rhinitis	2,0	2,3
Sinusitis	1,9	1,6
Rückenschmerzen	1,6	1,4
Bauchschmerzen	1,6	1,0
Übelkeit	1,5	2,0
Pharyngitis	1,2	0,7
Gelenkschmerzen	1,0	1,0

armt waren oder eine schwere Herzinsuffizienz aufwiesen [27, 61]. Gleiche Erfahrungen sind hierzu von ACE-Hemmern lange bekannt [46].

Der prozentuale Anteil der Patienten, die unerwünschte Wirkungen angaben, ist in Tabelle 6.1 dargestellt.

Von 306 Patienten konnten Langzeitergebnisse aus nicht kontrollierten Verlängerungsstudien ausgewertet werden. Es zeigte sich keine Veränderung des Musters der unerwünschten Wirkungen mit zunehmender Behandlungsdauer.

Für Valsartan ergibt die Metaanalyse der Plazebo-kontrollierten Studien eine ähnliche Verteilung und Inzidenz unerwünschter Ereignisse (Tabelle 6.2).

In Tabelle 6.2 sind alle unerwünschten Ereignisse mit einer Inzidenz > = 1 % aufgeführt.

Folgende Nebenwirkungen wurden in einer Inzidenz < 1% dokumentiert: Arthritis, Asthenie, Depression, Gastroenteritis, Konjunktivitis, Nasenbluten, Neuralgie, Muskelschmerz, Schlaflosigkeit, Vertigo, Waden-und Muskelkrämpfe. In einem Einzelfall wurde ein Angioödem beschrieben.

Zusammengefaßt traten unerwünschte Arzneimittelwirkungen insgesamt unter Plazebo und den AT_1-Rezeptorantagonisten gleich häufig auf [4, 56, 100, 127, 130]. Auch die Intensität unterschied sich nicht signifikant von Plazebo-behandelten Patienten.

Ein Zusammenhang der Inzidenz unerwünschter Ereignisse und der Dosishöhe bzw. Behandlungsdauer bestand nicht, wie u.a. in einer Arbeit von Gradman et al. zu erkennen ist, die Losartan in verschiedenen Dosierungen mit Plazebo verglich (Tabelle 6.3) [53].

Tabelle 6.3. Prozentuale Häufigkeit der häufigsten unerwünschten Ereignisse bei verschiedenen Losartan-Dosierungen im Vergleich zu Plazebo [53]

	Plazebo (n = 78)	Losartan (n = 80) 10 mg	Losartan (n = 79) 50 mg	Losartan (n = 90) 100 mg	Losartan (n = 84) 150 mg
Müdigkeit	6	4	4	3	5
Übelkeit	6	1	0	1	0
Durchfall	3	5	4	1	2
Kopfschmerzen	14	18	14	10	14
Atemwegsinfekte	10	1	3	8	8
Husten	3	6	3	2	4

Tabelle 6.4. Prozentuale Häufigkeit unerwünschter Ereignisse in kontrollierten Studien mit Irbesartan vs. Plazebo

	Irbesartan (n = 1965)	Plazebo (n = 641)
Kopfschmerzen	12,3	16,7*
Infekt der oberen Atemwege	18,4+	18,6+
Muskelschmerzen	6,6	6,6
Schwindel	4,9	5,0
Husten	2,8	2,7
Übelkeit	2,1	2,8
Trauma	1,9	0,5
Ödeme	1,5	2,3

+ umfaßt Infektionen der oberen Atemwege, Nebenhöhlenaffektionen, Grippe, Pharyngitis und Rhinitis
* kennzeichnet einen statistisch signifikanten Unterschied zwischen den Gruppen ($p < 0{,}05$)

Ebensowenig korrelierten Inzidenz der unerwünschten Ereignisse mit Geschlecht, Alter oder Rasse. Es wird deutlich, daß sich die verschiedenen zugelassenen und nicht zugelassenen AT_1-Rezeptorantagonisten, für die Studien vorliegen, nicht in ihrem Nebenwirkungsprofil unterscheiden.

Auch z.B. für Irbesartan, Eprosartan oder Candesartan ergeben sich in kontrollierten Studien keine wesentlichen Unterschiede hinsichtlich Art und Inzidenz der unerwünschten Ereignisse [44, 78, 79, 98, 100, 109, 115] (Tabelle 6.4 und 6.5).

Tabelle 6.5. Prozentuale Häufigkeit unerwünschter Ereignisse in kontrollierten Studien vs. Plazebo

	Eprosartan (n = 1202)	Plazebo (n = 352)	Candesartan (n = 1388)	Plazebo (n = 573)
Kopfschmerzen	10,1	10,8	10,4	10,3
Schwindel	2,9	3,7	2,5	2,3
Virusinfektion	2,4	1,4		
Infekt der oberen Atemwege	7,9	5,4	5,1	3,8
Husten	3,5	2,6	1,6	1,1
Durchfall	2,5	2,6	1,5	1,9
Müdigkeit		1,1	1,5	1,6
Rhinitis	4,0	2,8	1,0	0,4
Sinusitis	3,2	3,4		
Rückenschmerzen	1,3	1,1	3,2	0,9
Bauchschmerzen	1,5	0,9	1,5	1,3
Übelkeit			1,9	1,3
Pharyngitis	3,7	2,6	1,1	0,4
Gelenkschmerzen	1,8	1,1		

Unerwünschte Wirkungen in Plazebo-kontrollierten klinischen Prüfungen, die ungeachtet ihres Zusammenhangs mit der jeweiligen Medikation bei 1 % oder mehr der Patienten auftraten.

Abbruchrate unter AT_1-Antagonisten

Die Abbruchrate unter der Therapie mit AT_1-Rezeptorantagonisten lag bei 2,3 % [49]. Dies lag sogar geringfügig unter den Absetzraten, die bei ACE-Hemmern (2,5 %) bzw. Hydrochlorothiazid (3,4 %) dokumentiert waren. Eine höhere Abbruchrate fiel bei den Patienten unter Placebo auf (3,7 %) [97, 115]. Wesentlich höher waren die Absetzraten bei Patienten unter β-Blockern bzw. Kalziumantagonisten (8,8 bzw. 9,3 %).

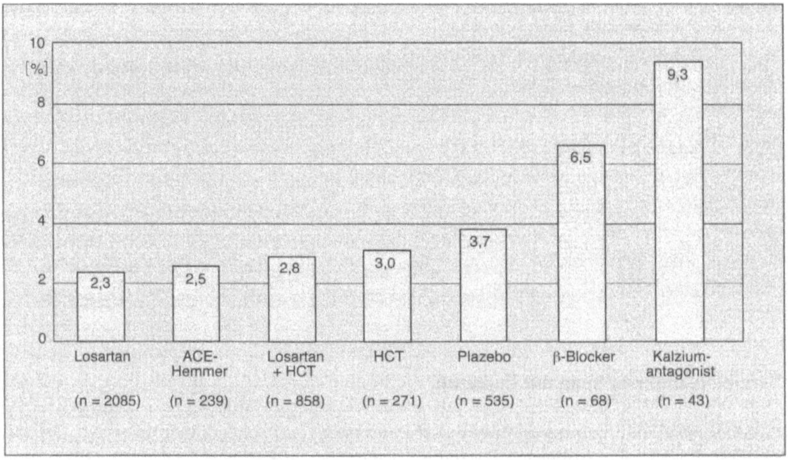

Abb. 6.1. Abbruchraten wegen unerwünschter Arzneimittelwirkungen in kontrollierten Losartan-Zulassungsstudien

Die niedrige Rate an Abbrüchen spricht ebenfalls für die gute Verträglichkeit der AT_1-Rezeptorantagonisten. Als Beispiel ist in Abb. 6.1 eine Übersicht über die Abbruchraten in Losartan-Zulassungsstudien dargestellt.

Vergleich mit ACE-Hemmern

In der o.g. Metaanalyse von Goldberg et al. wurden die Ergebnisse von 16 Doppelblindstudien, in denen Losartan im Vergleich mit Plazebo sowie den ACE-Hemmern Captopril, Enalapril und Lisinopril untersucht wurde, ausgewertet [49].

Die häufigsten unerwünschten Wirkungen unter Losartan waren Kopfschmerzen (14,1 %), Atemwegsinfektionen (6,5 %), Schwindel (4,1 %), Schwächegefühl/Müdigkeit (3,8 %) und Husten (3,1 %).

Bei den mit ACE-Hemmern behandelten Patienten wurde dagegen Husten mit 8,8 % deutlich mehr als unter Plazebo bzw. Losartan angegeben.

Das Auftreten von Husten war unter ACE-Hemmern insgesamt also etwa 3mal so häufig (8,8 % vs. 3,1 %) wie bei Losartan-behandelten Patienten. Der prozentuale Anteil der Patienten, die unerwünschte Wirkungen angaben, ist in Tabelle 6.6 dargestellt.

Für Valsartan ergaben sich ähnliche prozentuale Häufigkeiten der unerwünschten Ereignisse (Tabelle 6.7).

Bei 1,5 % der Patienten, die Losartan erhielten, kam es zu einer Hyperkaliämie. Dies war mit den Auswirkungen der ACE-Hemmer (1,3 %) vergleichbar. Unter Valsartan war ein Kalium-Anstieg bei 0,8 % der Patienten beobachtet worden vs. 1,6 % unter ACE-Hemmern.

Ein Abbruch der Therapie wegen behandlungsbedingter Nebenwirkungen war bei jeweils 2,3 % der Patienten, die Losartan oder Valsartan erhielten, notwendig. Dies lag geringfügig unter den Absetzraten, die bei ACE-Hemmern dokumentiert waren.

Tabelle 6.6. Prozentualer Anteil der Patienten, die unerwünschte Wirkungen in kontrollierten Studien angaben (Losartan vs. ACE-Hemmer) [49]

	Losartan (n = 2085)	ACE-Hemmer (n = 239)
Prozentanteil mit UE gesamt	46,8	50,6
Medikamentenbedingte UE	15,3	24,7
Schwächegefühl/Müdigkeit	3,8	6,7
Husten	3,1	8,8
Durchfall	1,9	2,9
Schwindel	4,1	6,3
Ödeme	1,7	1,7
Kopfschmerzen	14,1	10,9
Atemwegsinfektionen	6,5	5,4
Schlaflosigkeit	1,1	0,8

Vergleichsuntersuchung mit Enalapril

Goldberg et al. publizierten die Ergebnisse einer multizentrischen, randomisierten, doppelblinden, Plazebo-kontrollierten Parallelgruppenstudie an Patienten mit milder bis mittelschwerer Hypertonie [50]. Nach 2- bis 4wöchiger Plazebo-run-in-Phase folgte eine 6-wöchige doppelblinde Behandlung mit entweder 25 oder 100 mg Losartan, 20 mg Enalapril oder Plazebo jeweils in einmaliger Dosierung täglich. Insgesamt konnten 51 Patienten (35 Männer, 16 Frauen) im Alter zwischen 22 und 69 Jahre eingeschlossen und randomisiert werden. 40 dieser Patienten beendeten diese Studie. Die 100-mg-Dosierung Losartan und 20 mg Enalapril wurden als klinisch äquivalent hinsichtlich des antihypertensiven Effekts bewertet. Die Studienmedikation wurde generell gut vertragen, jedoch mußten 3 Patienten die Studie vorzeitig wegen unerwünscher Nebenwirkungen beenden. Ein Patient in der 100-mg-Losartan-Gruppe wies eine symptomatische orthostatische Hypotonie nach der ersten Losartan-Dosis auf. Prädisponierende Faktoren hierfür konnten nicht gefunden werden. Eine erhöhte Plasma-Renin-Aktivität bestand nicht. Die anderen beiden Studienabbrüche waren in der Plazebo-Gruppe wegen symptomatischer KHK bzw. Armschmerzen erforderlich.

In der 24-h-Sammelurinuntersuchung fanden sich keine signifikanten Veränderungen von Natrium, Kalium, Eiweiß oder Kreatinin-Clearance. Ebenfalls keine Unterschiede gab es in der Serum-Natrium-Konzentration. Die Serum-Kalium-Konzentration zeigte einen leichten Anstieg in der Enalapril-Gruppe (0,3 und 0,5 mmol/l nach 2 bzw. 4 Wochen ($p < 0{,}1$)), jedoch nicht in der 100-mg-Losartan-Gruppe (0,0 und 0,2 mmol/l nach 2 bzw. 4 Wochen ($p < 0{,}05$)) vs. Enalpril nach Woche 6 [50].

Tabelle 6.7. Prozentuale Häufigkeit unerwünschter Ereignisse in kontrollierten Studien mit Valsartan vs. ACE-Hemmer [19, 25]

	Valsartan (n = 2.316)	ACE-Hemmer (n = 330)
NW Gesamt	15,7	20,6
Kopfschmerzen	4,7	2,1
Schwindel	2,1	2,1
Müdigkeit	1,2	2,1
Übelkeit	0,7	1,2
Durchfall	0,9	1,2
Husten	0,8	7,3

Eine Vergleichsuntersuchung von Irbesartan und Enalapril bei Patienten mit schwerer Hypertonie wies eine bessere Verträglichkeit des Irbesartan-Regimes auf (UAW 55 % vs. 64 %). Zudem trat auch in dieser Untersuchung signifikant weniger Reizhusten bei Patienten unter dem AT_1-Rezeptorantagonisten auf (2,5 % vs. 13,1 %, p = 0,007) [73].

Vergleichsuntersuchung mit Captopril

In einer randomisierten doppelblinden Parallelgruppenstudie wurden die Effektivität und Verträglichkeit von Losartan 50 mg mit der von Captopril 50 mg in jeweils einmal täglicher Dosierung verglichen [77]. Es wurden 163 Patienten mit milder bis mittelschwerer Hypertonie für insgesamt 12 Wochen behandelt. Nach 6 Wochen bestand die Möglichkeit der Dosisverdopplung bei Non-Respondern.

Die mittlere diastolische Blutdrucksenkung war in der Losartan-Gruppe sowohl nach 6 Wochen (7,8 vs. 5,2 mmHg) als auch nach 12 Wochen (9,1 vs. 5,7 mmHg) signifikant stärker ausgeprägt als in der Captopril-Gruppe. Dagegen bestanden keine signifikanten Unterschiede in Häufigkeit und Schwere der unerwünschten Ereignisse (Tabelle 6.8). Ähnliche Ergebnisse werden von Roca-Cusachs et al. publiziert, die unter Captopril 13 % und unter Losartan 10 % unerwünschte Ereignisse registrierten [103].

In der ELITE-Studie zeigte sich auch in der Inzidenz von unerwünschten Arzneimittelwirkungen ein deutlicher Vorteil zugunsten des AT_1-Rezeptorantagonisten Losartan (12 % vs. 21 %). Husten, Hautausschlag, Angioödem oder Geschmacksstörungen waren Gründe für einen Abbruch der Captopril-Therapie in 7 % der Fälle, wohingegen diese Nebenwirkungen bei keinem der Patienten unter Losartan-Therapie als Abbruchgrund aufgeführt wurden [5].

Der Beginn einer Losartan-Therapie bei Patienten unter ACE-Hemmer-Vortherapie (Captopril) führte in einer randomisierten Studie an 177 Patienten mit milder bis mittelschwerer Hypertonie ebenfalls zu keinen gehäuften relevanten unerwünschten Reaktionen wie z.B. Hypotonie. Unter Losartan fanden sich unerwünschte Ereignisse in 9 % gegenüber 16 % unter Captopril [107].

Vergleich mit Kalziumantagonisten, β-Blockern und Diuretika

In einer von Wilson et al. publizierten randomisierten Doppelblind-Studie wurden bei 302 Patienten mit milder bis mittelschwerer Hypertonie Losartan und Amlodipin über 12 Wochen verglichen. Es bestanden keine signifikanten Unterschiede hinsichtlich unerwünschter Ereignisse mit Ausnahme des Auftretens von Knöchelödemen. Diese traten vermehrt bei Patienten unter verdoppelter Amlodipin-Dosis (10 mg) auf [132].

Dahlof et al. berichten in ihrer Analyse von 898 Hypertonikern, die randomisiert mit Amlodipin oder Losartan bzw. Losartan plus HCT für 12 Wochen behandelt wurden, daß

Tabelle 6.8. Häufigkeit unerwünschter Ereignisse unter Losartan vs. Captopril, Angaben in Prozent [77]

	Losartan (n = 109)	Captopril (n = 54)
Kopfschmerzen	7,3	7,4
Übelkeit	5,5	3,7
Schwindel	3,7	5,6
Atemwegsinfektion	4,6	0

Tabelle 6.9. Prozentualer Anteil der Patienten, die in kontrollierten Studien unerwünschte Wirkungen angaben [49]

	Losartan (n = 2085)	β-Blocker (n = 68)	Kalziumantagonisten (n = 43)
Prozentanteil mit UE	46,8	57,4	53,5
Medikamentenbedingte UE	15,3	26,5	23,3
Schwächegefühl/Müdigkeit	3,8	5,9	0,0
Husten	3,1	0,0	2,3
Durchfall	1,9	0,0	4,7
Schwindel	4,1	7,4	2,3
Ödeme	1,7	1,5	14,0
Kopfschmerzen	14,1	19,1	14,0
Atemwegsinfektionen	6,5	1,5	7,0
Schlaflosigkeit	1,1	4,4	2,3

sich der Index für Elemente eines Lebensqualitäts-Fragebogens (PGWB-Index) unter Losartan-Therapie verbesserte, während dies unter Amlodipin nicht der Fall war. Insgesamt traten mehr unerwünschte Ereignisse und Studienabbrüche in der Amlodipin-Gruppe auf [29].

In der von Goldberg et al. publizierten Metaanalyse werden Ergebnisse von Losartan bzw. Losartan plus Hydrochlorothiazid im Vergleich mit Placebo sowie den Kalziumantagonisten Felodipin, dem β-Rezeptorenblocker Atenolol und dem Diuretikum Hydrochlorothiazid dargestellt [49]. Unterschiede in der Häufigkeit der unerwünschten Wirkungen gab es u.a. für Schwächegefühl und Müdigkeit, was unter β-Blockern (5,9 %), ACE-Hemmern (6,7 %) und Hydrochlorothiazid (5,5 %) häufiger angegeben wurde als unter Losartan (3,8 % bzw. Losartan plus Hydrochlorothiazid 2,9 %) (Tabelle 6.8).

Ein Abbruch der Therapie war bei 2,3 % der Patienten, die ausschließlich Losartan bzw. 2,8 % der Patienten, die Losartan plus Hydrochlorothiazid erhielten, notwendig.

Wesentlich höher waren die Absetzraten bei Patienten unter β-Blockern bzw. Kalziumantagonisten (8,8 bzw. 9,3 %) (Tabelle 6.9).

Tabelle 6.10 gibt eine Zusammenstellung der häufigsten unerwünschten Arzneimittelwirkungen von Losartan und Hydrochlorothiazid als Kombinations- bzw. als Monotherapie wieder.

Tabelle 6.10. Häufigkeit unerwünschter Ereignisse in kontrollierten Studien unter Losartan, Losartan + Hydrochlorothiazid und Hydrochlorothiazid (Angaben in Prozent) [49]

	Losartan (n = 2085)	Losartan + HCT (n = 858)	HCT (n = 271)
Prozentanteil mit UE	46,8	45,0	48,3
Medikamentenbedingte UE	15,3	14,8	18,1
Schwächegefühl/Müdigkeit	3,8	2,9	5,5
Husten	3,1	2,6	4,1
Durchfall	1,9	1,5	0,4
Schwindel	4,1	5,7	4,1
Ödeme	1,7	1,3	1,8
Kopfschmerzen	14,1	7,7	14,0
Atemwegsinfektionen	6,5	6,1	5,5
Schlaflosigkeit	1,1	0,5	1,1

Bei Patienten, die mit Losartan und HCT behandelt wurden, war die Inzidenz der meisten unerwünschten Wirkungen geringer als unter Monotherapie. Dies galt nicht für den Schwindel, der mit 5,7 % geringfügig häufiger angegeben wurde.

Eine Studie von Schoenberger kam ebenfalls zu dem Ergebnis, daß eine Kombinationstherapie aus 50 mg Losartan und 12,5 mg Hydrochlorothiazid hinsichtlich unerwünschter Ereignisse keine signifikanten Unterschiede zur Plazebo-Gruppe aufzeigte. Dies galt auch für die Laborparameter [105].

Auf psychometrische Tests und die Einschätzung der Lebensqualität wirkte sich eine Therapie mit Losartan – auch in Kombination mit HCT – positiv aus [121].

Dahlöf et al. verglichen den antihypertensiven Effekt und die Verträglichkeit von Losartan und Atenolol an Patienten mit milder bis mittelschwerer Hypertonie [28]. Sie führten eine internationale prospektive randomisierte 12-Wochen-Doppelblindstudie mit zwei Parallelgruppen durch mit einem 4- bis 10tägigen Follow-up nach Behandlungsende, um mögliche unerwünschte Wirkungen eines abrupten Therapieendes zu erfassen.

Die Patienten wurden entweder mit Losartan oder Atenolol 50 mg einmal tgl. behandelt. Bei unzureichender Blutdruckeinstellung konnte nach 6 Wochen eine Dosisverdopplung vorgenommen werden. Nach 6 bzw. 12 Wochen war die Blutdrucksenkung beider Gruppen vergleichbar (–9,2 mmHg und –8,3 mmHg für Losartan bzw. –10,8 mmHg und –10,1 mmHg für Atenolol). Die Responderrate war in beiden Gruppen vergleichbar. Beide Substanzen wurden generell gut vertragen, wenngleich 8 Patienten (2 in der Losartan-Gruppe und 6 in der Atenolol-Gruppe) wegen unerwünschter Ereignisse aus der Studie ausschieden. Eine Rebound-Hypertonie nach Studienende wurde in beiden Gruppen nicht beobachtet. Zusammenfassend wurde die Verträglichkeit als mindestens gleichwertig zu Atenolol bewertet (Tabelle 6.11).

Zu gleichen Ergebnissen kommen Cifkova et al. in einer Vergleichsstudie mit Valsartan und Atenolol bei Patienten mit schwerer Hypertonie. 160 mg Valsartan waren ebenso effektiv wie 100 mg Atenolol bei vergleichbaren therapiebedingten unerwünschten Ereignissen in beiden Gruppen [26].

Der Vergleich von Atenolol und Irbesartan bei 231 Patienten mit milder bis mittelschwerer Hypertonie führte zu einer etwa doppelt so hohen Abbruchrate aufgrund von unerwünschten Arzneimittelwirkungen in der Atenolol-Gruppe gegenüber der Patientengruppe unter Irbesartan-Therapie [119].

Tabelle 6.11. Häufigste klinische unerwünschte Ereignisse (> 4 % in einer Behandlungsgruppe), Angaben in Prozent [28]

	Losartan (n = 134)	Atenolol (n = 68)
Müdigkeit	6,7	5,9
Bauchschmerzen	4,5	2,9
Übelkeit	0,7	5,9
Rückenschmerzen	1,5	4,4
Kopfschmerzen	15,7	19,1
Schwindel	9,0	7,4
Schlaflosigkeit	0,7	4,4
Atemwegsinfektion	6,0	1,5
Grippe	4,5	2,9
Schwitzen	0,0	4,4

6.3 Gruppenspezifische Nebenwirkungen

Angioödem und Allergie

Aufgrund des Wirkmechanismus ist zu erwarten, daß bestimmte unerwünschte Wirkungen durch die fehlende Kumulation von Bradykinin seltener auftreten als unter ACE-Hemmern. Hierzu gehört u.a. das Angioödem. Zumindest müßten allergische Ereignisse seltener und geringer ausgeprägt sein als unter der Therapie mit ACE-Hemmern. Trotzdem ist prinzipiell ein angioneurotisches Ödem auf jedes Arzneimittel im Rahmen einer Allergie möglich. Entsprechende Publikationen liegen so bereits für AT_1-Rezeptorantagonisten vor [112].

Acker et al. berichten über einen 52-jährigen Patienten mit fokal-segmentaler Glomerulosklerose und Hypertonus. Des weiteren bestand eine Kontrastmittelallergie. In der Vorgeschichte waren keine Zwischenfälle von Angioödem bekannt. Der Patient war u.a. mit Captopril behandelt worden, worunter sich ein Reizhusten entwickelt hatte, der nach Absetzen des Captoprils verschwand. Zur antihypertensiven Therapie wurde der Patient auf Losartan 50 mg umgestellt. Innerhalb von 30 min nach erstmaliger Einnahme von Losartan trat ein Angioödem mit Schwellung der Lippen und der rechten Gesichtsseite auf. Die Symptome waren nach Therapie mit Diphenhydramin rückläufig [1].

Für anaphylaktische Reaktionen unter ACE-Hemmern wird bislang die Aktivierung des Bradykinin-Systems verantwortlich gemacht. Unter dieser Vorstellung müßte Losartan frei von diesen Nebenwirkungen sein bzw. müßten sie seltener als unter ACE-Hemmer auftreten.

Inzwischen gibt es weitere Publikationen, die das Auftreten von Angioödemen unter AT_1-Rezeptorantagonisten belegen [47, 74].

Eine Analyse der in Holland zwischen 1995 und 1997 gemeldeten 13 Fälle (11 Frauen, 2 Männer) unter Losartan ergab, daß die Symptome zwischen 24 Stunden und 16 Monaten nach Therapiebeginn auftraten. Drei Patienten hatten bereits zuvor eine Angioödem unter ACE-Hemmern entwickelt [102].

Dieser potentiell lebensgefährlichen Reaktion sollte bei der Verordnung von AT_1-Rezeptorantagonisten Beachtung geschenkt werden. Es scheint ratsam zu sein, Patienten mit Angioödem-Anamnese nicht mit AT_1-Rezeptorantagonisten zu behandeln [112].

Dies ist sicher damit zu erklären, daß ein allergisches Geschehen auf jede Substanz eintreten kann. Es spricht nicht gegen die These, daß aufgrund des Bradykinin-Mechanismus Allergien im Vergleich zu ACE-Hemmern unter AT_1-Rezeptorantagonisten seltener zu erwarten sind. Aufgrund pathophysiologischer Untersuchungen müßten bei allergischen Zwischenfällen unter ACE-Hemmern schwerere Komplikationen zu erwarten sein als unter AT_1-Rezeptorantagonisten. Hierfür spricht auch die kasuistische Beobachtung von Vane [126].

Vane berichtet in einem Lancet-Letter über eigene Erfahrungen. Während er über lange Zeit unter ACE-Hemmer-Therapie nicht nur starken Husten beklagte, sondern auch verstärkte Allergieneigung auf Insektenstiche auftrat, waren diese unerwünschten Effekte nach Umstellung auf Losartan vollständig abgeklungen. Auch er vermutet hier den fehlenden Einfluß auf das Bradykinin-System als Ursache für das Verschwinden der Nebenwirkungen.

Aufgrund der Seltenheit von angioneurotischen Ödemen ist mit einer endgültigen Beurteilung der Frage von Häufigkeit und Unterschieden zu ACE-Hemmern erst bei breiter Anwendung zu rechnen. In jedem Fall sollten Patienten, bei denen in der Vorgeschichte eine allergische Reaktion auf ACE-Hemmer aufgetreten ist, nur mit erhöhter Vorsicht mit AT_1-Rezeptorantagonisten behandelt werden.

Nach Hersteller-Angaben liegt die Inzidenz eines Angioödems bei ca. 1:4000.

Husten

Die Ursache des trockenen Reizhustens ist nicht eindeutig geklärt. Verschiedene Substanzen werden diskutiert: Histamin, Prostaglandine, Bradykinin [65].

Die Inzidenz an Husten unter AT_1-Rezeptorantagonisten ist deutlich geringer, als es bei ACE-Hemmern der Fall ist [27, 49, 84]. Möglicherweise ist dies doch auf die fehlende Beeinflußung u.a. des Kinin- und Prostaglandin-Systems zurückzuführen.

Die Häufigkeit von spontan aufgetretenem trockenem Reizhusten in den Losartan-Studien zur Zulassung war nur bei mit ACE-Hemmern behandelten Patienten erhöht, wie Abb. 6.2 zeigt. Diuretika und Losartan unterschieden sich dagegen nicht signifikant von Plazebo.

In einer europäischen randomisierten, prospektiven Doppelblindstudie wurde der Reizhusten ausführlich untersucht [99]. Das Studiendesign ist in Abb. 6.3 dargestellt.

In diese Untersuchung wurden Patienten aufgenommen, die wegen eines ACE-Hemmer-induzierten Reizhustens eine ACE-Hemmer-Therapie abbrechen mußten. Sie wurden nur dann aufgenommen, wenn nach erneuter Reexposition mit einem ACE-Hemmer erneut ein Husten aufgetreten war und nach einer entsprechenden Auswaschphase mit Plazebo der Husten auch wieder verschwunden war. Somit wurden ausschließlich Patienten eingeschlossen, bei denen unter 2maliger Gabe von ACE-Hemmern ein Husten ausgelöst worden war, der nach Absetzen des ACE-Hemmers jeweils sistierte. Es wurde dann eine Doppelblindphase begonnen, in der die Patienten entweder Losartan 50 mg (n = 48) pro Tag, Lisinopril 20 mg pro Tag (n = 46) oder Hydrochlorothiazid 25 mg pro Tag (n = 41) erhielten. Die Behandlung wurde über 8 Wochen durchgeführt. In dieser Zeit zeigte sich in

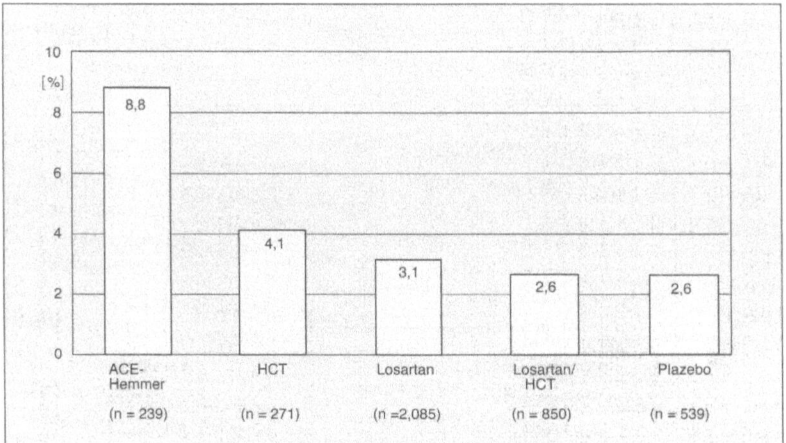

Abb. 6.2. Spontan aufgetretener Husten in Doppelblind-Zulassungsstudien mit Losartan

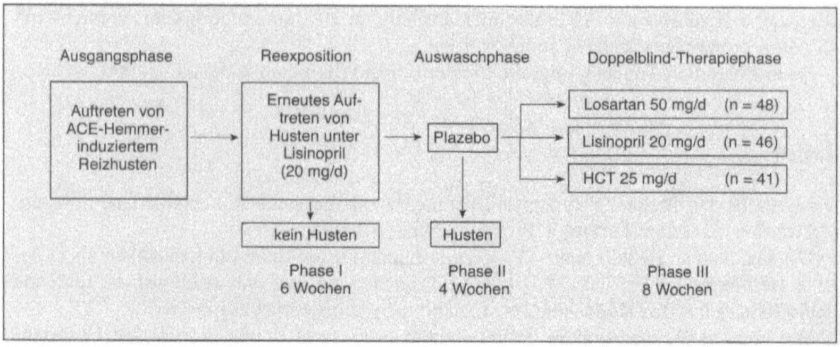

Abb. 6.3. Studiendesign des Doppelblindvergleichs von Losartan, Lisinopril und HCT bei Patienten mit ACE-Hemmer-induziertem Husten [99]

der Losartan-Gruppe bei 29,2 % der Patienten ein trockener Reizhusten, in der Hydrochlorothiazid-Gruppe bei 34,1 % der Patienten. Diese beiden Gruppen unterschieden sich nicht signifikant voneinander. Dagegen führte Lisinopril bei 71,7 % der Patienten zu einem erneuten Auftreten des Hustens [99] (Abb. 6.3). Diese Studie belegt somit, daß Losartan nicht zu einem vermehrten Auftreten von Husten führt.

Auch für Valsartan wurde eine derartige Studie durchgeführt, deren Design ähnlich war, wie das der Losartan-Studie (Abb. 6.4). Es wurden 203 Patienten mit Reizhusten unter ACE-Hemmer in der Anamnese eingeschlossen und für 2–4 Wochen mit Plazebo behandelt. Anschließend wurden die Patienten (n = 197) für bis zu 4 Wochen erneut mit einem ACE-Hemmer behandelt, gefolgt von einer 2wöchigen abermaligen Plazebo-Therapie

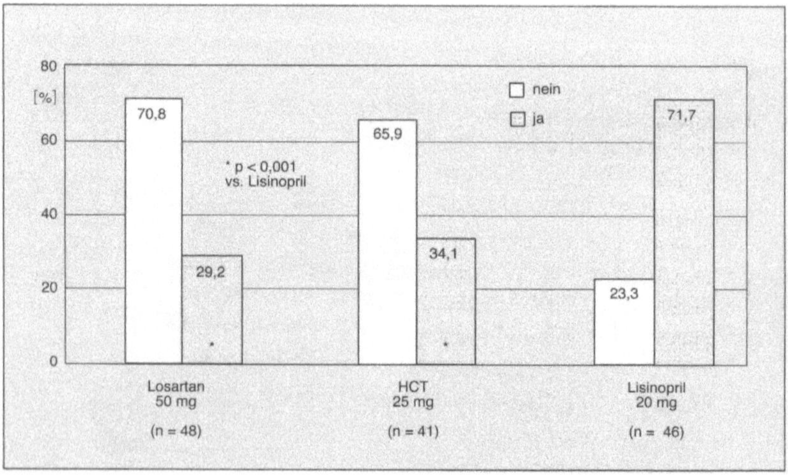

Abb. 6.4. Prozentualer Anteil von Patienten mit neu aufgetretenem Husten während der doppelblinden Losartan-Hustenstudie

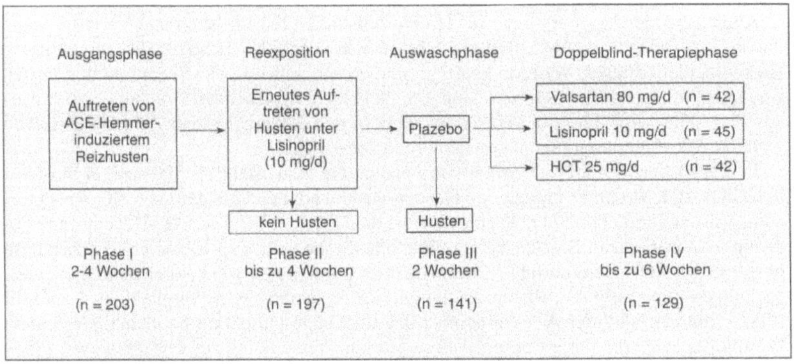

Abb. 6.5. Studiendesign zur Untersuchung des Auftretens von Reizhusten als Nebenwirkung der Therapie mit Valsartan

(n = 141). Die Patienten, die unter Plazebo keinen Reizhusten aufwiesen (n = 129), wurden für bis zu 6 Wochen randomisiert mit Hydrochlorothiazid 25 mg (n = 42), ACE-Hemmer (n = 45) oder Valsartan 80 mg (n = 42) behandelt.

Durch das Studiendesign sollten soweit wie möglich Patienten eliminiert werden, deren Husten nicht durch ACE-Hemmer bedingt war [19, 25].

Auch diese Studie konnte die in der Losartan-Studie gefundenen Daten bestätigen (Abb. 6.6). Valsartan und Hydrochlorothiazid riefen bei den Studienpatienten in etwa gleicher Häufigkeit (19,5 % Valsartan vs. 19,0 % HCT) einen trockenen Reizhusten hervor, während es bei den ACE-Hemmer-behandelten Patienten 68,9 % waren [10] (Abb. 6.6).

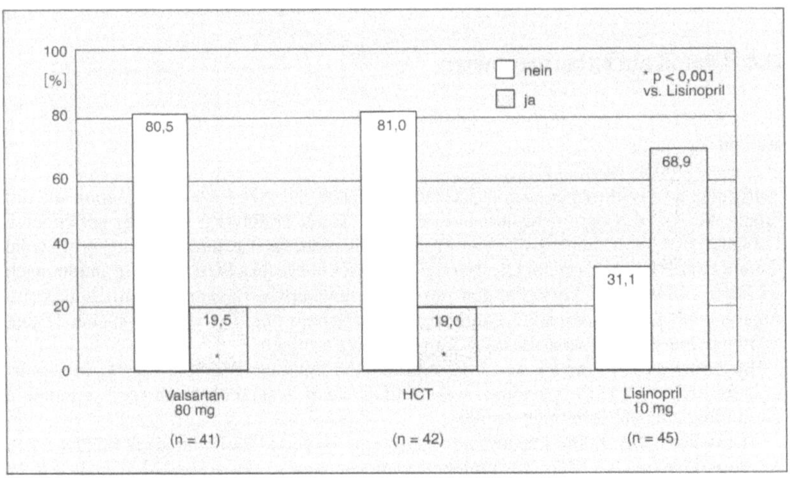

Abb. 6.6. Patienten mit trockenem Reizhusten unter Valsartan, HCT und ACE-Hemmer-Therapie während der Valsartan-Hustenstudie

Angesichts der Ergebnisse der beiden Hustenstudien mit Losartan und Valsartan kann davon ausgegangen werden, daß es sich um Klasseneffekte handelt, die zur geringen Husteninzidenz führen. Weitere derartige Studien mit anderen AT_1-Rezeptorantagonisten sind sicher nicht erforderlich bzw. sinnvoll, da keine abweichenden Ergebnisse zu erwarten sind. Dies wird durch die Husteninzidenz in den entsprechenden Zulassungsstudien weiterer AT_1-Rezeptorantagonisten inzwischen bestätigt.

In einer Übersichtsarbeit wurden von Lacourciere et al. mehr als 500 Artikel hinsichtlich eines ACE-Hemmer-induzierten Hustens ausgewertet und mit dem von AT_1-Rezeptorantagonisten verglichen [71]. Auch hier wird die Überlegenheit der AT_1-Rezeptorantagonisten herausgehoben. Burnier betont ebenfalls diesen positiven Effekt von Losartan im Vergleich zu ACE-Hemmern [17]. Hamada et al. publizierten 1993 experimentelle Untersuchungen mit einem AT_2-Rezeptorantagonisten, in denen sie im Vergleich zu Captopril zeigen konnten, daß der AT_2-Antagonist das Capsaicin-induzierte Bronchialödem nicht beeinflußte, während unter Captopril eine deutliche Verstärkung zu beobachten war [55].

In einer Analyse einer doppelblinden kontrollierten Parallelgruppenstudie von Faison wurde die Frequenz von spontan angegebenem Husten bei Patienten unter Losartan (n = 652) mit 4 % berechnet, verglichen mit ACE-Hemmern (n = 208), die bei 10,6 % bestimmt wurde. Unter Plazebo (n = 1214) betrug die Frequenz 3,4 % [45].

AT_1-Rezeptorantagonisten und Migräne

Eine weitere Kasuistik berichtet über die Entwicklung einer schweren typischen Migräne 6 Stunden nach Einnahme von Losartan [2]. Nach Umstellung auf Enalapril traten die Symptome nicht mehr auf, wohl aber nach Reexposition mit Losartan, so daß ein direkter Zusammenhang vermutet werden muß.

6.4 Einfluß auf Laborparameter

Kalium

Aufgrund des Wirkmechanismus ist natürlich auch bei AT_1-Rezeptorantagonisten mit einem Anstieg des Serum-Kaliums zu rechnen. Somit ergibt sich auch bei gefährdeten Patienten bzw. bei Patienten mit einer Zusatzmedikation, die das Serum-Kalium erhöht, die Gefahr von Hyperkaliämien. Die Häufigkeit dieser unerwünschten Wirkung müßte nach pathophysiologischen Vorstellungen mit ACE-Hemmern vergleichbar sein. Eine Kombination mit kaliumsparenden Diuretika sollte deshalb nur bei nachgewiesener Hypokaliämie unter enger Kontrolle des Serum-Kaliums erfolgen.

Besonders groß ist das Risiko für Hyperkaliämien unter der Therapie mit AT_1-Rezeptorantagonisten und kaliumsparenden Diuretika, wenn zusätzlich noch nicht-steroidale Antiphlogistika eingenommen werden.

Hersteller geben in der Produktinformation die Hyperkaliämie mit einer Inzidenz von 1,5 % an. Dies entspricht den von Goldberg et al. publizierten Daten einer Metaanalyse [49]. Gansevoort et al. beobachteten einen signifikanten Kalium-Anstieg unter 100 mg Losartan/Tag von 4,2 auf 4,6 mmol/l, der unter einer Dosierung von 50 mg noch nicht aufgetreten war. In dieser Studie wurden renale Hypertoniker (Krea-Clearance 60–114 ml/min) mit Proteinurie untersucht [48].

Sorgfältige Kontrollen der Serum-Elektrolyte sind besonders bei Kombination mit kaliumsparenden Diuretika und anderen Arzneimitteln, die den Serum-Kalium-Spiegel erhöhen können (z.B. Heparin, nicht-steroidale Antiphlogistika) erforderlich. Grundsätzlich sollte eine solche Kombination unterbleiben.

Blutbild

In kontrollierten klinischen Studien wurde eine signifikante Abnahme (> 20 %) des HK bei 0,8 % und des Hb bei 0,4 % der Patienten unter Valsartan beobachtet. Unter Plazebo kam es in diesen Studien zu einer Abnahme des Hb von 0,1 %. Eine Neutropenie fiel bei 1,9 % unter Valsartan und 1,6 % unter ACE-Hemmern auf [19]. In klinischen Studien mit Losartan an über 3300 Patienten trat eine Anämie bei weniger als 1 % auf. In keinem Fall führte dies zu einem Absetzen der Therapie [49].

Bei nierentransplantierten Patienten, die unter Cyclosporin-Medikation eine Erythrozytose entwickelten (9–22 % aller Nierentransplantierten), wurde inzwischen mehrfach über eine Reduktion von Hämoglobin und Hämatokrit unter AT_1-Rezeptorantagonisten berichtet, ähnlich wie dies bereits für andere Substanzen, die in das Renin-Angiotensin-System eingreifen, gezeigt werden konnte [3, 6, 35–40, 51, 58, 59, 64, 70, 90]. Unter Losartan-Therapie wurden inzwischen Verlaufsbeobachtungen an Patienten über 15–21 Monate publiziert, in denen sich eine Hämatokrit-Normalisierung nachweisen ließ. Die mittleren Erythropoetin-Spiegel wurden nicht beeinflußt, die Serum-Kreatinin-Werte blieben stabil.

Bei nierentransplantierten Patienten unter Cyclosporin-Therapie sollten auch unabhängig von einer zusätzlichen AT_1-Rezeptorantagonisten-Medikation engmaschigere Blutbildkontrollen erfolgen.

Schwarzbeck et al. berichten über eine retrospektive Analyse von 184 Dialysepatienten, von denen 24 unter Losartan-Therapie (50 mg/d) standen. 18 dieser Patienten wiesen relevante Abfälle der Hämoglobin-Konzentration (Abfall der mittleren Konzentration von 118 g/l auf 101 g/l) 4–6 Wochen nach Beginn der Losartan-Therapie auf [108].

Da Patienten mit Kreatinin-Werten > 212 μmol/l von den meisten Zulassungstudien ausgeschlossen waren, sind diese Effekte möglicherweise zunächst nicht in dieser Weise aufgefallen. Auch wenn inzwischen in einer weiteren Untersuchung von Toto et al. die Sicherheit und Verträglichkeit von Losartan bei Patienten mit Niereninsuffizienz bzw. Dialysepflichtigkeit gezeigt werden konnte, sollten regelmäßige Blutbildkontrollen erfolgen [123].

Shand et al. fanden in einer Pilotstudie bei älteren Hypertonikern unter Losartan keine Abnahme der Erythropoetin-Spiegel und des roten Blutbildes [111], wie dies für ACE-Hemmer besonders bei niereninsuffizienten Patienten gezeigt werden konnte [51, 54, 72]. Als Mechanismus wird hierbei eine Verbesserung der Nierendurchblutung und damit Verbesserung der Sauerstoffversorgung der Niere vermutet, was wiederum zu einer reduzierten Erythropoetin-Stimulierung führen könnte.

Leberwerte

Aufgrund der überwiegend hepatischen Elimination von Valsartan und Losartan ist bei leichter bis mittelschwerer Leberinsuffizienz die Dosis zu reduzieren. 80 mg Valsartan sollten nicht überstiegen werden. Leberfunktionswerte können gelegentlich erhöht sein [15].

In der von Goldberg et al. 1995 publizierten Metaanalyse war bei Veränderungen der Laborwerte der am häufigsten aufgefallene Wert eine Erhöhung der Glutamat-Pyruvat-Transaminase (GPT) in 1,9 % der Fälle. Jedoch war die Häufigkeit in den Kontrollgruppen vergleichbar. Eine Überschreitung der Normbereiche bzw. eine Erhöhung auf das 2- bis 3fache war jedoch selten. Die Erhöhung der GPT und auch der GOT waren nur vorübergehend und bildeten sich unabhängig von einer Unterbrechung oder Fortsetzung der Therapie zurück [49].

Nach einer Untersuchung von Hoogkamer et al. mit Candesartan cilexetil an 12 Patienten mit leichter bis mittelschwerer Leberfunktionsstörung führt dies nicht zu einer klinisch relevanten Beeinflussung der Pharmakokinetik von Candesartan, so daß eine Dosisanpassung bei diesen Patienten nicht erforderlich scheint [57]. Dennoch wird in den Fachinformationen eine reduzierte Anfangsdosis von 2mg empfohlen [42].

Bei Patienten mit Leberzirrhose ist die C_{max} von Losartan 5fach erhöht, die C_{max} des aktiven Metaboliten 1,7fach. Bei Valsartan steigen AUC und C_{max} auf das Doppelte, so daß eine Dosis von 80 mg nicht überschritten werden soll. Bei Irbersartan, Eprosartan und Candesartan steigt die AUC weniger (Eprosartan + 40 %, Candesartan + 23 %), so daß bei leichter bis mäßiger Leberfunktionseinschränkung (z.B. bei Steatosis hepatis) keine Dosisanpassung erforderlich ist [32].

Ein gelegentlich beschriebener initialer Anstieg der Transaminasen dürfte substanzgruppenspezifisch sein, was durch den Metabolismus der Substanzen in der Leber erklärt werden könnte. Für die meisten AT_1-Rezeptorantagonisten wurde eine gelegentliche Erhöhung der Leberenzymwerte beschrieben.

Von den insgesamt 356 Fällen, die im Spontanerfassungssystem der Arzneimittelkommission der Deutschen Ärzteschaft bis Dezember 1998 dokumentiert sind, beziehen sich 21,6 % auf Leber- und Gallenveränderung im weitesten Sinne [74].

Der Effekt von Leberfunktionsstörungen auf die klinische Pharmakologie des AT_1-Rezeptorantagonisten Irbesartan wurde in einer Vergleichsuntersuchung an 10 Patienten mit Leberzirrhose und 10 gesunden Freiwilligen untersucht. Die Pharmakokinetik und Pharmakodynamik von Irbesartan, 300 mg einmal täglich oral, wurde sowohl nach Einzel- als auch nach Mehrfachapplikation (sieben aufeinanderfolgende Tage) untersucht. Es zeigten sich keine signifikanten Unterschiede zwischen beiden Gruppen hinsichtlich des Zeitpunkts der maximalen Plasmakonzentration (T_{max}), der Plasmahalbwertszeit (T ½), der Fläche unter der Plasmakonzentrationskurve (AUC), der renalen Clearence und des Akkumulationsindex. Stabile Spiegel von Irbesartan wurde nach 3 Tagen in beiden Untersuchungsgruppen erreicht. Es traten keine Therapieabbrüche oder schwerwiegenden unerwünschten Ereignisse in dieser Studie auf. Die Pharmakokinetik von Irbesartan wurde nicht signifikant durch leichte bis mittelschwere Leberzirrhose beeinflußt. Eine Dosisanpassung bei Patienten mit Leberinsuffizienz scheint demnach bei dieser Substanz nicht erforderlich zu sein [80].

Erfahrungen in der klinischen Anwendung bei Patienten mit schwerer Leberschädigung liegen generell jedoch nicht ausreichend vor, was in den meisten Fachinformationen erwähnt wird [42, 44].

Das Auftreten von akuten Pankreatitiden, wie es selten unter ACE-Hemmern bekannt ist, wurde bisher in Studien nicht beschrieben. Im Spontanerfassungssystem der Arzneimittelkommission der deutschen Ärzteschaft sind bislang (Stand 12/1998) dagegen 5 Meldungen registriert. Darüber hinaus gibt es inzwischen Publikationen von Kasuistiken, in denen das Auftreten einer Pankreatitis im Zusammenhang mit der Einnahme von Losartan als sicher angesehen werden kann [11, 14].

6.5 Metabolische Einflüsse

Harnsäure

Die überraschende Beobachtung, daß Losartan bei gesunden Versuchspersonen in der Lage ist, die Harnsäure zu senken, ließ sich nicht aus zuvor durchgeführten Tierversuchen ableiten, da die renale Harnsäure-Verarbeitung von Spezies zu Spezies erheblich variiert und übliche Labortiere hierbei keine auf den Menschen übertragbaren Schlüsse zulassen [120].

Die Harnsäure-Ausscheidung ist unter Losartan dosisabhängig verstärkt, was zu einer Reduktion des Harnsäure-Spiegels im Serum führt. Dieser Effekt wird über eine chemische Ähnlichkeit mit Benzbromaron diskutiert. Er scheint substanzspezifisch zu sein und bei anderen AT_1-Rezeptorantagonisten nicht aufzutreten [16, 17, 83, 89]. Soffer et al. konnten eine durchschnittliche Senkung des Plasma-Harnsäure-Spiegels von 0,8 mg/dl unter 50 mg Losartan und von 1,3 mg/dl unter 100 mg Losartan zeigen. Dies galt auch für Diuretika-induzierte Erhöhungen der Harnsäure-Spiegel [117].

Auch Edwards et al. zeigten, daß Losartan die Harnsäure-Exkretion bei Menschen steigern kann [41]. Dagegen sind weder die aktiven Metaboliten des Losartan (EXP 3174) noch andere Nichtpeptid-Angiotension-II-Rezeptorantagonisten hierzu in der Lage. Versuche hierzu wurden u.a. an Ratten durchgeführt. Die Ergebnisse legen nahe, daß die urikosurische Aktivität von Losartan zumindest teilweise auf eine Hemmung der Harnsäure-Reabsorption im proximalen Tubulus zurückzuführen ist und unabhängig von der Angiotensin-II-Rezeptoraktivität abläuft.

Eine weitere Publikation berichtet über den urikosurischen Effekt von Losartan bei 10 hypertensiven herztransplantierten Patienten mit Hyperurikämie. Im Gegensatz zur Kontrollgruppe mit Enalapril-Medikation kam es unter Losartan nach 4 Wochen zu einer signifikanten ($p < 0,05$) Reduktion der Serum-Harnsäure-Spiegel [85].

Für Irbesartan dagegen ist ein urikosurischer Effekt bisher nicht belegt [84].

Glukose

Moan et al. zeigten mit Hilfe der Glukose-clamp-Technik eine Verbesserung der Insulinsensitivität unter Losartan [86].

Der Einfluß von AT_1-Rezeptorantagonisten und ACE-Hemmern auf den Glukosemetabolismus wurden von Chow et al. an spontan hypertensiven Ratten untersucht [18]. Sie verglichen den Effekt von Benazepril und Valsartan auf den Glukosemetabolismus und die Plasma-Lipidwerte bei 11–12 Wochen alten spontan hypertensiven Ratten. Mittels intraperitonealer Infusion von Benazepril oder Valsartan wurde eine dosisabhängige Reduktion des systolischen Blutdrucks nach 12 Wochen erreicht, die in beiden Gruppen vergleichbar war. Während der Beobachtungszeit kam es bei den mit Valsartan behandelten Tieren zu einer vergleichbaren Gewichtszunahme wie bei den Kontrolltieren, wohingegen alle Dosisraten der Benazepril-Gruppe eine signifikante Reduktion der normalen Gewichtszunahme aufwiesen, obwohl – wie eingangs geschildert – der blutdrucksenkende Effekt vergleichbar war. Am Ende der 12wöchigen Behandlungszeit erhöhte Benazepril signifikant die Glukoseaufnahme, wogegen der Insulinverbrauch in Insulin-Glukosetoleranztests nicht signifikant beeinflußt wurde. Im Gegensatz dazu führte die Infusion von Valsartan in keiner Dosierung zu einer signifikanten Beeinflussung des Glukose- oder Insulinverbrauchs.

Zusammenfassend wurde festgestellt, daß im Vergleich zu Kontrolltieren in dieser Studie weder Benazepril noch Valsartan einen Effekt auf die Nüchternspiegel von Glukose, Insulin, Triglyzeriden, Gesamtcholesterin und Kalium ausübten. Es konnte festgestellt werden, daß trotz gleicher Blutdrucksenkung durch ACE-Hemmer bzw. AT_1-Rezeptorantagonisten unterschiedliche Effekte auf die Gewichtszunahme und den Insulin-stimulierten Glukoseverbrauch bei spontan hypertensiven Ratten bewirkt wurde [18].

Die Bradykinin-vermittelte Blutzuckersenkung, die besonders unter ACE-Hemmer-Therapie auch von klinischer Relevanz sein kann, ist aufgrund der fehlenden Wirkung der AT_1-Rezeptorantagonisten auf dieses System nicht zu erwarten.

An normotonen Kindern hypertensiver Eltern wurde der Einfluß von Losartan u.a. auf die Insulinsensibilität und die Plasmalipide untersucht. In diesem Plazebo-kontrollierten Cross-over-Design wurden 19 junge Männer vor und jeweils 14 Tage nach Einnahme von 50 mg Losartan bzw. Plazebo untersucht. Es zeigte sich keine Beeinflussung der Insulinsensibilität dieser Probanden durch Losartan, jedoch eine signifikante Reduktion der Plasma-Cholesterin- und Triglyzerid-Spiegel.

Fettstoffwechsel

AT_1-Rezeptorantagonisten scheinen keinen signifikanten Einfluß auf den Fettstoffwechsel zu besitzen. Positive Effekte sind allerdings für Patienten mit nephrotischem Syndrom beschrieben worden [31]. Bei diesen Patienten kam es unter Losartan zu einer deutlichen Reduktion von Lipoprotein (a), Apolipoprotein B, LDL und VLDL. Angesichts des erhöhten kardiovaskulären Risikos dieser Patienten könnte diesem Effekt der AT_1-Rezeptorantagonisten klinische Bedeutung zukommen.

11 nicht-diabetische Patienten mit bioptisch besicherter Glomerulopathie wurden in einer Studie untersucht, wenn Sie einen diastolischen Blutdruck über 90 mmHg, eine stabile Proteinurie über 2,5 g/Tag und eine Kreatinin-Clearance von mehr als 50 ml/min aufwiesen. Es wurden keine Patienten mit familiärer Hyperlipidämie aufgenommen. Die Untersuchung wurde als einfachblinde Longitudinalstudie durchgeführt. Die Patienten wurden für 4 Studienperioden von jeweils 1 Monat beobachtet. Nach einer 1monatigen Plazebo-Phase schloß sich die zweite Studienphase mit 50 mg Losartan einmal tgl. und Dosissteigerung auf 100 mg Losartan während der dritten Periode an. Anschließend wurde eine erneute 1monatige Plazebo-Phase durchgeführt. Neben der Studienmedikation sollten die Patienten eine Diät mit 1 g Protein/kg Körpergewicht sowie 100 mmol Natrium/Tag einhalten. Hinsichtlich des Cholesterin-Gehaltes wurden keine Diätvorschriften gemacht. Blutuntersuchungen wurden nach einer 12stündigen Fastenperiode sowie 24 Stunden nach letzter Medikation durchgeführt. 100 mg Losartan in einmal täglicher Dosierung führten zu einer mittleren Blutdrucksenkung von 114,5 auf 96,4 mmHg diastolisch. Während der aktiven Behandlungszeit traten keine klinischen oder laborchemischen unerwünschten Ereignisse wie symptomatische Hypotonie oder Hyperkaliämie auf. Die Urin-Eiweißausscheidung sank signifikant um 43 % am Ende der aktiven Behandlungsphase. Verbunden damit kam es zu einem tendenziellen Serum-Albumin- und Gesamt-Eiweißanstieg, der jedoch nicht signifikant war. Das Serum-Cholesterin fiel im Mittel von 6,6 mmol auf 6,08 mmol/l unter Losartan-Therapie ($p = 0{,}04$). Dieser Abfall war überwiegend bedingt durch einen Abfall des VLDL- und LDL-Cholesterins (–8,7 %) ($p = 0{,}07$). Apolipoprotein B sank um 13 % ($p = 0{,}005$), während Apolipoprotein A_1 unverändert blieb, woraus ein signifikanter Anstieg des Apolipopotein A_1/B-Verhältnisses (+12,5 %, $p = 0{,}005$) resultierte. Die mittlere Lipoprotein(a)-Konzentration dieser Gruppe von Patienten mit Proteinurie betrug 287 mg/l und lag damit wesentlich höher als von vergleichbaren Normalpersonen (im Mittel 71 mg/l). Die Lipoprotein(a)-Konzentration fiel während der Behandlung auf 218 mg/l

(p = 0,07). Interessanterweise zeigten hier die Patienten mit den höchsten Ausgangswerten von Lipoprotein(a) die ausgeprägteste Änderung. Die beobachteten Veränderungen der Lipoprotein-Profile während der Losartan-Behandlung waren bei 9 Patienten vergleichbar. Während 10 Patienten einen Rückgang der Proteinurie von mindestens 20 % aufwiesen, zeigte ein Patient keine Änderung der Urin-Eiweißausscheidung unter Losartan. Bei diesem Patienten kam es auch zu keiner Veränderung des Lipoprotein-Profils.

Zusammenfassend konnte in dieser Untersuchung gezeigt werden, daß Losartan die Plasma-Lipidwerte bei Patienten mit nephrotischem Syndrom positiv beeinflussen kann. Dies ist jedoch sicher kein direkter lipdsenkender Effekt, sondern auf die Reduktion der Proteinurie zurückzuführen.

Die Einflüsse auf die Proteinurie waren vergleichbar mit denen von ACE-Hemmern.

Bei gesunden normotonen Kindern hypertensiver Eltern führte eine 14tägige Einnahme von 50 mg Losartan zu einer signifikanten Reduktion der Cholesterin- und Triglyzerid-Spiegel gegenüber Plazebo [75].

6.6 Auswirkungen von $AT\text{-}_1$-Rezeptorantagonisten auf die Nierenfunktion

Die renalen Effekte von AT_1-Rezeptorantagonisten und ACE-Hemmern sind durch die Blockade des Renin-Angiotensin-Aldosteron-Systems gleichgerichtet und nahezu identisch. Dies dürfte zumindest für die Hämodynamik und die Beeinflussung der Proteinurie gelten.

Deshalb ist prinzipiell mit ähnlichen unerwünschten Wirkungen auf die Nierenfunktion bei entsprechend gefährdeten Patienten im Vergleich zu ACE-Hemmern zu rechnen.

Dies bedeutet, daß bei Patienten mit fortgeschrittener Niereninsuffizienz bzw. fortgeschrittener Herzinsuffizienz und mit Nierenarterienstenosen mit einer Funktionseinschränkung unter der Therapie mit AT_1-Rezeptorantagonisten prinzipiell zu rechnen ist [93]. Die Konsequenz ist, daß grundsätzlich eine Therapie bei diesen Patienten mit der niedrigsten Dosierung begonnen werden sollte und innerhalb der ersten Therapiewoche eine Kontrolle der Nierenfunktion durchgeführt werden sollte, da eine Nierenfunktionsverschlechterung bei rechtzeitiger Diagnostik reversibel ist.

Aus diesen Überlegungen heraus gelten beidseitige Nierenarterienstenosen und Nierenarterienstenosen bei Einzelnieren als Gegenanzeigen für den Einsatz von AT_1-Rezeptorantagonisten. Aufgrund der Erfahrungen von akuten Nierenversagen unter ACE-Hemmern bei Patienten mit bilateralen Nierenarterienstenosen sollten AT_1-Rezeptorantagonisten bei Patienten mit renovaskulärer Hypertonie eher nicht eingesetzt werden [61].

Im Spontanerfassungssystem der Deutschen Arzneimittelkommission waren bis Dezember 1998 sieben akute Nierenversagen unter AT_1-Rezeptorantagonisten gemeldet [74].

Unter dem Einsatz von AT_1-Rezeptorantagonisten bei einseitigen Nierenarterienstenosen kann es wie bei ACE-Hemmern zu einem Funktionsverlust der betroffenen Niere kommen. Dies kann bei reinen Kreatinin-Kontrollen auch übersehen werden, da die gesunde Niere diesen Ausfall kompensieren kann. Aus diesem Grund müßten auch bei einseitiger Nierenarterienstenose entsprechend engmaschige Kontrollen der Nierenfunktion durchgeführt werden.

Eine Kurzzeitanwendung von Valsartan bei 12 Patienten mit einer einseitigen Nierenarterienstenose beeinflußte weder die renale Hämodynamik noch das Serum-Kreatinin oder den Harnstoff [23].

Allerdings sind die Erfahrungen bei 12 Patienten sicher nicht ausreichend, um hier Aussagen zum Risiko bzw. zur Sicherheit der Substanz bei einseitiger Nierenarterienstenose zu machen. Insgesamt bleibt die Empfehlung, daß eine engmaschige Überwachung unter Einsatz dieser Substanzen bei gefährdeten Patienten empfohlen wird. Dies gilt auch für nierentransplantierte Patienten. Obwohl Substanzen, die das Renin-Angiotensin-System blockieren, sicher bei der Hypertonie nach Nierentransplantation günstig wirken und vermutlich auch nephroprotektive Effekte haben, ist aus Gründen der Arzneimittelsicherheit eine besonders sorgfältige Überwachung dieser Patienten anzuraten. Erste Berichte über langfristige Behandlungen kleinerer Patientenzahlen ergaben bisher keine Häufung unerwünschter Ereignisse bei diesen Patienten [37]. Auf positive Effekte hinsichtlich der Korrektur einer Cyclosporin-induzierten Erythrozytose wurde im Abschnitt „Blutbild" bereits hingewiesen.

Die Sicherheit der Substanz wurde auch bei niereninsuffizienten Patienten untersucht. Die renale Ausscheidung beträgt ca. 30 % der Gesamtelimination aus dem Plasma. Eine Korrelation zwischen der Nierenfunktion und der systemischen Verfügbarkeit von Losartan wurde nicht festgestellt. Bis zu einer Kreatinin-Clearance von 10 ml/min ist keine Dosisanpassung erforderlich [113]. Die Untersuchungen wurden mit 100 mg Losartan/Tag geführt. Dennoch ist eine engmaschige Kontrolle der harnpflichtigen Substanzen im Serum bei niereninsuffizienten Patienten erforderlich, da es möglicherweise zu einer glomerulären Drucksenkung über Weitstellung der Vasa efferentia kommt und mit einem Anstieg von Kreatinin und Harnstoff im Serum gerechnet werden muß.

Erste Untersuchungen von Sica et al. an 12 niereninsuffizienten Patienten konnten dies allerdings noch nicht bestätigen [113].

Für Patienten mit einer Clearance unter 10 ml/min bzw. unter Dialyse liegen nur wenige Publikationen vor [108].

Eine 12-Wochen-Studie von Toto et al. an 112 Patienten mit unterschiedlichen Graden einer chronischen Niereninsuffizienz bis hin zur Dialysepflichtigkeit zeigte keine Zunahme von unerwünschten Arzneimittelwirkungen unter Losartan. Bei lediglich 6 Patienten mußte die Losartan-Medikation wegen klinischer oder laborchemischer unerwünschter Ereignisse abgesetzt werden. Ein Kalium-Anstieg auf > 6 mmol/l trat lediglich bei einem Patienten auf [123].

Die Pharmakokinetik von Irbesartan bei Patienten mit verschiedenen Graden von Niereninsuffizienz wurde an 40 Patienten untersucht, die auf der Basis ihrer Kreatinin-Clearance in 4 Gruppen aufgeteilt wurden (Clearance > 75 ml/min, 30–74 ml/min, < 30 ml/min und Dialysepflichtigkeit). Die Patienten erhielten 100 mmg Irbesartan täglich für die Dauer von 8 Tagen oder 300 mg täglich für 9 Tage im Fall der Dialysepatienten. Es bestand keine signifikant lineare Beziehung zwischen der Kreatinin-Clearance und den max. Plasma-Konzentrationen. Es bestand kein Hinweis auf eine Kumulation der Substanz bei wiederholten Applikationen. Bei Dialysepatienten war die arterio-venöse Konzentrationsdifferenz für Irbesartan zu vernachlässigen, so daß davon ausgegangen werden kann, daß keine Elimination der Substanzen durch Hämodialyse erfolgt. Auch wenn anhand von pharmakokinetischen Parametern keine Dosisanpassung zu Beginn der Therapie bei Patienten mit Niereninsuffizienz erforderlich erscheint, so ist doch darauf hinzuweisen, daß gerade Patienten mit Volumendepletion eine überschießende Antwort auf die Initialdosis von Irbesartan aufweisen können, so daß empfohlen wird, eine Volumenverarmung zuvor zu korrigieren oder mit einer niedrigeren Initialdosis eine Therapie zu beginnen [114].

Beobachtungen über Hämoglobinabfälle bei Dialysepatienten unter AT_1-Rezeptorantagonisten wurden im Abschnitt „Blutbild" besprochen. Die Verträglichkeit scheint jedoch auch bei längerfristiger Therapie gut zu sein.

Die Pharmakokinetik von Candesartan scheint durch Dialyse ebenfalls nicht beeinflußt zu werden [32].

6.7 AT_1-Rezeptorantagonisten und Herz

Herzinsuffizienz

Zur Therapie der Herzinsuffizienz ist bislang nur Losartan mit Einschränkungen zugelassen. Besondere Aufmerksamkeit ist bei der antihypertensiven Therapie von Patienten mit schwerer Herzinsuffizienz geboten, um nicht möglicherweise ein Nierenversagen auszulösen, wie dies bei ACE-Hemmern gelegentlich berichtet wird. Insgesamt liegen bisher keine ausreichenden Erfahrungen vor.

Für die Herzinsuffizienz gibt es jedoch einige theoretische Vorteile der AT_1-Rezeptorantagonisten gegenüber den ACE-Hemmern. Zum einen könnte der langsamere Wirkbeginn bei den Substanzen, die zunächst zu aktiven Metaboliten umgewandelt werden, die „First-dose-Hypotonie" vermeiden. Außerdem können sie Angiotensin II antagonisieren, das nicht über ACE-vermittelte Wege gebildet wird, was bei Herzinsuffizienz vermehrt möglich sein könnte. Außerdem könnten ungünstige renale Effekte von ACE-Hemmern, sofern sie Bradikinin-assoziiert sind, vermieden werden.

Es gibt unter anderem zwei Kurzzeitstudien mit Losartan zur Herzinsuffizienz [27, 52]). In der ersten, einer Dosisfindungsstudie mit 5–150 mg Losartan, senkten 50 mg Losartan den systemischen Gefäßwiderstand und Blutdruck ohne den Pulmonalkapillardruck, den rechtsatrialen Druck, den Cardiac Index oder die Herzfrequenz zu ändern. Es bestanden dosisabhängige Anstiege der Plasma-Renin-Aktivität und Angiotensin-Spiegel, jedoch keine signifikanten Änderungen von Aldosteron oder Noradrenalin.

In der zweiten von Crozier et al. publizierten Multicenterstudie wurde an ähnlichen Patienten (n = 134) eine Untersuchung nach der ersten Dosis sowie nach 12 Wochen durchgeführt [27]. Nach 12 Wochen führte Losartan in einer Dosierung von 50 mg/Tag zu einer Senkung des Blutdrucks, des systemischen Gefäßwiderstandes, des Pulmonalkapillardrucks sowie der Herzfrequenz und einer Steigerung des Cardiac Index. Überraschenderweise wurden hier keine systemischen Veränderungen in der Plasma-Renin-Aktivität, des Angiotensins, Aldosterons oder Noradrenalins festgestellt.

Die Therapie wurde bei diesen Patienten mit Herzinsuffizienz gut vertragen, wenngleich ca. 10 % eine „First-dose-Hypotonie" auf 25 bzw. 50 mg Losartan zeigten. Über Husten als Nebenwirkungen wurde in diesen Studien nicht berichtet.

In einer Studie bei Patienten mit leichter bis mittelschwerer Herzinsuffizienz verglichen Dickstein et al. den Effekt von Losartan und Enalapril auf den klinischen Status und die Belastbarkeit [33]. Hierzu wurden 166 Patienten mit stabiler Herzinsuffizienz der NYHA-Klassifizierung III oder IV und einer Ejektionsfraktion von weniger als 35 % in eine multizentrische Studie aufgenommen, die doppelblind in parallelen Gruppen mit Enalapril kontrolliert durchgeführt wurde.

Tabelle 6.12. Unerwünschte Ereignisse unter Losartan und Enalapril bei Patienten mit Herzinsuffizienz (Angaben in Prozent der Patienten) [33]

	Losartan 25 mg (n = 52)	Losartan 50 mg (n = 56)	Enalapril 20 mg (n = 58)
Dyspnoe	11,5	19,6	6,9
Schwindel	9,6	8,9	6,9
Hypotonie	5,8	7,1	6,9
Husten	3,8	7,1	6,9
Ödeme	7,7	3,6	3,4
Atemwegsinfektion	7,7	3,6	3,4
Bauchschmerzen	1,9	7,1	1,7
Therapieabbruch	1,9	3,6	8,6

Nach 3 Wochen Stabilisierungsphase unter optimaler Therapie, einschl. Digitalis, Diuretika und ACE-Hemmern, wurden die Patienten randomisiert für 8 Wochen der Therapie mit entweder Losartan 25 oder 50 mg bzw. Enalapril 20 mg zugeteilt.

Es ergaben sich keine signifikanten Unterschiede zwischen den untersuchten Gruppen hinsichtlich der Belastbarkeit (im 6-min-Gehtest), des klinischen Status, der neurohumoralen Aktivierung, der Laborwerte und der Inzidenz von unerwünschten Ereignissen. Wegen unerwünschter Ereignisse mußten ein Patient der 25-mg-Losartan-Gruppe sowie 2 Patienten der 50-mg-Losartan-Gruppe und 5 Patienten der Enalapril-Gruppe die Studie vorzeitig beenden. Die häufigsten unerwünschten Ereignisse wurden mit Dyspnoe, Verschlechterung der Herzinsuffizienz, Hypotonie, Schwindel und Husten angegeben.

Ingesamt wurden in der 25-mg-Losartan-Gruppe bei 36 Patienten unerwünschte Ereignisse dokumentiert. In der 50-mg-Losartan-Gruppe war dies bei 38 Patienten der Fall und in der Enalapril-Gruppe bei 30 Patienten. 2 Patienten der Losartan-50-mg- und 2 der Enalapril-Gruppe verstarben. Die Unterschiede zwischen den einzelnen Gruppen waren nicht signifikant [33] (Tabelle 6.12).

Weitere Aufschlüsse hinsichtlich des Einsatzes von AT_1-Rezeptorantagonisten bei Herzinsuffizienz wurden von der ELITE-Studie geliefert. Sie hatte die Zielsetzung, die relative Sicherheit und Wirksamkeit von ACE-Hemmern (Captopril) im Vergleich zu AT_1-Rezeptorantagonisten (Losartan) bei älteren Patienten mit Herzinsuffizienz zu untersuchen [96].

Überraschenderweise zeigte sich eine signifikante Überlegenheit von Losartan gegenüber Captopril bzgl. der Gesamtmortalität. Zusätzlich waren therapiebedingte unerwünschte Ereignisse in der Losartan-Gruppe signifikant geringer [5, 94].

Auch die Pharmakokinetik von Losartan ist bei Patienten mit Herzinsuffizienz NYHA II-IV mit der von gesunden Probanden vergleichbar [76].

Angina pectoris

Auch hierzu liegen nur begrenzte klinische Erfahrungen vor. Sie scheinen auf keine Verschlechterung der Grunderkrankung hinzuweisen.

Aorten- und Mitralklappenstenose bzw. hypertrophe Kardiomyopathie

Bislang gelten diese Erkrankungen als Gegenanzeigen für die Gabe von AT_1-Rezeptorantagonisten. Wie bei allen Vasodilatatoren sollten AT_1-Rezeptorantagonisten wegen der

Gefahr plötzlicher Blutdruckabfälle bei diesen Patienten nur mit größter Vorsicht angewendet werden.

6.8 Rebound-Hypertonie

In weiteren Studien wurde die Frage nach einem Rebound-Effekt durch abruptes Absetzen von Losartan untersucht. Es fand sich in keiner der durchgeführten Studien hierfür ein Hinweis [49]. Dies gilt auch für andere AT_1-Rezeptorantagonisten [97, 115].

6.9 AT_1-Rezeptorantagonisten und Alter

Bei älteren Patienten kommt es zu einer etwas höheren systemischen Verfügbarkeit von Valsartan als bei jüngeren Patienten, was jedoch nicht klinisch relevant ist. Für einen 70jährigen Patienten scheint die Plasma-Clearance von Valsartan um 22 % abzunehmen verglichen mit einem 55jährigen Patienten [116].

Eine altersbezogene Dosisanpassung von AT_1-Rezeptorantagonisten scheint generell nicht erforderlich zu sein [9, 19, 25, 109, 110, 116].

Die Verträglichkeit scheint auch bei älteren Patienten sehr gut zu sein. Vorteilhaft für ältere Hypertoniker ist zweifellos auch der langsame blutdrucksenkende Effekt ohne gesteigerten „First-dose-Effekt" [81].

Zur Beurteilung der Wirksamkeit und Sicherheit von Losartan im Vergleich zu Captopril bei älteren Patienten mit Herzinsuffizienz wurde von Pitt et al. die Studie „Evaluation of Losartan In The Elderly" (ELITE)) durchgeführt, die nicht nur die Sicherheit und Verträglichkeit von Losartan auch bei älteren Patienten belegen konnte, sondern auch eine Überlegenheit hinsichtlich der Gesamtmortalität sowie der Hospitalisation und Mortalität aus kardiovaskulärer Ursache gegenüber Captopril zeigte [5, 94, 96].

6.10 AT_1-Rezeptorantagonisten und Kinder

Für den Einsatz bei Kindern liegen bislang keine Erfahrungen vor, er gilt bislang als Gegenanzeige.

6.11 AT_1-Rezeptorantagonisten und Lunge

In den bisher durchgeführten Studien sind keine wesentlichen unerwünschten Ereignisse beschrieben worden, die den Einsatz von AT_1-Rezeptorantagonisten bei Patienten mit begleitenden Lungenerkrankungen einschränken würden.

6.12 AT_1-Rezeptorantagonisten und AVK

Auch hinsichtlich einer begleitenden arteriellen Verschlußkrankheit sind keine Anwendungsbeschränkungen bekannt. Aufgrund des Wirkmechanismus sind eher positive Effekte zu erwarten.

6.13 AT_1-Rezeptorantagonisten und Diabetes

Alle bisher durchgeführten Studien haben keine negativen Effekte auf die Blutzuckereinstellung gezeigt. Wie oben dargestellt, verhalten sich die AT_1-Rezeptorantagonisten auf den Glukosestoffwechsel neutral [75, 124].

6.14 Arzneimittelwechselwirkungen

Bisher sind keine klinisch wichtigen Arzneimittelinteraktionen mit AT_1-Rezeptorantagonisten beschrieben worden.

Diuretika

Es sollte beachtet werden, daß der antihypertensive Effekt der AT_1-Rezeptorantagonisten unter anderem durch Thiaziddiuretika oder Salzverarmung potenziert werden kann. Dieser Mechanismus ist vergleichbar mit dem der ACE-Hemmer. Die blutdrucksenkende Wirkung kann außerdem durch andere Antihypertensiva verstärkt werden.

Kaliumsparende Diuretika, Kalium-Präparate, kaliumhaltige Salzersatzmittel oder andere Arzneimittel, die den Serum-Kalium-Spiegel erhöhen (z.B. Heparin), können zu einem Anstieg des Serum-Kalium-Spiegels führen. Insbesondere die Kombination von AT_1-Rezeptorantagonisten und kaliumsparenden Diuretika sollte unterbleiben.

Nicht-steroidale Antiphlogistika

Da keine weiteren Untersuchungen hierüber vorliegen, sollte eine Therapie bei älteren Patienten mit eingeschränkter Nierenfunktion unterbleiben, die mit nicht-steroidalen Antiphlogistika behandelt werden, da es unter ACE-Hemmern bei solchen Patienten gelegentlich zu gefährlichen Hyperkaliämien bis hin zu akuten Nierenversagen gekommen ist [46]. Im übrigen wurde darüber berichtet, daß nicht-steroidale Antiphlogistika den antihypertensiven Effekt verschiedener Antihypertensiva, insbesondere auch ACE-Hemmer, vermindern können. Über konkrete Interaktionen mit AT_1-Rezeptorantagonisten liegen bisher keine verläßlichen Studien vor [61].

Warfarin

Bei keinem der zugelassenen AT_1-Rezeptorantagonisten wurden signifikante pharmakokinetische oder pharmakodynamische Wechselwirkungen bei gleichzeitiger Verabreichung mit Warfarin an gesunden Probanden beobachtet [42–44].

In einer Plazebo-kontrollierten, randomisierten Cross-over-Studie an 10 gesunden männlichen Versuchspersonen wurde die Wechselwirkung zwischen Losartan und Warfarin untersucht. Die Versuchspersonen erhielten eine einmalige Dosis von 30 mg Wafarin am 7. und 13. Behandlungstag mit Losartan (100 mg/Tag) oder Plazebo. Zahlreiche Plasmakontrollen wurden für eine 6-Tagesperiode nach den jeweiligen Warfarin-Applikationen bestimmt. Die Pharmakokinetik von R- und S-Warfarin waren – unabhängig vom Vorhandensein des Losartan – vergleichbar. Es bestand kein signifikanter Einfluß von Losartan auf die area under the curve (AUC). Losartan übte auch keinen signifikanten Einfluß auf die antikoagulatorischen Effekte des Warfarins aus. Nach den vorliegenden Ergebnissen ist keine klinisch relevante Interaktion zwischen Warfarin und Losartan anzunehmen [69].

Für andere AT_1-Rezeptorantagonisten wurden ebenfalls keine klinisch meßbaren Interaktionen mit Warfarin festgestellt [63, 68].

Digoxin

De Smet et al. untersuchten die Wechselwirkungen zwischen Losartan und Digoxin an gesunden männlichen Versuchspersonen [30]. In einer doppelblinden randomisierten Untersuchung erhielten die Probanden 50 mg Losartan oder Plazebo einmal tgl. für 15 Tage in jeder Periode. Am Tag 4 und 11 erhielten die Probanden zusätzlich eine einmalige Gabe von 0,5 mg Digoxin intravenös oder oral. 11 der 13 Versuchspersonen beendeten die Studie. Es traten keine ernsthaften unerwünschten Ereignisse auf. Ebensowenig wurden signifikante Veränderungen der Laborwerte festgestellt. Es konnte festgestellt werden, daß zahlreiche orale Dosen von Losartan weder die Pharmokokinetik von intravenös appliziertem Digoxin noch von oral aufgenommenem Digoxin signifikant beeinflußten. Die Kombination von Digoxin und Losartan wurde von den Versuchspersonen gut vertragen. Gleiche Ergebnisse finden sich für andere AT_1-Rezeptorantagonisten [63].

Lithium

Der Einfluß von Losartan auf die renale Lithium-Exkretion wurde an normotensiven Wistar-Ratten untersucht und mit dem Einfluß von Indometazin auf die renal-tubuläre Lithium-Reabsorbtion verglichen. Die Ratten wurden für 5 Tage mit Losartan 10 mg/kg Körpergewicht oder Indometazin 2,5 mg/kg Körpergewicht pro Tag behandelt. Lithiumchlorid 16,7 mg/kg Körpergewicht wurde als einmalige Gabe am 5. Tag intraperitoneal verabreicht. Indometazin führte zu einer erhöhten renalen Lithium-Reabsorption und zu erhöhten Plasma-Lithium-Spiegeln, während Losartan diese Effekte nicht aufwies. Es konnte keine Veränderung der renalen Lithium-Clearence, der filtrierten Lithium-Menge oder der fraktionierten Reabsorption des Metalls festgestellt werden [8, 60]. Interessanterweise ist für den ACE-Hemmer Ramipril eine Erniedrigung der renalen Lithium-Exkretion bei Wistar-Ratten beschrieben worden [7]. Ausreichende Erfahrungen am Menschen über eine gleichzeitige Verabreichung von AT_1-Rezeptorantagonisten mit Lithium-Präparaten liegen bislang nicht vor. Eine sorgfältige Kontrolle der Serum-Lithium-Spiegel wird daher bei gleichzeitiger Anwendung empfohlen, zumal bereits über Einzelfälle von Lithium-Intoxikationen berichtet wurde [12].

ACE-Hemmer

In Studien, in denen eine Kombination aus ACE-Hemmern und AT_1-Rezeptorantagonisten untersucht wird, konnte bislang eine gute Verträglichkeit ohne Auftreten ernster unerwünschter Ereignisse gezeigt werden, so z.B. in einer frühen Postinfarktstudie an 44 älteren Patienten [34].

Weitere Substanzen

Die systemische Verfügbarkeit von Losartan wird durch Cimetidin um ca. 20 % verstärkt, von Phenobarbital um ca. 20 % vermindert. Beides ist klinisch vermutlich nicht relevant. Eine Kombination wird jedoch nicht empfohlen [87].

Ebensowenig wird aufgrund fehlender Erfahrungen bisher eine Kombination von Losartan und Nifedipin bzw. Glukokortikoiden empfohlen [87].

Folgende weitere Substanzen wurden untersucht und zeigten keine klinisch signifikanten Arzneimittelinteraktionen mit Valsartan: Atenolol, Indometacin, Hydrochlorothiazid, Amlodipin, Glibenclamid, Cimetidin, Furosemid [13, 20–22, 63, 88, 91, 96, 104].

Dagegen führt die Applikation von Fluconazol zu einer Reduktion der Metabolisierung von Losartan zum aktiven Metaboliten E-3174. Für Itroconazol besteht diese Interaktion nicht. Welche klinische Relevanz dieser Beobachtung zukommt, ist bislang nicht klar. Es muß aber ggf. mit einer Wirkungsabschwächung von Losartan gerechnet werden [66]. Auf die Pharmakokinetik von Eprosartan dagegen hat Fluconazol keinen Einfluß [67].

Rifampicin erwies sich als potenter Induktor einer Losartan-Elimination. Diese Interaktion könnte klinisch relevant sein. Für Erythromycin wurde dagegen nur ein minimaler Effekt beobachtet [131].

6.15 Nahrungsaufnahme

Die gleichzeitige Nahrungsaufnahme kann die Bioverfügbarkeit von Valsartan beeinflussen [24]. An insgesamt 238 essentiellen Hypertonikern wurde in einer 8-wöchigen Studie die mittlere Blutdrucksenkung unter 80 mg Valsartan untersucht. Hierzu erhielt eine Gruppe (n = 120) die Medikation nüchtern, die andere Gruppe (n = 118) mit dem Frühstück. Die mittlere diastolische Blutdrucksenkung betrug 8,6 mmHg in der Gruppe, die die Medikation nüchtern eingenommen hatte, gegenüber 7 mmHg bei den Patienten, die Valsartan mit einer Mahlzeit eingenommen hatten. Dieser Unterschied war statistisch nicht signifikant. Für die mittlere systolische Blutdrucksenkung war das Verhältnis 7,3 vs. 6 mmHg. Auch dieser Unterschied war statistisch nicht signifikant.

Die Gabe von Eprosartan zu einer Mahlzeit führt ebenfalls zu keinen klinisch relevanten Änderungen.

Die Bioverfügbarkeit von Irbesartan oder Candesartan wird durch gleichzeitige Nahrungsaufnahme nicht signifikant beeinflußt [101, 125].

6.16 Gegenanzeigen

Neben Überempfindlichkeit gegen die jeweiligen AT_1-Rezeptorantagonisten bzw. einen der Bestandteile des Arzneimittels Losartan und Valsartan werden folgende Gegenanzeigen aufgeführt: schwere Leberinsuffizienz, biliäre Zirrhose, Gallenwegsobstruktion, Schwangerschaft und Stillzeit. Desweiteren gelten bislang Gegenanzeigen bzw. Anwendungsbeschränkungen bei Nierenarterienstenosen (beidseitig oder Patienten mit Einzelniere), Nierentransplantation, primärem Hyperaldosteronismus, Aorten- oder Mitralklappenstenosen, hämodynamisch relevanter hypertropher Kardiomyopathie, Einsatz bei Kindern.

Schwangerschaft

Es liegen keine Erfahrungen über die Anwendung in dieser Zeit vor. Seit der Einführung der ACE-Hemmer in den 80er Jahren sind mehr als 50 Fälle fötotoxischer Effekte publiziert worden, die auf intrauterine Exposition von Inhibitoren des Renin-Angiotensin-Systems zurückgeführt werden. Unter den am häufigsten angegebenen Effekten waren Hypotension, Nierendysplasie, Anurie/Oligurie, intrauterine Wachstumsretardierung, pulmonale Hypoplasie, offener Ductus arteriosus, unvollständige Schädelossifikation, intrauteriner Tod oder Neugeborenentod.

Tierversuche haben bestätigt, daß intrauterine Exposition von ACE-Hemmern oder AT_1-Rezeptorantagonisten Todesfälle bzw. schwere irreversible Organschäden verursachen können. Insbesondere sind Schädigungen und Tod des Feten bei Gabe während des 2. und 3. Trimenons beschrieben worden. Auch dies stimmt mit den Ergebnissen in Tierversuchen überein [118].

Wie andere Substanzen, die auf das Renin-Angiotensin-Aldosteron-System wirken, sollten AT_1-Rezeptorantagonisten in dieser Zeit nicht angewendet werden. Sollte während der Behandlung eine Schwangerschaft festgestellt werden, ist die Behandlung mit AT_1-Rezeptorantagonisten so bald als möglich abzusetzen. Im Tierexperiment traten beim Feten ein vermindertes Körpergewicht, eine höhere Neugeborenenletalität und renale Toxizität auf.

Stillzeit

An säugenden Ratten konnte ein Übertritt von AT_1-Rezeptorantagonisten Losartan und Valsartan in die Milch festgestellt werden. Untersuchungen beim Menschen während der Stillzeit liegen bislang nicht vor, so daß während dieser Zeit nicht mit AT_1-Rezeptorantagonisten behandelt werden sollte bzw. abgestillt werden muß, wenn die Behandlung mit einem AT_1-Rezeptorantagonisten als notwendig erachtet wird [42–44, 118].

6.17 Überdosierung

Bislang liegen keine Erfahrungen vor. Eine Entfernung durch Hämodialyse ist aufgrund der starken Plasma-Proteinbindung weder für Losartan noch für Valsartan zu erwarten.

Wahrscheinliche Symptome sind in Abhängigkeit vom Ausmaß der Intoxikation Blutdruckabfall, Tachykardie oder Bradykardie.

Die orale LD50 von Losartan bei männlichen Mäusen beträgt 2248 mg/kg KG (6744 mg/m2) und liegt damit 1124fach höher als die maximale Tagesdosis beim Menschen.

6.18 Beeinflussung von Laboranalysen

Direkte Auswirkungen auf biologische Konstanten, Interferenzen mit Labortests, Störungen von physikalischen Diagnostika oder Verfärbung von Exkreten sind bislang nicht bekannt.

6.19 Unerwünschte Wirkungen (UAW) von AT_1-Rezeptorantagonisten im Spontanerfassungssystem der Deutschen Arzneimittelkommission

Nach einer Recherche von Dezember 1998 wurden bisher bei 356 Patienten unerwünschte Arzneimittelwirkungen unter AT_1-Rezeptorantagonisten der Arzneimittelkommission der Deutschen Ärzteschaft gemeldet. Es ist darauf hinzuweisen, daß die unter den Präparaten aufgetretenen unerwünschten Wirkungen nicht immer kausal mit dem Präparat zusammenhängen. Die gemeldeten UAW sind in Tabelle 6.13 aufgeführt, wobei mehrere Symptome pro Patient die höhere Anzahl von UAW gegenüber der Patientenzahl erklären. Anzumerken ist, daß das spontane Erfassungssystem nur über die Qualität von unerwünschten Arzneimittelwirkungen Auskunft geben kann, nicht jedoch über die Quantität und die kausalen Zusammenhänge. Sie gibt aber einen Überblick über unerwünschte Ereignisse, die in der Deutschen Ärzteschaft aufgefallen und gemeldet sind. In der Auflistung sind substanzspezifische unerwünschte Wirkungen zu finden sowie auch unerwünschte Ereignisse, die substanzunabhängig im Rahmen der Grunderkrankung aufgetreten sind. Bislang (3. 12. 1998) sind u.a. 24 Fälle von Angioödem (= 6,74 % der Berichte), 5 Pankreatitiden, 77 Fälle von Leber und Gallenveränderungen sowie 7 akute Nierenversagen gemeldet worden [74].

In Abb. 6.7 sind UAW aufgeführt, die > 1 % der gemeldeten Ereignisse ausmachten.

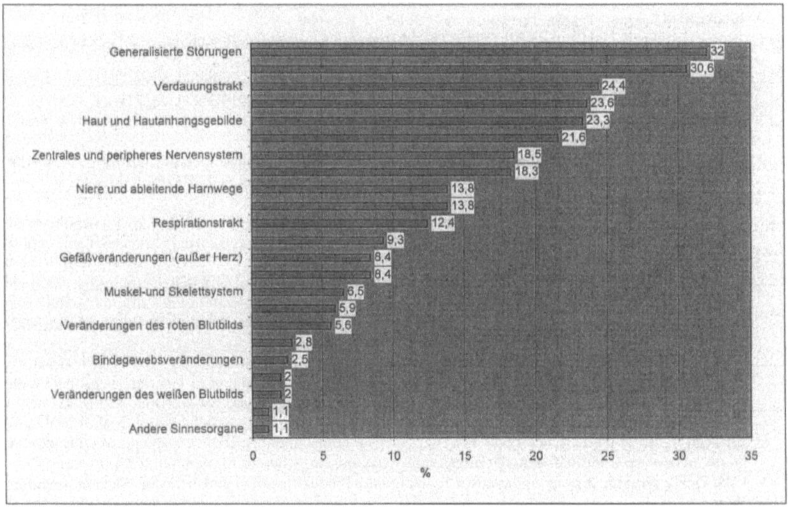

Abb. 6.7. Spontanerfassungssystem UAW AT1-Rezeptorantagonisten (356 Fallberichte, Stand 3. 12. 1998). Ein Fallbericht kann mehrere UAW haben. Die %-Bezugsgröße ist die Anzahl der Fallberichte. Daher kann der %-Wert über 100 % steigen.

Literatur

1. Acker CG, Greenberg A (1995) Angiooedema induced by the angiotensin II blocker Losartan. N Engl J Med 1572
2. Ahmad S (1995) Losartan and severe migraine. JAMA 16: 1266
3. Altun B, Arici M, Yasavul U, Turgan C, Caglar S (1997) Role of erythropoietin in pathogenesis of post transplant erythrocytosis (PTE) and mechanism of losartan's efficiency [letter; comment]. Nephrol Dial Transplant Mar; 12 (3): 626–7
4. Andersson OK, Neldam S (1998) The antihypertensive effect and tolerability of candesartan cilexetil, a new generation angiotensin II antagonist, in comparison with losartan. Blood Press Jan; 7 (1): 53–9
5. Aronow WS (1998) The ELITE Study. What are its implications for the drug treatment of heart failure? Evaluation of Losartan in the Elderly Study. Drugs Aging Jun; 12 (6): 423–8
6. Aurup P, Smith RD (1998) Losartan and renal transplantation [letter]. Lancet Mar 28; 351 (9107): 990
7. Barthelmebs M, Grima M, Imbs JL (1995) Pamipril-induced decrease in renal lithium excretion in the rat. Br J Pharmacol 116 (4): 2161–5
8. Barthelmebs M, Al Tebacher M, Madonna O, Grima M, Imbs JL (1995) Absence of a losartan interaction with renal lithium excretion in the rat. Br J Pharmacol 116 (4): 2166–9
9. Belcher G, Hubner R, George M, Elmfeldt D, Lunde H (1997) Candesartan cilexetil: safety and tolerability in healthy volunteers and patients with hypertension. J Hum Hypertens Sep; 11 Suppl 2: 85–89
10. Benz J, Oshrain C, Henry D, Avery C, Chiang YT, Gatlin M (1997) Valsartan, a new angiotensin II receptor antagonist: a double-blind study comparing the incidence of cough with lisinopril and hydrochlorothiazide. J Clin Pharmacol Feb; 37 (2): 101–7
11. Birck R, Keim V, Fiedler F, van der Woude FJ, Rohmeiss P (1998) Pancreatitis after losartan [letter]. Lancet Apr 18; 351 (9110): 1178
12. Blanche P, Raynaud E, Kerob D, Galezowski N (1997) Lithium intoxication in an elderly patient after combined treatment with losartan [letter]. Eur J Clin Pharmacol 52 (6): 501
13. Bornkessel B (1995) Angiotension-II-Rezeptor-Antagonisten. Med Wschr Pharm 18, 6: 148–151
14. Bosch X (1997) Losartan-induced hepatotoxicity [letter]. JAMA Nov 19; 278 (19): 1572
15. Brookman LJ, Rolan PE, Benjamin IS, Palmer KR, Wyld PJ, Lloyd P, Flesch G, Waldmeier F, Sioufi A, Mullins F (1997) Pharmacokinetics of valsartan in patients with liver disease. Clin Pharmacol Ther Sep; 62 (3): 272–8
16. Burnier M, Hagman M, Nussberger J (1995) Short-term and sustained renal effects of angiotensin II receptor blockade in healthy subjects. Hypertension 25 (part 1): 602–609
17. Burnier M, Waeber B, Brunner HR (1994) The advantages of angiotensin II antagonism. J Hypertens suppl. 12/2: 7–15
18. Chow L, De-Gasparo M, Levens N (1995) Improved glucose metabolism following blockade of angiotensin converting enzyme but not angiotensin AT1 receptors. Eur J Pharmacol 25, 282 (1–3), 77–86
19. Ciba-Geigy Limited, Diovan (Valsartan CGP 48 933). Expert report on the clinical Documentation. Basle, Switzerland 22-Nov-95
20. Ciba-Geigy Limited, Tolerability, pharmacokinetics and pharmacodynamic effects of CGP 48 933 in healthy subjects upon repeat daily administration of 200mg during 8 days. Protocol 03 HPH 9111. Basel, Switzerland, 30-Jun-92
21. Ciba-Geigy Limited, Pharmacokinetics, disposition and biotransformation of CGP 48 933 in healthy male volunteers after a single oral dose of 80 mg 14C-radiolabelled preparation. Human Pharmacokinetics report HPH 9306, Protocol 16, Basle, Switzerland 15-Mar-95
22. Ciba-Geigy Limited, Multinational, randomised, double-blind placebo- and active-controlled, between patient trail to determine the antihypertensive effect and to assess the tolerability of valsartan 80 mg once daily in patients with uncomplicated hypertension treated for eight weeks. Protocol 51, Basel, Switzerland, 31-Oct-95
23. Ciba-Geigy Limited, Single-centre, randomised, double-blind within patient trail to assess the tolerability and effect on renal function of valsartan 80 mg once daily, in comparsion to placebo, in patients with renovascular arterial hypertension treated for four days. Protocol 25, Basel, Switzerland, 20-Jun-95
24. Ciba-Geigy Corporation, Double-blind, randomized, placebo-controlled, parallel design trial of twelve to fourteen weeks duration to determine the effect of food on the antihypertensive response of CPR 48 933 80 mg in patients with mild to moderate essential hypertension. Protocol 17, Summit, USA, 13-Dec-94
25. Ciba-Geigy GmbH, Diovan Angiotensin II-Antagonist Produktmonographie -Diovan- Fachinformation, Wehr
26. Cifkova R, Peleska J, Hradec J, Rosolova H, Pinterova E, Zeman K, Oddou-Stock P, Thirlwell J, Botteri F (1998) Valsartan and atenolol in patients with severe essential hypertension. J Hum Hypertens Aug; 12 (8): 563–7

27. Crozier I, Ikram H, Awan N, Cleland J, Stephen N, Dickstein K, Frey M, Young J, Klinger G, Makris L, Rucinska E (1995) Losartan in heart failure: Hemodynamic effects and tolerability. Circulation 91: 691–97
28. Dahlöf B, Keller SE, Makris L, Goldberg AI, Sweet CS, Lim NY (1995) Efficacy and tolerability of losartan potassium and atenolol in patients with mild to moderate essential hypertension. Am J Hypertens 8 (6); 578–83
29. Dahlöf B, Lindholm LH, Carney S, Pentikainen PJ, Ostergren J (1997) Main results of the losartan versus amlodipine (LOA) study on drug tolerability and psychological general well-being. LOA Study Group. J Hypertens Nov; 15 (11): 1327–35
30. De Smet M, Schoors DF, De Meyer G, Verbesselt R, Goldberg MR, Fitzpatrick V, Somers G (1995) Effect of multiple doses of losartan on the pharmacokinetics of single doses of digoxin in healthy volunteers. Br J Clin Pharmacol 40 (6): 571–5
31. De Zeeuw D, Gansevoort RT, Dullaart RPF, de Jong PE (1995) Angiotensin II antagonism improves the lipoprotein profile in patients wiht nephrotic syndrome. Journal of hypertension 13 (suppl. 1): 53–58
32. de-Zeeuw D, Remuzzi G, Kirch W (1997) Pharmacokinetics of candesartan cilexetil in patients with renal or hepatic impairment. J Hum Hypertens Sep; 11 Suppl 2: 37–42
33. Dickstein K, Chang P, Willenheimer R, Haunsö S, Remes J, Hall C, Kjekshus J (1995) Comparsion of the effects of losartan and enalapril on clinical status and exercise performance in patients with moderate or severe chronic heart failure. J Am Coll Cardiol 26: 438–45
34. Di Pasquale P, Bucca V, Scalzo S, Paterna S (1998) Safety, tolerability, and neurohormonal changes of the combination captopril plus losartan in the early postinfarction period: a pilot study. Cardiovasc Drugs Ther May; 12 (2): 211–6
35. Ducloux-D, Bresson Vautrin C, Chalopin JM (1996) Effects of angiotensin-receptor antagonists on erythrocytosis after renal transplantation. Nephrol Dial Transpl 11:1668
36. Ducloux D, Chalopin JM (1997) Losartan decreases hemoglobin in renal transplant recipients. Transplant Proc Aug; 29 (5): 2402–3
37. Ducloux D, Fournier V, Bresson-Vautrin C, Chalopin JM (1998) Long-term follow-up of renal transplant recipients treated with losartan for post-transplant erythrosis. Transpl Int 11 (4): 312–5
38. Ducloux D, Fournier V, Bresson-Vautrin C, Chalopin JM (1997) Treatment of posttransplant erythrocytosis with losartan. Transplant Proc Aug; 29 (5): 2407–8
39. Ducloux D, Fournier V, Chalopin JM (1997) Postrenal transplant erythrosis: a direct role for angiotensin II [letter]. Clin Nephrol Apr; 47 (4): 277–8
40. Ducloux D, Saint-Hillier Y, Chalopin JM (1997) Effect of losartan on haemoglobin concentration in renal transplant recipients – a retrospective analysis. Nephrol Dial Transplant Dec; 12 (12): 2683–6
41. Edwards RM, Trizna W, Stack EJ, Weinstock J (1996) Interaction of nonpeptide angiotensin II receptor antagonists with the urate transporter in rat renal brush-border membranes. J Pharmacol Exp Ther 276 (1): 125–9
42. Fachinformation Atacand/Blopress
43. Fachinformation Karvea
44. Fachinformation Teveten
45. Faison EP, Snavely DB, Thiyagarajan B, Nelson ER (1994) The incidence of cough with the angiotensin II receptor antagonist (Ang II RA), losartan, is significantly less than with angotensin converting enzyme (ACE) inhibitors (ACEI) and is similar to that of placebo. Am J Hypertens 7: 34A
46. Fritschka E, Philipp T (1993) Spektrum und Häufigkeit von klinischen Nebenwirkungen unter Gabe von Angiotensin-Konversionsenzym-Hemmern. In: Bönner, Rahn, ACE-Hemmer Handbuch, Schattauer Verlag 1993, ISBN 3-7945-1409-2
47. Frye CB, Pettigrew TJ (1998) Angioedema and photosensitive rash induced by valsartan. Pharmacotherapy Jul-Aug; 18 (4): 866–8
48. Gansevoort RT, de Zeew D, Shahinfar S, Redfield A, de Jong PE (1994) Effects of the angiotensin II antagonist losartan in hypertensive patients with renal disease. J Hypertens 12 (suppl 2): 37–42
49. Goldberg AI, Dinlay MC, Sweet CS (1995) Safety and tolerability of losartan potassium an angiotensin II receptor antagonist. Compared with hydrochlorothiazide, atenolol, felodipin ER and angiotensin-converting enzyme inhibitors for the treatment of systemic hypertension. Am J Cardiol 75: 793–795
50. Goldberg MR, Bradstreet TE, McWilliams EJ, Tanaka WK (1995) Biochemical effects of losartan, a nonpeptide angiotensin II receptor antagonist, on the renin-angiotensin-aldosteron system in hypertensive patientes. Hypertension 25: 37–46
51. Gossmann J, Thurmann P, Bachmann T (1996) Mechanism of angiotensin converting enzyme inhibitor-related anemia in renal transplant recipients. Kidney Int 50: 973–78
52. Gottlieb SS, Dickstein K, Fleck E (1993) Hemodynamic and neurohormonal effects of the angiotensin II antagonist losartan in patients with congestive heart failure. Circulation 88: 1602–09
53. Gradman AH, Arcure KE, Goldberg AI, Ikeda LS, Nelson EB, Snavely DB, Sweet CS (1995) A randomized, placebo-controlled, double-blind, parallel study of various doses of losartan potassium compared with Enalapril maleate in patientes with essential hypertension. Hypertension 25: 1345–1350

54. Griffing GT, Melby JC (1982) Enalapril (MK 421) and the white cell count and haematocrit. Lancet 1: 1361
55. Hamad K, Nakajima Y, Nirei H, Nakajima C, Nagashima A, Sogabe K, Notsu Y, Ono T (1993) The pharmacological characterization of FK 739, a new angiotensin II-receptor antagonist. JPN J Pharmacol 63/3: 335–343
56. Hansson L (1995) The future role of losartan. J Hum Hypertens 9 suppl. 5: 55–8
57. Hoogkamer JF, Kleinbloesem CH, Ouwerkerk M, Hogemann A, Nokhodian A, Kirch W, Weidekamm E (1998) Pharmacokinetics and safety of candesartan cilexetil in subjects with normal and impaired liver function. Eur J Clin Pharmacol Jun; 54 (4): 341–5
58. Horn S, Holzer H, Horina J (1998) Losartan and renal transplantation [letter] [see comments]. Lancet Jan 10; 351 (9096): 111
59. Hortal L, Fernandez A, Vega N, Rodriguez JC, Losada A, Lorenzo M, Plaza C, Palop L (1998) Losartan versus ramipril in the treatment of postrenal transplant erythrocytosis. Transplant Proc Aug; 30 (5): 2127–8
60. Imbs JL, Barthelmebs M, Danion JM, Singer L (1997) Mechanisms of drug interactions with renal elimination of lithium. Bull Acad Natl Med Apr; 181 (4): 685-95; discussion 695–7
61. Johnston J (1995) Angiotensin receptor antagonists: focus on Losartan. Lancet 346: 1403–07
62. Johnston CI, Risvanis J (1997) Preclinical pharmacology of angiotensin II receptor antagonists: update and outstanding issues. Am J Hypertens Dec; 10 (12 Pt 2): 306–310
63. Jonkman JH, van Lier JJ, van Heiningen PN, Lins R, Sennewald R, Hogemann A (1997) Pharmacokinetic drug interaction studies with candesartan cilexetil. J Hum Hypertens Sep; 11 Suppl 2: 31–5
64. Julian BA, Brantley RR Jr, Barker CV, Stopka T, Gaston RS, Curtis JJ, Lee JY, Prchal JT (1998) Losartan, an angiotensin II type 1 receptor antagonist, lowers hematocrit in posttransplant erythrocytosis. J Am Soc Nephrol Jun; 9 (6): 1104–8
65. Karlberg BE (1993) Cough and inhibition of the renin-angiotensin system. Journal of Hypertension 11 (suppl. 3): 49–52
66. Kaukonen KM, Olkkola KT, Neuvonen PJ (1998) Fluconazole but not itraconazole decreases the metabolism of losartan to E-3174. Eur J Clin Pharmacol Feb; 53 (6): 445–9
67. Kazierad DJ, Martin DE, Blum RA, Tenero DM, Ilson B, Boike SC, Etheredge R, Jorkasky DK (1997) Effect of fluconazole on the pharmacokinetics of eprosartan and losartan in healthy male volunteers. Clin Pharmacol Ther Oct; 62 (4): 417–25
68. Kazierad DJ, Martin DE, Ilson B, Boike S, Zariffa N, Forrest A, Jorkasky DK (1998) Eprosartan does not affect the pharmacodynamics of warfarin. J Clin Pharmacol Jul; 38 (7): 649–53
69. Kong AN, Tomasko L, Waldman SA, Osborne B, Deutsch PJ, Goldberg MR, Bjornsson TD (1995) Losartan does not affect the pharmacokinetics and pharmacodynamics of warfarin. J Clin Pharmacol 35 (10): 1008–15
70. Kupin W, Venkat KK, Goggins M, Abouljoud M, Escobar F, Mozes M (1997) Benefit of angiotensin II receptor blockade in the treatment of posttransplant polycythemia in renal transplant recipients. Transplant Proc Feb-Mar; 29 (1–2): 207–8
71. Lacourciere Y, Lefebvre J (1995) Modulation of the renin-angiotensin-aldosterone system and cough. Can J Cardiol 11 suppl. F: 33–39
72. Lai KN, Lui SF (1993) Renin and erythropoitin. In: Robertson JIS, Nicholis MG (eds) The renin-angiotensin system. London, Gower pp 39.1–39,9
73. Larochelle P, Flack JM, Marbury TC, Sareli P, Krieger EM, Reeves RA (1997) Effects and tolerability of irbesartan versus enalapril in patients with severe hypertension. Irbesartan Multicenter Investigators. Am J Cardiol Dec 15; 80 (12): 1613–5
74. Lasek R (1998) „SystemPHOENIX“ (Gemeinsame Datenbasis des Bundesinstitutes für Arzneimittel und Medizinprodukte und der Arzneimittelkommission der deutschen Ärzteschaft) zur Spontanerfassung unerwünschter Arzneimittelwirkungen 12/1998
75. Lerch M, Teuscher AU, Beissner P, Schneider M, Shaw SG, Weidmann P (1998) Effects of angiotensin II-receptor blockade with losartan on insulin sensitivity, lipid profile, and endothelin in normotensive offspring of hypertensive parents. J Cardiovasc Pharmacol Apr; 31 (4): 576–80
76. Lo MW, Toh J, Emmert SE, Ritter MA, Furtek CI, Lu H, Colucci WS, Uretsky BF, Rucinska E (1998) Pharmacokinetics of intravenous and oral losartan in patients with heart failure. J Clin Pharmacol Jun; 38 (6): 525–32
77. Mallion JM, Bradstreet DC, Makris L, Goldberg AI, Halasz S, Sweet CS, Lim NY, Madonna Land O (1995) Antihypertensive efficacy and tolerability of once daily losartan potassium compared with captopril in patients with mild to moderate essential hypertension. Journal of Hypertension 13 (suppl 1): 35–41
78. Man in't-Veld AJ (1997) Clinical overview of irbesartan: expanding the therapeutic window in hypertension. J Hypertens Suppl Dec; 15 (7): 27–33
79. Marino MR, Langenbacher K, Ford NF, Uderman HD (1998) Pharmacokinetics and pharmacodynamics of irbesartan in healthy subjects. J Clin Pharmacol Mar; 38 (3): 246–55
80. Marino MR, Langenbacher KM, Raymond RH, Ford NF, Lasseter KC (1998) Pharmacokinetics and pharmacodynamics of irbesartan in patients with hepatic cirrhosis. J Clin Pharmacol Apr; 38 (4): 347–56

81. McInnes GT, O'Kane KP, Jonker J, Roth J (1997) The efficacy and tolerability of candesartan cilexetil in an elderly hypertensive population. J Hum Hypertens Sep; 11 Suppl 2: 75–80
82. McIntyre M, Caffe SE, Michalak RA, Reid JL (1997) Losartan, an orally active angiotensin (AT1) receptor antagonist: a review of its efficacy and safety in essential hypertension. Pharmacol Ther 74 (2): 181–94
83. Meiracker van de AH, Admiraal PJ, Jansson JA (1995) Hemodynamic and biochemical effects of the AT_1 receptor antagonist irbesartan in hypertension. Hypertension 25: 22–29
84. Mimran A, Ruilope L, Kerwin L, Nys M, Owens D, Kassler-Taub K, Osbakken M (1998) A randomised, double-blind comparison of the angiotensin II receptor antagonist, irbesartan, with the full dose range of enalapril for the treatment of mild-to-moderate hypertension. J Hum Hypertens Mar; 12 (3): 203–8
85. Minghelli G, Seydoux C, Goy JJ, Burnier M (1998) Uricosuric effect of the angiotensin II receptor antagonist losartan in heart transplant recipients. Transplantation Jul 27; 66 (2): 268–71
86. Moan A, Risanger T, Eide I (1994) The effect of angiotensin II receptor blockade on insulin sensitivity and sympathetic nervous system activity in primary hyeprtension. Blood pressure 3: 185–188
87. MSD, Lorzaar 50 mg. Fachinformation Dezember 1995
88. Munafo A, Christen Y, Nussberger I, Shum L, Borland RM, Lee, RJ (1992) Drug concentration response relationship in normal volunteers after oral administration of DuP 753, an angiotensin II receptor antagonist. Clin Pharmacol ther 51: 513–521
89. Nakashima M, Uematsu T, Kosuge K, Kanamaru M (1992) Pilot study of the uricosuric effect of DuP-753, a new angiotensin II receptor antagonist, in healthy subjects. Eur J Clin Pharmacol 42: 333–335
90. Navarro JF, Garcia J, Macia M, Mora C, Chahin J, Gallego E, Mendez ML, del Castillo N (1998) Effects of losartan on the treatment of posttransplant erythrocytosis. Clin Nephrol Jun; 49 (6): 370–2
91. Nelson EB (1995) Clinical profile of the first angiotensin II (AT-1 Specific) Receptor Antagonist Hypertension: Pathophysiology, Diagnosis and Management, Chapter 14, Raven Press
92. Oparil S, Guthrie R, Lewin AJ, Marbury T, Reilly K, Triscari J, Witcher JA (1998) An elective-titration study of the comparative effectiveness of two angiotensin II-receptor blockers, irbesartan and losartan. Irbesartan/Losartan Study Investigators. Clin Ther May-Jun; 20 (3): 398–409
93. Ostermann M, Goldsmith DJ, Doyle T, Kingswood JC, Sharpstone P (1997) Reversible acute renal failure induced by losartan in a renal transplant recipient. Postgrad Med J Feb; 73 (856): 105–7
94. Pit B, Segal R, Martinez FA (1997) Randomised trial of Losartan versus Captopril in patients over 65 with heart failure (Evaluation of Losartan in the Elderly Study, ELITE). Lancet 349: 747–51
95. Pitt B (1995) Importance of angiotensin-converting enzyme inhibitors in myocardial infarction and congestive heart failure: Implications for clinical practice. Cardiology 86/suppl. 1 (41–45)
96. Pitt B, Chang P, Timmermans PB (1995) Angiotensin II receptor antagonists in heart failure: rationale and design of the evaluation of losartan in the elderly (ELITE) trial. Cardiovasc Drugs Ther 9 (5): 693–700
97. Pool JL, Guthrie RM, Littlejohn TW 3rd, Raskin P, Shephard AM, Weber MA, Weir MR, Wilson TW, Wright J, Kassler-Taub KB, Reeves RA (1998) Dose-related antihypertensive effects of irbesartan in patients with mild-to-moderate hypertension. Am J Hypertens Apr; 11 (4 Pt 1): 462–70
98. Pouleur HG (1997) Clinical overview of irbesartan: a new angiotensin II receptor antagonist. Am J Hypertens Dec; 10 (12 Pt 2): 318–324
99. Ramsey LE, Yeo W (1995) On behalf of the Losartan cough studie group. Double-blind comparsion of Losartan, Lisinopril and Hydrochlorothiazide in hypertensive patients with a previous angiotensin convertign enzyme inhibitor-associated cough. J Hypertens 13 (suppl.1): 73–76
100. Reif M, White WB, Fagan TC, Oparil S, Flanagan TL, Edwards DT, Cushing DJ, Michelson EL (1998) Effects of candesartan cilexetil in patients with systemic hypertension. Candesartan Cilexetil Study Investigators. Am J Cardiol Oct 15; 82 (8): 961–5
101. Riddell JG (1997) Bioavailability of candesartan is unaffected by food in healthy volunteers administered candesartan cilexetil. J Hum Hypertens Sep; 11 Suppl 2: 29–30
102. Rijnsoever van EW, Kwee-Zuiderwijk WJ, Feenstra J (1998) Angioneurotic edema attributed to the use of losartan. Arch Intern Med Oct 12; 158 (18): 2063–5
103. Roca-Cusachs A, Oigman W, Lepe L, Cifkova R, Karpov YA, Harron DW (1997) A randomized, double-blind comparison of the antihypertensive efficacy and safety of once-daily losartan compared to twice-daily captopril in mild to moderate essential hypertension. Acta Cardiol 52 (6): 495–506
104. Schmidt EK, Antonin KH, Flesch G, Racine-Poon A (1998) An interaction study with cimetidine and the new angiotensin II antagonist valsartan. Eur J Clin Pharmacol Feb; 53 (6): 451–8
105. Schoenberger JA (1995) Losartan with hydrochlorothiazide in the treatment of hypertension. J Hypertension 13 (suppl 1): 43–47
106. Scholze J (1996) Angiotensin-II-Rezeptor-Antagonisten. Klinische Relevanz Internist 37: 636–642
107. Scholze J, Stapff M (1998) Start of therapy with the angiotensin II antagonist losartan after immediate switch from pretreatment with an ACE inhibitor. Br J Clin Pharmacol Aug; 46 (2): 169–72
108. Schwarzbeck A, Wittenmeier KW, Hallfritzsch U (1998) Anaemia in dialysis patients as a side-effect of sartanes [letter; comment]. Lancet Jul 25; 352 (9124): 286

109. Sever PS (1997) Clinical profile of the novel angiotensin II type I blocker candesartan cilexetil. J Hypertens Suppl Dec; 15 (6): 9–12
110. Sever P, Holzgreve H (1997) Long-term efficacy and tolerability of candesartan cilexetil in patients with mild to moderate hypertension. J Hum Hypertens Sep; 11 Suppl 2: 69–73
111. Shand BI, Gilchrist NL, Nicholls MG (1995) Effect of losartan on haematology and haemorheology in elderly patients with essential hypertension: a pilot study. J Hum Hypertens 9: 233–235
112. Sharma PK, Yium JJ (1997) Angioedema associated with angiotensin II receptor antagonist losartan. South Med J May; 90 (5): 552–3
113. Sica DA, Lo MW, Shaw WC (1995) The pharmacokinetics of losartan in renal insufficiency. J Hypertens 13 (suppl 1): 49–52
114. Sica DA, Marino MR, Hammet JL, Ferreira I, Gehr TWB, Ford NF (1997) The pharmacokinetics of irbesartan in renal failure and maintenance hemodialysis. Clinical Pharmacology & Therapeutics 62 No 6: 610–18
115. Simon TA, Gelarden RT, Freitag SA, Kassler-Taub KB, Davies R (1998) Safety of irbesartan in the treatment of mild to moderate systemic hypertension. Am J Cardiol Jul 15; 82 (2): 179–82
116. Sioufi A, Marfil F, Jaouen A, Cardot JM, Godbillon J, Ezzet F, Lloyd P (1998) The effect of age on the pharmacokinetics of valsartan. Biopharm Drug Dispos May; 19 (4): 237–44
117. Soffer BA, Wright JT, Pratt JH (1995) Effects of losartan on a background of hydrochlorothiazide in patients with hypertension. Hypertension 26: 112–117
118. Sorensen AM, Christensen S, Jonassen TE, Andersen D, Petersen JS (1998) Teratogenic effects of ACE-inhibitors and angiotensin II receptor antagonists. Ugeskr Laeger Mar 2; 160 (10): 1460–4
119. Stumpe KO, Haworth D, Hoglund C, Kerwin L, Martin A, Simon T, Masson C, Kassler-Taub K, Osbakken M (1998) Comparison of the angiotensin II receptor antagonist irbesartan with atenolol for treatment of hypertension. Blood Press Jan; 7 (1): 31–7
120. Sweet CS, Nelson EB (1993) How well have animal studies with losartan predicted responses in humans? Journal of Hypertension 11 (suppl. 3): 63–67
121. Tedesco MA, Ratti G, Aquino D, Caccavale A, Acitorio M, Rocereto A, Cosimi R, Coppolino P, Iarussi D, Iacono A (1998) The effectiveness and tolerability of losartan and effect on left ventricular mass in patients with essential hypertension. Cardiologia Jan; 43 (1): 53–9
122. Tedesco MA, Ratti G, Aquino D, Limongelli G, di Salvo G, Mennella S, Galzerano D, Iarussi D, Iacono A (1998) Effects of losartan on hypertension and left ventricular mass: a long-term study [see comments]. J Hum Hypertens Aug; 12 (8): 505–10
123. Toto R, Shultz P, Raij L, Mitchell H, Shaw W, Ramjit D, Toh J, Shahinfar S (1998) Efficacy and tolerability of losartan in hypertensive patients with renal impairment. Collaborative Group. Hypertension Feb; 31 (2): 684–91
124. Trenkwalder P, Lehtovirta M, Dahl K (1997) Long-term treatment with candesartan cilexetil does not affect glucose homeostasis or serum lipid profile in mild hypertensives with type II diabetes. J Hum Hypertens Sep; 11 Suppl 2: 81–3
125. Vachharajani NN, Shyu WC, Mantha S, Park JS, Greene DS, Barbhaiya RH (1998) Lack of effect of food on the oral bioavailability of irbesartan in healthy male volunteers. J Clin Pharmacol May; 38 (5): 433–6
126. Vane J (1995) Trumping the ACE. Lancet 346: 916
127. Velasquez MT (1996) Angiotensin II receptor blockers. A new class of antihypertensive drugs. Arch Fam Med 5 (6): 351–6
128. Weber M (1997) Clinical safety and tolerability of losartan. Clin Ther Jul-Aug; 19 (4): 604-16; discussion 603
129. Weber MA (1997) Comparison of type 1 angiotensin II receptor blockers and angiotensin converting enzyme inhibitors in the treatment of hypertension. J Hypertens Suppl Dec; 15 (6): 31–36
130. Weber MA, Byyny RL, Pratt JH, Faison EP, Snavely DB, Goldberg AI, Nelson E (1995) Blood pressure effects of the angiotensin II receptor blocker losartan. Arch Intern Med 155 (4): 405–11
131. Williamson KM, Patterson JH, McQueen RH, Adams KF Jr, Pieper JA (1998) Effects of erythromycin or rifampin on losartan pharmacokinetics in healthy volunteers. Clin Pharmacol Ther Mar; 63 (3): 316–23
132. Wilson TW, Lacourciere Y, Barnes CC (1998) The antihypertensive efficacy of losartan and amlodipine assessed with office and ambulatory blood pressure monitoring. Canadian Cozaar Hyzaar Amlodipine Trial Study Group [see comments]. CMAJ Sep 8; 159 (5): 469–76

Sachwortverzeichnis

B

I

J

K

L

M

N

R

S

Z